上海市科委"科技创新行动计划"医学领域贴扎基地推广项目

（16411955200）

上海杉达学院2016年度教材建设资助项目

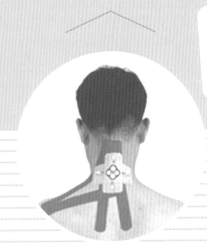

# 软组织贴扎技术
## 基础与实践

## ——肌内效贴实用诊疗技术图解

主编
陈文华　余　波

副主编
祁　奇　郭钢花　周　钰　王人卫

上海科学技术出版社

**图书在版编目（CIP）数据**

软组织贴扎技术基础与实践：肌内效贴实用诊疗技术图解 / 陈文华，余波主编.—上海：上海科学技术出版社，2017.1（2024.7 重印）

ISBN 978-7-5478-3283-7

Ⅰ.①软…　Ⅱ.①陈…　②余…　Ⅲ.①物理疗法—图解　Ⅳ.①R454.9-64

中国版本图书馆 CIP 数据核字（2016）第 240767 号

**软组织贴扎技术基础与实践**

——肌内效贴实用诊疗技术图解

主编　陈文华　余　波

上海世纪出版（集团）有限公司

上 海 科 学 技 术 出 版 社　　出版、发行

（上海市闵行区号景路 159 弄 A 座 9F—10F）

邮政编码 201101　www.sstp.cn

浙江新华印刷技术有限公司印刷

开本 787×1092　1/16　印张 14.25

字数 300 千字

2017 年 1 月第 1 版　2024 年 7 月第 11 次印刷

ISBN 978-7-5478-3283-7/R·1244

定价：58.00 元

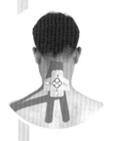

# 内容简介

　　本书系统总结肌内效贴技术的临床新理论与新进展,详述其操作基础(如肌肉贴扎、韧带贴扎、筋膜贴扎、EDF贴扎、漂流贴扎及淋巴贴扎等)、治疗优势病种(如骨科、神经科适应证)的贴扎方法,并充实了诸如塑身贴扎及其他专科贴扎等内容。此外,为开阔读者的诊疗思路,针对单一适应证,介绍了多种贴扎方法。

　　贴扎是临床治疗的延续,而要取得理想效果,仍需开展有效的临床评估,体现合理治疗理念。有鉴于此,本书大幅拓展与贴扎诊疗技术相关的肌肉运动解剖、筋膜解剖、淋巴解剖、姿势评估等内容,并补充了部分诊查方法的循证分析。

　　本书文字精练,图例丰富,内容系统,可成为专业医务人员、体育界人士及运动爱好者的实用工具书。

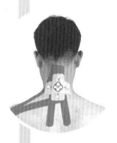

# 编委会名单

**主　编**

陈文华　余　波

**副主编**

祁　奇　郭钢花　周　钰　王人卫

**编　者**（按姓氏拼音排序）

鲍　捷（苏州大学体育学院）

曹贤畅（海南省人民医院）

陈　亮（上海市第一人民医院宝山分院）

陈文华（上海交通大学附属第一人民医院/上海杉达学院）

范艳萍（佳木斯大学附属第三医院）

郭钢花（郑州大学第五附属医院）

郭学军（新乡医学院第一附属医院）

何晓宏（青海大学附属医院）

胡　翔（武汉轻工大学）

李天骄（福建省第二人民医院）

李跃红（宁波市第九医院）

刘　群（镇江市中西医结合医院）

刘合建（上海交通大学附属第一人民医院）

林冠廷（台北市中华肌内效协会）

陆　亮（上海市第一人民医院宝山分院）

吕智海（黑龙江儿童医院）

马　明（东南大学附属中大医院）

缪　芸（上海交通大学附属第一人民医院）

祁　奇（上海交通大学附属第一人民医院/上海杉达学院）

乔　蕾（上海市徐汇区中心医院）

瞿　强（上海杉达学院）

沈　敏（上海市残疾人康复职业培训中心）

王人卫（上海体育学院）

王雪强（上海体育学院）

王于领（中山大学附属第六医院）

吴　伟（中山大学附属第二医院）

郗淑燕（北京康复医院）

杨　霖（四川大学华西医院）

余　波（上海交通大学附属第一人民医院/上海杉达学院）

张　雯（上海交通大学附属第一人民医院）

周　钰（宁夏回族自治区人民医院）

周文强（泉州市中医院）

朱　宁（宁夏医科大学总医院）

**书稿秘书**

何　霏　纪任欣


**图片处理**

余　波　潘恒德

# 序 一

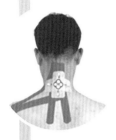

正值巴西里约奥运会如火如荼举行之际，我受到陈文华教授的邀约，为其主编的《软组织贴扎技术基础与实践》一书写序，深感荣幸。因为在2008年北京奥运会上，有超过5万卷贴布被100多个参赛国家的运动员所用，"肌内效贴"正是从这样的场合开始走进国人的视野，逐渐流行。

5年前，作为国内首批将肌内效贴应用于临床的专业人士，陈教授在该技术的推广与应用方面做了卓有成效的工作，包括主编了我国大陆地区第一本临床指导用书。《软组织贴扎技术基础与实践》一书着重于临床实际操作，浅显易懂，可以让专业读者对肌内效贴技术快速入门。如今，看到这本凝集着陈教授及其团队智慧和心血的书稿，我能够深切地感受到他们对这项技术的热爱和钻研。本书对较多国内外理论流派进行了梳理，同时结合他们的临床应用经验，更详尽地阐述了贴扎技术的理论基础与实践方法，并从该技术的应用需要出发，对肌动学评估、姿势评估等多方面进行了系统总结，强调循证评估、整体评估的重要性，从理论到实践，再从实践到理论，以图为媒、图文并茂，实乃贴扎治疗领域扛鼎之作。

医学是个永远关乎真理的话题，为了实现软组织贴扎技术的规范和统一，编者用严谨的态度著书，敢于探索又不牵强附会，孜孜不倦，据实著述。相信通过对本书的研读，无论是初学者还是有应用经验的专业人士，都会有所获益。本书对软组织贴扎技术的进一步推广和规范应用将起到积极作用。

教授，主任医师
国际物理医学与康复医学学会(ISPRM)主席
中华医学会物理医学与康复医学分会主任委员
2016年8月

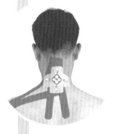

# 序 二

　　五年磨一剑，由上海交通大学附属第一人民医院康复医学科、上海杉达学院康复治疗系陈文华教授主编的《软组织贴扎技术基础与实践》终于在国内面世，这在医学贴扎领域具有重要的意义。这是一部用心之作，不仅可以帮助初学者认识、熟悉以肌内效贴为代表的软组织贴扎技术，还可帮助有更深层次科研、临床应用需求的专业人士精研该技术。

　　最近几年来，国内外医学界越来越多地运用软组织贴扎技术来治疗骨关节、肌肉系统及神经系统的多种病症，进展颇多，但深度与广度兼具的专业书籍较欠缺，本书的面世弥补了这一不足。该书用翔实的理论基础作铺底，通过对各类典型临床病症贴扎操作的生动演示，深入浅出、层次分明地介绍了这门技术。本书图文并茂，信息量非常丰富。

　　软组织贴扎技术作为康复医学、运动医学的重要治疗手段，有着丰富的内涵，我相信阅读此书的相关专业人士均可从中受益，同时期待陈教授及其团队能够再接再厉，取得更多的成绩。此为序。

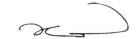

(Henry L. Lew), MD, PhD

Chair, Education Committee, ISPRM

International Society of Physical and Rehabilitation Medicine

Tenured Professor and Chair, University of Hawaii

John A. Burns School of Medicine, Honolulu, HI, USA

Adjunct Professor, Virginia Commonwealth University

School of Medicine

Department of Physical Medicine and Rehabilitation,

Richmond, VA, USA

2016年10月

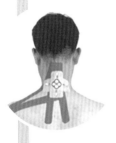

# 前　言

　　2012年6月,我们撰写的《软组织贴扎技术临床应用精要》一书出版后,得到业内人士的青睐。该书虽弥补了国内贴扎领域专业书籍的空白,但因其旨在"即学即用",故广度与深度均有不足,且存在少量错漏。为适应现今国内外肌内效贴技术应用与研究方面的快速发展,我们结合团队在教学、临床及科研过程中取得的经验,在该书的基础上,召集北京、广东、海南、河南、湖北、青海、宁夏、四川、上海及台湾等各地专家,针对软组织贴扎技术基础与实践的诸方面进行系统发掘与总结。

　　以肌内效贴为代表的软组织贴扎技术,从2008年北京奥运会以来就甚为风行,在2016年里约奥运会上继续流行。其理论体系不断发展,应用流派较多,以前多应用于运动损伤的防护和治疗,并因其具有消肿止痛、改善关节功能活动以及纠正力线等效应而受到各位运动健将、运动爱好者热捧。目前,该技术的应用得到进一步拓展,开始应用于神经康复、内科康复及美容塑身等方面。

　　本书共有5章。第一章总论部分,除概述各软组织贴扎的流派、种类、特点及肌内效贴治疗机制、循证依据以外,详解了肌内效贴的各类基本技术与具体操作方法,让读者清晰了解肌内效贴这一软组织贴扎技术的理论、方法及临床研究进展。同时,我们也不揣浅陋,最大限度地分享我们的经验,鼓励读者发散思维,灵活应用于临床。读者通过第二至第五章的学习,可进一步了解肌内效贴在骨科康复、运动损伤、神经康复、儿童康复等临床常见病症中的贴扎方法。正如不同的治疗师在实施同一种治疗策略时,其手法有所不同一样,贴扎的方法也可以不同,因此,本书针对同一病症常列举不同的贴扎方式,供读者选择。

肌内效贴技术的核心理论是贴扎效应与人体之间的力学互动,其作用机制无论是增加皮下组织间隙,还是促进或放松软组织、增加感觉输入、缓解疼痛、矫正姿势等,均需要使用者运用自己的专业知识,综合考虑患者存在的问题、贴扎的目的,以及如何达到治疗目的、体现治疗理念。在附录里,我们用较大篇幅总结了与贴扎等治疗技术密切相关的肌动学分析、肌筋膜链解剖、淋巴解剖及姿势异常评估等,使本书成为更好、更实用的临床工具书。

我们相信,随着贴扎技术的广泛开展和临床应用的不断积累,肌内效贴技术将成为临床医学界和体育界人士防护和治疗运动损伤、提升运动能力的良技利器,并以其简、便、效、廉等特点成为康复治疗领域的常用技术。

由于可供参考的资料有限,某些疾病的贴扎方法仅限于我们近年的临床经验积累,难免疏漏,谨此抛砖引玉,望各位同行海涵斧正。

**本书编委会**
2016年9月

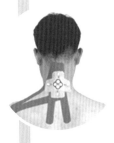

# 目　录

# 第二章　常见骨科疾患及运动损伤贴扎 / 059

# **第五章** 常见内、外与妇科疾患及美容贴扎 / 150

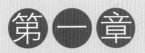

# 总论

## 第一节

## 各类软组织贴扎技术的临床应用介绍

软组织贴扎技术是指将各种类型贴布、绷带等贴于体表产生生物力学及生理学效应，以达到保护肌肉骨骼系统、促进运动功能或特定治疗目的的非侵入性治疗技术。目前较多用于骨科康复、运动损伤的防护与治疗，并广泛延伸到神经康复、儿童康复、内科康复及美容等领域。

软组织贴扎方法主要包括传统白贴（white athlete taping，无弹性、较强黏性的白色运动贴布）、肌内效贴（Kinesio taping，140%～160%弹性、普通黏性贴布），以及配合特殊治疗技术的专项贴扎方法，如功能性筋膜贴扎（functional fascial taping，无明显弹性、一定黏性）及麦康奈尔贴扎（McConnell taping，较小弹性、强黏性），其他还有一定弹性及强黏性或中度黏性的重型、轻型弹性绷带（重弹、轻弹贴布）贴扎。

1. **传统白贴**　固定效果佳，贴扎的目的为固定关节位置及限制软组织活动，使软组织在稳定的状况下修复，抑制肌肉收缩及减少关节活动，减少炎性渗出，减轻疼痛。

2. **肌内效贴**　是目前最风行的贴扎治疗技术，早在20世纪70年代即由日本整脊治疗师加濑建造博士（Dr. Kenso Kase）创用，试图通过该技术延续、维持其手法治疗效果。肌内效贴的命名来自英语"运动机能学（kinesiology）"的前缀，其日语的音译为片假名"キネシオ"（テーピング），转换成日语汉字为"筋内效（贴）"，译成中文即"肌内效（贴）"。这一商品名与其主要通过皮肤、肌肉等软组织起效的产品特点十分吻合，故中国业内人士多称之为肌内效贴（扎）、肌内效（贴）布贴扎、肌能贴或肌贴等，也有人称之为弹性运动贴（elastic kinesiology taping），或简称为"（运动）贴扎"。上述称谓中，"肌内效（贴）布"（图1-1）与"肌内效贴"多见，前者常偏向贴布材质（tape），后者常偏向贴扎技术（taping），但也有混用的情况。肌内效贴发明伊始是为了治疗关节和肌肉疼痛，使得在支撑及稳定肌肉与关节的同时不妨碍身体正常活动，甚至鼓励进行诸如踝泵等运动，而深

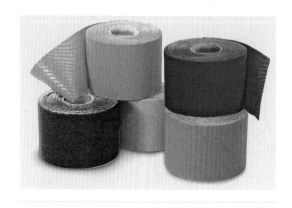

图1-1 肌内效贴成品图

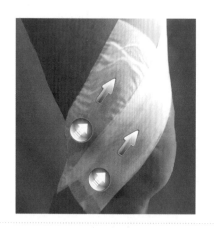

图1-2 功能性筋膜贴扎
⊙ 示贴扎起始端 ➤ 示引导方向

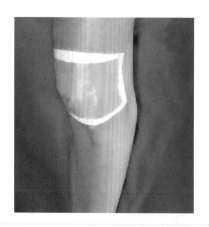

图1-3 麦康奈尔贴扎

受欢迎。经多年发展，其贴布材质、贴扎技术与相应理论体系不断演变、改进，在欧美、中国台湾及香港等地区的康复医学界、运动医学界应用得更普遍。肌内效贴的临床作用广泛，如改善局部循环、促进淋巴回流、消除软组织肿胀及疼痛、增加感觉输入、放松或促进软组织功能活动等。

**3. 功能性筋膜贴扎** 主要采用无弹性、一定黏性的贴布，可将筋膜按相应方向持久地伸展、引导，达到减轻疼痛的目的。贴扎前要注重评定皮肤、筋膜在某个或某些方向拽起时疼痛等不适症状有无缓解，然后相应地将贴布沿该方向贴扎（图1-2）。

**4. 麦康奈尔贴扎** 由澳大利亚物理治疗师Jenny McConnell研发，主要为了矫正关节力线，减轻炎症组织的压力，多应用在膝部问题上。其材料为两层，包括硬贴布、固定底布，弹性较小，具强黏性（图1-3）。

**5. 重弹、轻弹贴布（绷带）贴扎** 可提供弹性保护，并具强或中度黏性，且可纵向、横向裁剪，能贴合于关节活动度、力矩较大的部位。另外，若在包扎后加水可使绷带表面进一步收缩，从而增加其压迫性止血等效果（图1-4）。

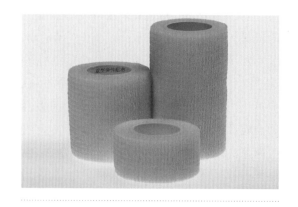

图1-4 重弹、轻弹贴布

（陈文华 余 波）

# │第二节│

# 肌内效贴专用贴布的物理特性、选择及常用术语

## 一、贴布的主要物理特性

与传统白贴等以固定、保护为主要考虑的软组织贴扎技术比较,肌内效贴技术的理论体系、贴扎方式的区别来源于其材质及力学特性的差异。其专用贴布厚度适宜,布面可防水,又有一定的透气性,不含乳胶成分,人体皮肤耐受性好,不易过敏。贴布具有合适的弹性,不仅满足了全关节活动范围运动时对灵活度与舒适度的需要,还通过贴扎时不同的方向和拉力及贴布在肢体运动过程中与软组织的交互作用,起到支持、训练、放松软组织的作用,同时还能减轻水肿、改善循环、减少局部炎症反应、减轻疼痛及改善感觉输入等。当然如果对肌内效贴施加超出其弹性极限的拉力时,它可当"白贴"使用,仅有固定、筋膜引导的作用,但固定作用不如后者。

临床上主要的肌内效贴厂家采用的贴布,尺寸多为每卷 5 cm×5 m,另可配各种形状、大小的预压模贴布以供简易应用。贴布的结构为三层:第一层是近似皮肤厚度及质量的棉布,其特定的织法使贴布具纵向伸展的能力,可由孔眼的大小观察织布的致密程度,其密度还与贴布的透气性相关。第二层是中间的医用亚克力胶层,此层凝胶的特性影响贴布的伸缩率及与皮肤的黏着力。凝胶的分布方式也影响贴布的透气性,一般而言,每平方米棉布上涂40 ~ 70 g胶水,且胶面呈水波纹状(指纹状),水波纹的宽度约0.15 cm,间隙约0.35 cm,波长约6 cm,振幅1.6 cm左右,使它具有超过自身40%以上的拉伸力。第三层由保护凝胶的背亲纸(离型纸)组成,可便于贴布撕离及贴扎人员操作,同时可与外界隔离,避免凝胶污染或破坏。贴布的棉布、凝胶层除决定其力学特性、黏性及透气性外,与过敏性也有关系,肌内效贴一般不添加其他药物(目前也有临床试验进行产冷、产热及部分成方提取药物添加的研究),良好质量控制的贴布的过敏问题并不突出,常可终日耐受。

肌内效贴的主要物理特性包括弹力、张力、应力、切力及黏着力等。

弹力为贴布被拉伸后本身具有的弹性回缩力。在弹性贴布与背亲纸分离后,贴布会自然回缩,缩短的部分为原长的5% ~ 10%。肌内效贴布从背亲纸撕离后,自然缩短的特性见图1-5。

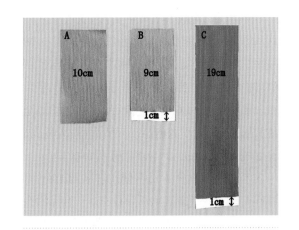

图1-5　肌内效贴布的自然回缩力
A: 原长10 cm贴布,未撕离背亲纸　B: 某品牌,回缩1 cm,约10%回缩力　C: 另一品牌,回缩1 cm,约5%回缩力

在施以最大外力伸张贴布时，贴布本身能被拉至原来长度的140%～160%。而根据胡克定律，一旦外力超过弹性极限时，贴布的弹性遭到破坏，回缩能力下降甚至消失。

张力为贴布受到外力作用时，贴布本身具备的延展性，即离心力。应力为软组织受到贴布的外力作用时产生的对抗力或软组织单位面积所受到的来自贴布的垂直力量，此力可以上下稳定筋膜的流动。切力为贴布单位面积的横向力量，可以水平牵动皮肤皱褶走向。黏着力为贴布的黏胶附着于皮肤的力量，黏胶太黏，会导致过敏性增加，且缺乏横向切力，稳定性相对较高，使得贴布移除困难，而黏胶不黏则不宜拉起皮肤，稳定性较差。一般而言，当外界施加拉力增大时，应力也会相对增加，而切力相应减少；反之亦然。

另外，凝胶也有相应的保质期限，过期胶体可能会变质，且外界环境也会对胶布黏着度造成影响。相对湿度在30%～40%是最理想的贴扎状态，相对湿度大于50%的潮湿环境容易影响贴扎效果。在高温时，凝胶物质会软化，低温时则会硬化。洗澡时或雨天常规使用一般不会影响贴布的物理特性，不过流汗属于内生水，可能从内部破坏凝胶，容易使贴布失去效用。

肌内效贴的产品有多种颜色，其材质没有本质的区别。有学者从心理学的角度考虑，认为若以放松为目的的贴扎多采用冷色调贴布，以兴奋为目的的贴扎可采用暖色调贴布，以固定为目的的贴扎则用黑色贴布等。常见的红色肌内效贴布可以用来刺激虚弱的结构，如应用于肌肉可以提高肌张力，蓝色肌内效贴布对于能量过高的结构起镇静作用，可降低肌张力，如医师将红色的贴布贴扎于张力过高的肌肉处，一些患者可因刺激反应而觉得不舒服。在一些情况下，出于自尊心和个性选择，患者会选用不引人注目的颜色，特别是"淋巴贴"，胶布贴扎的面积大，在多数情况下会选用淡色调。基于安慰剂效应，贴扎者不能忽视颜色的作用，但不应本末倒置，将其重要性置于评估与治疗前。

## 二、各厂家贴布特性与选择

在肌内效贴使用过程中，力求受众在参加体育活动、淋浴、游泳、蒸桑拿、工作或任何其他日常活动时不会受到限制。为达到这个目的，对贴布的质量有一定的要求。目前肌内效贴的销售厂家较多，大部分产品来自中国和其他亚洲国家、地区。由于制造的原材料或许来源于相同或不同的供应商，对各厂家贴布的特性了解与选择，我们给大家提供的参考建议如下。

初学者使用各贴布之前，应检测其切割是否均匀、外缘是否粗糙、孔眼是否一致及水波纹（指纹）的覆盖面大小如何等。一般而言，若贴布整体切割不均，尤其是最外缘的线间断，常不能维持良好的张力，也显示厂家的质量控制欠佳。

我们推荐贴扎人员在使用各品牌的贴布前参见图1-5的方法，简单测试其自然回缩力（回弹特性），贴布从背亲纸离开后有5%～10%的自然回缩均提示符合使用要求，过大、过小的弹性均不能良好地体现贴布的应用特性，包括可能导致不需要的动作模式、可穿戴性不足等。同时应注意检查厂家各批次产品的力学特性有无明显差异。

黏着性也是需要检测的重要因素，贴布的黏性应适中，过黏可能造成皮肤伤害，黏性不足可导致稳定性不足,也不能体现贴布的某些主要特性。

　　过敏性常与贴布的底布、胶水质量相关。除尽量使用高质量棉布以外,某些特定、耗时的制造工序也可减少丙烯酸等凝胶制造中产生过多残留物质。一些质量控制较好的厂家在凝胶等加工方面有一定经验,且各批次的贴布特性能保持一致。

　　部分医疗机构需要厂家提供相应产品的三证(营业执照、生产或经营许可证、产品注册证)等,有正规三证的品牌贴布的质量相对更有保障。

# 三、肌内效贴常用术语

　　与传统白贴不同,肌内效贴在长期临床贴扎实践中形成了一些专有名词和术语,需重点掌握其中的摆位、锚(anchor)、基底(base)、尾端(tail)、延展方向与回缩方向等概念。部分示意可见图1-6。

　　1. **摆 位**　是肌内效贴技术的重要环节,指贴扎开始前,贴扎区域被拉伸或缩短的相应肢体的主、被动摆放位置。一般情况下为相对贴扎处反向牵伸关节,使皮肤处于拉伸状态。某些治疗技术的摆位为关节缩短位置(如功能矫正等)。

　　2. **锚**　是贴扎最先固定端。为稳定起见,对贴布"锚"的部分一般不施加拉力,而在诸如韧带贴扎、空间贴扎等应用场景中,若对贴

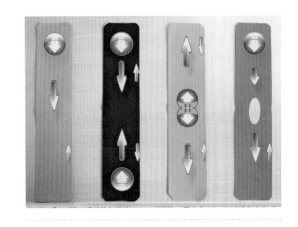

图1-6　肌内效贴常用术语
🔵示锚,或贴扎起始端;➡️示贴扎延展方向;⬆️示贴扎完毕后贴布自然回缩的方向,即尾向锚回缩的方向,通常与延展方向相反

布中间一大段整体以较大的力拉开作为最先贴扎端时,通常不存在锚的概念,仅为贴扎起始部位。

　　3. **基底及尾端**　锚贴妥后,远离固定端向外延伸的一端,包括基底及尾端。现多将延续于锚的主要贴扎段称为基底,基底通常覆盖主要治疗区域,在远端再预留一部分贴布延伸为尾(有学者将基底及尾统称为尾或尾端)。

　　4. **延展方向**　指锚或贴扎起始部先固定后,尾端延续固定端贴扎的各个方向。

　　5. **回缩方向**　指贴布尾端向锚弹性回缩的方向(可产生或不产生形变),通常是小质量部向大质量部回缩、后贴扎部向先贴扎部回缩。

　　6. **拉 力**　可用自身绝对拉伸长度(即拉伸长度/原长度×100%)或相对长度(即拉伸长度/最大拉伸长度×100%)换算。以绝对长度为例,自然拉力指对贴布不施加任何外加拉力或仅施加小于10%的拉力(理论上,淋巴贴布0～20%,肌肉贴布5%～10%),一般而言,对锚及预留的尾部延伸段均用自然拉力;中度及较大拉力指对贴布施加10%～30%的拉力(理论上,筋膜矫正

10% ～ 20%，软组织支持20% ～ 30%，瘢痕塑形30%）；最大及极限拉力指对贴布施加超过30%甚至更大的拉力（常用于力学矫正、韧带贴扎等，理论上，极限拉力可用于固定、制动，但此时不如用"传统白贴"）。若采用正规厂家、符合贴布特性的肌内效贴布（即能保持5% ～ 10%的自然回缩力，拉伸自身长度40% ～ 60%者），以相对自身最大拉伸长度的比例为例，施加10% ～ 35%以下拉力为肌肉贴扎，25% ～ 50%为空间贴扎，75%左右为力学矫正等。初学者掌握一般的拉力范围即可，不推荐过多使用可引起材质物理特性改变的极限拉力。

需要特别提醒的是，肌内效贴的核心理论是贴扎与人体之间的力学互动与感觉输入，摆位、拉力大小及方向往往是体现技术的关键。牵伸状态摆位及自然拉力是产生良好皱褶的关键，而关于贴扎的方向，与传统非弹性贴布不同，一般贴布由尾向锚的弹性回缩方向是可能的作用方向。

（陈文华　余　波）

# 第三节
## 肌内效贴技术的应用范围与适应证

近年来肌内效贴在竞技体育界、运动医学界及康复医学界较为风行，其技术理论体系更趋完整。在欧美，该项技术还有针对物理治疗师的K-taping专门学院教授，我国也有较多应用经验。

肌内效贴用来治疗运动损伤、功能障碍，促进运动功能，以达到良好的运动效率，该技术仍是长期以来主要的研究重点之一，如在世界锦标赛、奥林匹克运动会及各类大型竞技运动中，已经成为预防、康复、辅助运动训练不可或缺的一部分。而在骨科、外科、妇科、神经内科、老年医学科及儿科中也因其特色的治疗及术前术后促进自我康复的理念，成为各大医院与康复中心的常规项目。

主要适应证涵盖如下。

1. **骨科及运动损伤**　诸如颈腰椎病、姿势不良、膝退行性关节炎、踝关节扭伤、足底筋膜炎、跟腱损伤及其他各类肌腱（韧带、肌肉）急、慢性损伤等。用以改善肿胀、疼痛，改善感觉输入，提高运动能力。

2. **神经科疾患**　诸如周围及中枢神经系统病损后感觉、运动功能异常，脑卒中常见并发症，肩关节半脱位，肩手综合征等。用以改善感觉输入，消除肿胀，促进下肢伸直协同动作并促进躯干旋转，帮助患者维持腹压及躯干的稳定性，同时可增进患者呼吸功能及其他整体运动功能。

3. **儿科疾患**　诸如儿童脑瘫，可加强肩关节稳定，促进上臂上举，诱发对掌动作，提高抓握表现；改善腹部前突姿势，增进腹肌收缩；改善下肢痉挛，强化下肢伸直动作。对发育迟缓儿童，也可改善站立平衡控制,引导正确站立姿势,以及改善感觉输入等。

4. 其他　可应用于头痛,妇女生理痛,产前、产后支持及乳腺癌根治术后淋巴引流等。美容塑身方面主要用于蝴蝶袖、丰胸塑形、瘦小腹及瘦腿等,还可通过贴扎后的姿势矫正、感觉输入,达到整体塑身的效果。

目前肌内效贴的应用范围极其广泛,我们相信随着技术的规范化应用、研究、培训与推广,在国内外会有更进一步的良性发展。该技术不仅能使物理治疗师、康复医师、运动医学专家、队医及健身教练等拥有一项行之有效的治疗手段,而且副作用较少、操作简便,并能最大限度地体现操作者的治疗理念——"将治疗师的手带回家",延伸、巩固受众在医疗机构的治疗效果。

(陈文华　余　波)

| 第四节 |

## 肌内效贴技术治疗机制研究进展

### 一、贴扎产生皱褶

肌内效贴扎完成后产生的皱褶一直被认为是其重要的起效机制之一,通过产生的皱褶提起局部皮肤,可增加皮下间隙,促进局部血液与淋巴循环。另外,贴布相应地皱褶可能改善筋膜间组织液的流动及软组织滑动(筋膜流体理论),一定程度上有利于运动损伤的恢复与运动能力的提高(图1-7)。

在2014年的一项肌内效贴治疗膝骨关节炎患者的临床疗效研究中,Sudarshan Anandkumar等学者发现贴布产生皱褶较不产生皱褶时,对膝骨关节炎患者等速转动力矩、标准登台阶测试和标准登台阶测试过程中的疼痛有更明显的改善作用(VAS评分)。研究将40名膝骨关节炎患者分成肌内效贴组和安慰贴组(同样采用肌内效贴,但是不牵伸皮肤摆位,不产生皱褶)两组,受试者先进行3项基线测试,之后休息30分钟,分别接受肌内效贴治疗和安慰贴扎后再进行测试。因每组受试人数较少,作者在统计分析中使用了效应量作为比较方式,且在洗脱期的处理上也欠妥当,前后测试之间仅仅相隔30分钟,为何设定30分钟的洗脱期时间并没有文献依据,而且等速测试有较明显的疲劳症状,休息30分钟可能使受试者并没有完全恢复从而影响后续测试。但该研究总体上仍证明皱褶对于肌内效贴的治疗效果可产生积极影响。

产生皱褶是否会对肌内效贴的各项治疗效果均产生影响?目前的研究结论并不统一,因此需要后续更加完善的研究对其进行论证,并揭示其潜在的作用机制。如Parreira Pdo等学者进行了

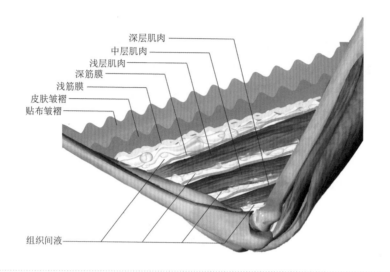

深层肌肉
中层肌肉
浅层肌肉
深筋膜
浅筋膜
皮肤皱褶
贴布皱褶

组织间液

图1-7 皱褶改善筋膜流动机制模式图

一项临床随机对照试验,研究贴布的皱褶是否影响疗效。共选取148名下背痛受试者,分为肌内效贴治疗组和安慰贴组,肌内效贴治疗组采用肌内效贴治疗,安慰贴组同样使用肌内效贴,但不采用正确的摆位,使贴布贴扎后不会产生皱褶。在持续4星期的治疗之后,对受试者的疼痛(NRS)、功能障碍程度、总体康复效果评估进行了分析,结果并没有发现治疗组比安慰贴组有更好的效果(Parreira Pdo等,2014)。

余波等人选取某品牌肌内效贴及由同一公司提供的相同颜色、形状及大小的无弹性贴布,采用济南蓝光XLW型电子拉力机分析施加不同拉力后各形状贴布的力学特征。同时选取40名健康成年人随机配对分为肌内效贴组(试验组)与安慰贴组(对照组)各20例。对健康受试者前臂施以不同拉力、回缩方向的Y形贴扎,采用高频超声比较贴扎处理前、贴扎后即刻的皮下间隙(subcutaneous space, SS)。研究结果显示:特定拉力下试验组的组内前后SS比较有显著差异,安慰贴组的组内、组间SS比较未见统计学意义上的显著差异;当试验组施加的拉力增加到100%时(相对长度),试验前后SS未见统计学差异;在相同拉力条件下,贴扎方向并没有明显影响SS,表明在特定的拉力下,肌内效贴可影响局部贴扎处的SS,但力学因素可能大于方向因素(余波等,2016)。

## 二、贴扎引导方向

肌内效贴存在锚和尾的概念。传统机制假说认为将锚放在肌肉止点、尾放在肌肉起点的贴法会对肌肉产生放松作用,而反之则会对肌肉产生促进作用。然而该假说机制引发较多争议,并未被广泛接受。目前已有少量研究对贴布的粘贴方向与疗效的相关性进行了探讨。

Uluc Pamuk等学者通过磁共振成像(MRI)技术,对肌内效贴的即刻机械学效应进行观测,并分析受试者的组织形变量(Pamuk等,2015)。试验共招募5名健康年轻女性受试者,以胫骨前肌作为研究对象,分别在使用肌内效贴前和贴扎后30分钟进行MRI检查,用Demon算法对组织形变量进行分析。研究发现贴扎目标组织局部出现了组织被牵伸或缩短的形变,这种形变在贴扎后即刻发生在表层皮肤组织、肌筋膜和胫骨前肌表面及内部。这些形变在程度上存在不均匀性,在方向上也存在不一致性。被贴扎的区域中,有一小部分组织的形变方向同贴扎方向一致,在非贴扎目标区域也观测到了一定程度的不均匀形变,但形变幅度较小。该研究为肌内效贴的理论机制提供了一定的依据,通过MRI检查观测使用肌内效贴后的组织变化情况,证明肌内效贴虽然附着于皮肤表面,但由于其产生的机械学效应,可对皮下深层组织也产生一定影响。虽然在力的方向和程度上仍然存在不均衡性,但是已经为我们揭示了肌内效贴对皮下组织的内在影响,为以后的研究提供了非常有力的证据和全新的研究思路。

2013年Luque-Suarez等学者在一项针对健康受试者的肩峰肱骨距进行的研究中,对不同的受试者使用了不同方向的贴扎,以观察方向对肌内效贴的疗效影响。将49名无肩峰撞击综合征的健康受试者分为3组,分别接受肌内效贴起点到止点的贴法、止点到起点的贴法,以及安慰贴法的干预,比较受试者贴扎前后采用超声检查测试的肩峰肱骨距。结果发现,不论是起点到止点还是止点到起点,使用肌内效贴均可以即刻增加肩峰肱骨距,而安慰贴组则没有发现差异。作者得出结论,相比于安慰贴组使用肌内效贴可以即刻增加健康受试者的肩峰肱骨距,但是贴扎方向的不同并没有产生效果上的差异。作者对不同方向肌内效贴进行的研究,是对肌内效贴机制研究的初步探索,然而研究中仅仅测试了肩峰肱骨距,因此研究的角度过于单一。

Stefano Vercelli等学者的一项单盲安慰剂对照交叉试验对健康受试者的最大肌力进行了干预测试(Vercelli Sartorio等,2012),36名受试者先后分别接受3种不同的干预方式(洗脱期一星期):肌内效促进贴(肌肉起点到止点)、肌内效抑制贴(肌肉止点到起点)和安慰贴(同样使用肌内效贴,无拉力横贴于大腿上1/3处)。对受试者贴扎前后的等速肌力进行比较。结果并没有发现3组受试者贴扎前后的等速肌力出现差异。因此,作者认为不论是促进还是抑制贴法都不能对正常健康人群的最大肌力产生积极影响。

根据现有的研究,同时结合筋膜理论的应用与实践,尚不能证实单一的方向变量对贴布的效果会产生明显影响,后续的综合研究有待进行。我们倾向于在淋巴贴扎、肌肉贴扎等技术中考虑引导方向,并建议在贴扎过程中分析患者的损伤原因(如远、近固定,向心、离心收缩损伤等),从而做出尽量合理的分析与干预。

## 三、贴扎应用拉力

软组织贴扎的流派在持续演进过程中,常互有借鉴,尤其在拉力的选择性应用方面常有不统一的地方。目前也有学者对贴布的拉力与治疗效果之间的关系进行了研究。

2014年Aguilar-Ferrándiz团队进行的研究中,将120名患有轻、中度静脉功能不全的患者分为肌内效贴治疗组和安慰贴组,两组均采用肌内效贴使用相同的贴法进行治疗,唯一的区别为安慰贴组对肌内效贴不施加任何拉力。在4星期的治疗中，对120名患者的静脉症状、外周静脉流动情况、疼痛、临床静脉严重程度评分等进行测试，包括采用体积扫描、生物电阻的方式来测试患者的外周静脉流动情况，使用评分较为细致的McGill疼痛量表来评定疼痛，以及使用SF-36来评估生活质量。作者发现施加一定拉力的肌内效贴治疗可以改善受试者静脉功能不全的症状、外周流动情况，对疼痛可能有安慰剂效果。由此可以看出，施加适度的拉力会对肌内效贴的作用效果产生积极影响。

在另一项肌内效贴治疗足内翻的研究中，Alejandro Luque-Suarez等学者对比了施加一定的拉力和不施加拉力对肌内效贴疗效的影响，结果认为拉力与治疗效果没有关系（Luque-Suarez等，2014）。他们将68名足内翻患者[足部姿态指数（foot posture index，FPI）≥6]分为肌内效贴治疗组和假贴布组，在治疗前、1分钟后、10分钟后、60分钟后、24小时后采用FPI对受试者进行足部姿态评估。结果指出肌内效贴组与假贴布组的FPI基本没有显著差异。从而作者得出结论肌内效贴未能改善足内翻患者的足部姿态症状。对该试验的假贴布组患者同样使用肌内效贴，但是没有施加拉力且无摆位。该试验为治疗效果评估研究，应该保证受试者至少能完成一个疗程的治疗，而本试验只对受试者进行了一天的跟踪测试，可能治疗效果尚未出现，其连续性和完整性都较差。

从大量的临床应用经验来看，我们倾向于认为拉力的大小可影响贴布的应力和相应贴扎部位的感觉输入（轻触觉输入、本体感觉输入等），从而起到相应的临床效果。

## 四、贴扎感觉输入

从临床逻辑上讲，合适的感觉输入可缓解疼痛等不适，显著改善运动能力。临床上也有通过诸如爪形贴扎、螺旋贴扎及漂流贴扎等来体现相应的治疗理念。但因检测仪器、检查方法的敏感性、特异性等问题，相应的机制研究较少。

缓解疼痛是肌内效贴的主要治疗作用之一。目前已有的假说认为：疼痛感受器的传入神经元在脊髓背角转换成第二神经元，并通过大量的突触连接来传递痛觉信息。高级中枢（皮质、脑干）的痛觉传入纤维到达脊髓背角，在同一水平上还有高级中枢的机械性信号传入通路，在这些信号传入中枢之前，痛觉和机械性信号（如本体感觉）会进行过滤和整合，因此这些通路之间会产生影响，从而具有抑制性。当肌内效贴附着于皮肤时，对皮肤的机械性感受器产生刺激，这种信息与痛觉一同传递到脊髓背角时，抑制了痛觉的传入。Elisa Pelosin等学者在对肌内效贴治疗肌肉张力异常患者的效果研究中发现，肌内效贴能缓解受试者的主观疼痛，并能够提高受试者的躯体感觉辨别能力。该研究招募了25名颈部或上肢肌肉张力异常的受试者，采用交叉设计，让受试者随机接受肌内效贴治疗或安慰贴治疗，经过30天的洗脱期，再接受另一种治疗。主观疼痛使用了安静状态下和最大疼痛时的视觉模拟量表（VAS）来评估，症状程度采用临床专用评分量表（Toronto western spasmodic torticolls rating scale & Writer's cramp rating scale）评估，皮肤感受器变化则使用了躯体感觉辨别阈值来测试。

该研究还发现受试者疼痛的降低与躯体辨别能力的提升有显著相关性,这项发现为今后对于肌内效贴神经机制的深入研究提供了方向上的依据(Pelosin 等,2013)。

肌内效贴提供的持续性感觉输入能够调整异常的肌肉张力,并且可以对异常姿势进行控制和改善。人们认为,肌张力是由中枢神经系统和外周传入信号(关节、肌肉、皮肤)的反馈调节一同控制和维持的,肌内效贴通过激活皮肤感受器,加强外周传入信号,从而达到改善肌肉张力的效果。在临床使用中,已有许多治疗师将肌内效贴用于异常肌肉张力的控制,但相应机制的验证仍不充分。

通过皮肤感受器来产生本体感觉刺激的这种治疗模式的提出远远早于肌内效贴的发明,并且使用手法治疗和非弹性贴布治疗来产生本体感觉刺激的概念一直在实践中运用。肌内效贴最早的研发目的之一,就是尝试使用不影响活动范围的贴布是否能改善本体感觉。Simona Hosp 等学者对肌内效贴是否会影响受试者的本体感觉进行了研究,结果并没有发现肌内效贴对健康受试者的本体感觉产生影响(Hosp 等,2015),但值得注意的是,对于本体感觉较差的受试者,肌内效贴显著改善了膝关节角度辨别能力。该研究从侧面揭示了肌内效贴能够对受试者的本体感觉产生潜在影响,也为今后的研究设计提供了新的视角。而 Hwi-young Cho 等学者的一项研究显示,肌内效贴对膝骨关节炎患者的疼痛、主动关节活动度和本体感觉都有改善作用(Cho 等,2015)。他们针对46名老年膝骨关节炎患者的痛阈、关节活动度和本体感觉进行了研究。分为治疗组(采用肌内效贴治疗)和安慰贴组,分别进行干预,本体感觉的测试采用了主动关节角度再现法(active angle reproduction)。受试者在干预前进行基线测试,随后接受治疗干预,干预1小时后再次接受测试,结果发现使用肌内效贴后患者的膝关节本体感觉得到了改善。该研究较好地揭示了肌内效贴对膝骨关节炎的短期即刻效应,而长期效果如何还有待后续研究。上述两项研究出现不同结果的主要原因可能是受试者的健康状况不同。Simona Hosp 的研究招募的都是健康受试者,而 Hwi-young Cho 招募的是膝骨关节炎患者,肌内效贴对有损伤或本体感觉较差的患者可能有更好的改善和治疗效果。

姿势控制能力对大脑皮质运动相关区域有着潜在的积极影响,肌内效贴通过改善感觉输入、增强姿势控制,引起相关区域皮质的有益改变。Sea Hyun Bae 等学者对20名发病时间超过12星期的下背痛患者进行研究,采用肌内效贴与常规物理治疗手段进行对比治疗,使用肌电图(EMG)测试其姿势控制能力改变,以及使用脑电图反映其运动相关区域皮质改变,结果贴扎组在 Oswestry 功能障碍指数、腹横肌肌电测试和潜在动作控制能力方面较对照组有显著性差异。

总体而言,肌内效贴治疗简单、方便,疗效已得到一定程度的验证,机制研究也在稳步进行,但仍存在一定的不足与争议。在研究方法学上,针对"改善感觉输入""促进与放松肌肉""改善血液循环"的基础试验均待深入,而传统的力学检测仪器、表面肌电图、针刺肌电图及诱发电位等尚不足以反映肌内效贴的整体疗效或起效机制,同时,缺乏多因素、多水平控制下严格的多中心随机对照研究及量、时、效析因分析,这些不足也是后续研究的方向。

(王人卫　余　波)

# | 第五节 |

# 肌内效贴技术临床应用研究进展

## 一、肌内效贴改善疼痛的临床效果研究

运动损伤类疼痛是肌内效贴的临床主要适应证之一，目前循证医学研究进展较多。

Kaya等学者2014年针对肩峰撞击综合征患者进行了肌内效贴治疗干预研究。共招募54名肩峰撞击综合征患者，在门诊分别进行肌内效贴配合康复训练、手法治疗配合康复训练的干预方式，以及5次/日的冰敷处理。在治疗前和治疗6星期后，使用VAS评分测试受试者的肩部疼痛情况，使用上肢功能障碍问卷测试其功能恢复情况，以及采用超声检查诊断其冈上肌腱厚度。结果显示，两组患者组内治疗前后的VAS评分和功能障碍问卷有显著差异，而冈上肌腱厚度没有差异。组间比较时，使用肌内效贴组的患者在夜间的疼痛改善情况优于手法治疗组。作者得出结论，经过6个星期的治疗，肌内效贴和手法治疗均可以有效治疗肩峰撞击综合征，更好地缓解患者局部疼痛。该项研究采用了前后测试的设计，但前后测试之间的间隔时间较长，若采用跟踪研究的设计方式，可能会更准确地反映治疗过程中的恢复状况。

Marc Campolo等学者采用前后自身对照的试验设计方式，对20名患有胫前疼痛（外胫夹）的年轻患者进行了研究（Campolo等，2013），发现使用肌内效贴后，受试者在台阶测试过程中的疼痛评分明显低于空白对照组。试验过程中每名受试者接受麦康奈尔贴扎、肌内效贴和不贴扎3种干预手段，并在每种干预后进行负重下蹲和台阶试验两项测试内容。测试的指标为数字模拟量表，分别在进行负重下蹲、台阶试验前和负重下蹲、台阶试验测试过程中进行评分测试。该研究有力地证实了肌内效贴缓解疼痛的作用。除此之外，在一项使用肌内效贴治疗运动员赛后小腿疼痛的研究中，也发现其能显著缓解由大强度运动造成的疼痛（Merino-Marban等，2014）。Bae等研究人员同样发现肌内效贴对下背痛有缓解作用（Bae等，2013）。

Aguilar-Ferrándiz学者的研究团队先后两次研究了肌内效贴用于治疗静脉功能不全的效果，发现其具有缓解疼痛的作用（Aguilar-Ferrandiz等，2013、2014）；贴布对非肌肉骨骼系统疼痛也有一定的缓解作用。Chaegil Lim等学者就肌内效贴对痛经的缓解效果进行了研究（Lim等，2013），他们对36名未婚女性随机分组，肌内效贴组从月经前14天开始接受治疗直至月经结束，持续治疗3星期，在每次接受治疗前，进行VAS评分评估痛经程度，结果发现肌内效贴能够显著缓解痛经的疼痛症状。

综合上述研究，多数试验结果显示肌内效贴在治疗各类急慢性损伤引起的疼痛的疗效较为确切。但是并非所有的研究均发现肌内效贴对疼痛有显著的缓解作用，在部分下背痛和髌骨疼痛的研究中，也发现肌内效贴对疼痛无明显的缓解作用（Miller等，2013；Parreira Pdo等，2014），可就方

法学、评估学方面做进一步探讨。

## 二、肌内效贴改善肌张力与姿势控制的临床效果研究

Federica Tamburella等学者在对脊髓损伤患者治疗效果的研究中发现使用肌内效贴治疗可以短期改善脊髓损伤患者踝关节痉挛、疼痛症状，并提高其平衡能力，改善其步态（Tamburella等，2014）。他们共招募11名慢性脊髓损伤患者（美国脊髓损伤协会，脊髓损伤评分D级患者），采用交叉试验设计，11名受试者先随机接受肌内效贴治疗（试验组）或普通无弹力贴布治疗（对照组），并在7天洗脱期后交叉，接受另一种方式的治疗。肌内效贴组采用Y形放松贴法贴于受试者小腿三头肌上，而对照组则使用无弹力普通贴布采用相同形状贴于相同位置。每次治疗前后采集数据，踝关节痉挛评估采用修订版Ashworth评分（MAS），疼痛评估采用总体疼痛评分（global pain scale）和VAS评分，平衡张力评估采用Berg平衡量表，步态评估采用脊髓损伤步行指数、10米步行测试、6分钟步行测试、起立行走测试。这项研究较好地揭示了肌内效贴治疗脊髓损伤患者的效果，但不足之处在于受试人数相对较少。

Zahra等学者的研究发现肌内效贴对纠正脑卒中患者的马蹄内翻足有一定的疗效，因此他们认为肌内效贴对患者的姿势控制有一定的改善作用（Rojhani-Shirazi等，2015）。同样，刘群、何文龙等学者的研究也发现，肌内效贴对脑卒中患者的步态改善有一定的效果（刘群等，2016；何龙文等，2014）。

Marianna Capecci等学者对比了使用肌内效贴作为辅助治疗配合姿态康复与单纯采用姿态康复对帕金森患者姿态异常的疗效，结果并没有发现两者之间的差异，认为肌内效贴并没有对患者的异常姿态起到治疗效果（Capecci等，2014）。20名帕金森患者参与了研究，共分为3组：康复训练组、肌内效贴配合康复训练组及空白对照组。每名受试者都接受4星期定制的本体感觉刺激与动作再学习康复治疗，并对受试者跟踪测试2个月。使用Berg平衡量表、计时站立行走和躯体弯曲程度作为测试内容。该研究的受试者接受了较完整的治疗疗程，且跟踪测试时间较长，有较好的完整性。但该研究的不足之处在于肌内效贴组只有6名受试者，样本量较小。

Evrim Karadag-Saygi等学者的一项随机对照双盲试验，对20名偏瘫患者（有强直性马蹄足症状）使用肌内效贴配合肉毒毒素（BTX-A）治疗患者的下肢张力异常症状。第一组（$n=10$）接受注射肉毒毒素联合肌内效贴治疗，第二组（$n=10$）接受肉毒毒素结合假贴布治疗。在注射后2星期、1个月、3个月和6个月均进行临床评估。结果由改良Ashworth量表、被动踝关节背屈角度、步速和步长加以评估。结果两组仅在被动踝关节背屈角度上有差异，即在第二星期肌内效贴组患者的关节活动度增加较多，其他无明显差异。

此外，Alejandro Luque-Suarez等学者对过度足内翻患者的研究（Luque-Suarez等，2014）和Julio Gómez-Soriano等对健康受试者的肌张力研究（Gomez-Soriano等，2014），尚没有发现肌内效贴对受试者的肌肉张力产生影响。

## 三、肌内效贴改善运动能力的临床效果研究

在物理学中，物体的功能取决于组成该物体的每个组成部分的互相作用，这一点在医学上也同样适用。即使是微小部分的功能缺陷，也可能引起破坏整体复杂功能的链式反应。将这种概念用于人体运动功能评估时，只有当肌肉、骨骼和关节周围的韧带在相互配合并处于一种平衡工作状态时，人才不会感到不适。因此，许多疼痛产生的原因，归根结底还是功能出现了紊乱（如主动肌和拮抗肌之间肌力失衡、姿势控制肌群与大动作肌群的失衡等），以及随之而来的平衡稳态被破坏导致的最终结果，就是功能障碍或一系列的损伤。目前人们认为肌内效贴以其特殊的物理特性和独特的力学效应，可帮助患者快速克服局部功能障碍，促进局部功能恢复。为此，有多项试验对肌内效贴在局部功能恢复中的作用进行了研究。

肌内效贴在治疗运动损伤疗效方面要好于传统运动贴布。Seda等学者对15名慢性踝关节扭伤的男性篮球运动员的运动功能表现进行了交叉设计研究，以对比肌内效贴与普通运动贴布对运动员的影响。15名受试者依次接受安慰贴布、不接受任何贴扎、运动贴扎和肌内效贴共4种干预方式，每种方式结束后有一星期的洗脱期，然后再进行下一种干预方式。每种贴扎术完成后对受试者立即进行即刻的效果测定，包括功能性表现测试（functional performance test），如跳跃测试（hopping test）、垂直弹跳测试（vertical jump test）等多方面测试。结果发现相对于运动贴扎来说，肌内效贴对运动员的功能性表现没有产生任何负面影响，还促进了运动员单脚障碍测试的表现，普通运动贴扎会因为限制运动员动作而使其运动表现下降（Bicici等，2012）。

Joseph Miller等学者对患有单侧髌骨疼痛的受试者进行肌内效贴治疗后，发现受试者的Y-平衡能力和下蹲关节活动度有显著提升（Miller等，2013）。试验者将18名受试者随机分为3组，分别采用肌内效贴治疗、手法治疗和不给任何治疗，在基线和治疗3天后进行平衡能力和下蹲关节活动度测试，结果发现肌内效贴较手法治疗能更好地激活臀中肌，并提高受试者姿势稳定性和双侧下肢活动度。但是这项试验只招募了18名受试者，并且将其分为了3组，每组只有6人，样本量较小。若采取交叉设计或自身对照设计试验，结果可能更具有说服力。

Federica Tamburella等学者在对脊髓损伤所致踝关节肌张力异常的研究中，同样发现短期使用肌内效贴能够提高患者平衡能力，改善患者的步态（Tamburella等，2014）。

另有大量文献对肌内效贴能否增强或改变受试者的肌肉力量做了研究，然而结果并不统一，阴性结果较多。部分阳性结果试验包括2013年、2012年发表的两项临床试验，Fratocchi与Wong等人分别针对肌内效贴影响屈肘、伸膝运动的峰力矩进行测试，结果表明，较假贴扎组及未贴扎组，肌内效贴组能显著增加屈肘向心峰力矩，缩短伸膝达到峰力矩的时间。LEE等人在一项交叉试验中，分别在应用肌内效贴进行屈腕肌群贴扎、不贴扎及不贴扎伴头颈转向对侧（引起不对称性颈紧张反射，以改变相应屈、伸肌群肌力）时对健康成年人的优势手进行握力测试，结果显示采用肌内效贴后，无论男女平均握力均较不贴扎时增大，认为肌内效贴可用于改善上肢肌肉力量，辅助其

他疗法治疗肌肉无力。Vithoulka等人2010年为探讨肌内效贴对健康女性等速运动时股四头肌肌力的影响情况，观察采用肌内效贴、假贴扎及不贴扎时膝关节角速度在60°/s（向心、离心训练）与240°/s（向心训练）时伸膝肌肉的峰力矩。结果表明，肌内效贴组各角速度的等速离心峰力矩较假贴扎组及不贴扎组升高，作者认为沿股四头肌各肌腹纵行贴扎有助于提高离心收缩肌力。Slupik等研究肌内效贴在等长运动中调节肌张力的作用，评估肌电图改变情况，结果发现肌内效贴干预24小时后肌肉运动单位募集升高，72小时后仍有肌电信号的显著差异，但比24小时有所降低。作者认为肌内效贴方法的量、时、效关系仍有探讨的必要。Robert Csapo等学者还专门就肌内效贴对于肌力影响的研究文章进行了整理。他们筛选了19篇肌内效贴影响肌力的文章，对文章中530名健康受试者共计48组配对比较数据进行了meta分析，结果发现肌内效贴对于肌力的影响甚小，可以忽略不计，且其对不同肌群的影响没有差异。由此作者认为肌内效贴可能有临床疗效，但是对健康受试者的肌力并没有促进作用（Csapo and Alegre，2015）。

## 四、肌内效贴改善肿胀与静脉功能的临床效果研究

肿胀被认为是明显妨碍康复进程的重要因素，减轻肿胀被看作是早期治疗的重点，因为关节过度肿胀对周围结构及神经肌肉兴奋性也造成不利影响，还会引起疼痛及关节活动度障碍等。肌内效贴持续起效，并快速改善肿胀是其主要特色之一。

Aguilar-Ferrándiz等人先后进行了两次试验以评价肌内效贴对患有静脉功能不全的绝经后女性症状缓解效果的研究。在2013年他们发表的随机双盲对照研究中，选取绝经后女性下肢静脉功能受损患者，其中对贴扎组进行肌内效贴治疗，以Y形、I形贴布自然至中度拉力激活肌肉，50%的拉力进行功能矫正及外周静脉加压，假贴扎组不施加任何拉力，且不按常规肌肉、关节走向实施贴扎，结果显示贴扎组患者的下肢沉重感、肿胀、跛行及肌肉痛性痉挛等的评分均较贴扎前、假贴扎组有所改善。他们认为肌内效贴可能对静脉功能不全的症状以及疼痛有缓解效果，并可以支撑腓肠肌活动；对生活质量、水肿和关节活动度的影响尚不明确；肌内效贴对静脉功能不全的患者可能存在安慰剂效应。在随后2014年的试验中，该团队又对120名患有轻、中度静脉功能不全的绝经后女性的静脉功能不全等症状进行研究后，发现经肌内效贴治疗可改善静脉功能不全的症状，促进外周循环，还可一定程度地改善整体健康状况。

余波等人使用肌内效贴对膝骨关节炎患者、急性踝关节扭伤患者的肿胀症状进行干预后发现，使用肌内效贴配合常规理疗对患者的肿胀有较好的治疗效果。受试者被随机分为两组，分别接受肌内效贴+常规理疗和只接受常规理疗两种方式，并在恢复过程中跟踪测试了肿胀程度，膝关节肿胀程度用Lequesne肿胀评分标准评估，踝关节肿胀采用改良踝关节8字测量法等评估。

由于肢体围径的测量工具及方法存在敏感性、特异性问题，或淋巴管道有无受损存在贴扎方法的选择问题，也有部分临床试验为阴性结果。但在临床经验性使用中，只要无相应禁忌证（如局部皮肤、毛发、伤口等状况不影响贴扎，且无张力性水疱产生），肌内效贴对改善肿胀、淋巴水肿、血

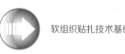
肿及相应酸痛不适等症状的疗效十分确切,我们推荐其在临床进一步合理应用。

(王人卫　余　波)

# 第六节

# 肌内效贴各类贴扎技术操作基础

## 一、基本操作技术与理念

### (一) 锚、基底及尾部(或锚、尾)操作

1. **锚、基底及尾三段式**　手持贴布从锚与基底的交界处将背亲纸一分为二撕开(锚通常为2、3指宽距离,或视贴扎区域大小适度改变),两手可分别抓握撕离的背亲纸,尽量不接触胶面,先不施加拉力将锚仔细固定,贴附牢靠(图1-8);基底通常根据贴扎矫正目的的不同,施加不同大小的拉力覆盖主要治疗区域,并在延展远端预留部分尾部(也为2指宽或适度距离);一般也不施加拉力将尾部贴上,从而完成整个贴扎操作。

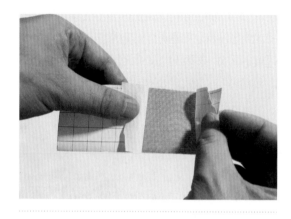

图1-8　锚与基底操作

2. **锚、尾两段式**　整个尾部为覆盖治疗区域,给予相应拉力,但也可预留末端部分,不施加拉力。若以贴布中间为基底,且最先贴上,此时不存在锚的概念,可将背亲纸从中间撕开,整体施加拉力贴上,然后将两端预留的尾部,不施加拉力贴上,完成整个操作。

### (二) 裁剪及覆盖形状

常见贴布的裁剪形状包括I形、Y形、爪形、X形、灯笼形及菱形贴布等。为更好地贴合身体,建议将各端贴布裁剪圆钝,贴布角修圆有利张力的均匀分布,而尖锐的贴布角常易松动。传统剪刀裁剪过久时常变钝,是因为肌内效贴采用的贴布凝胶层诸如丙烯酸等胶面成分的影响,某些专用的肌内效贴剪刀有一种特殊的涂层,可避免剪刀切割缘钝化。

1. **I形贴布**　选取合适长度的贴布,不进一步裁剪,或在脐等特殊解剖位置处镂空,依需求决定

宽度及锚的位置。常用于引导肌肉和筋膜,力学及功能矫正等,部分情况下也可用于固定(图1-5、图1-6)。

2. Y 形 贴 布　锚不做裁剪,基底及尾分为两条,整体成 Y 形。可促进或放松较次要或较小的肌群,常用于特殊形状的肌肉(如放松腓肠肌时)或包绕特殊解剖结构时使用(图1-9)。

3. 爪 形 贴 布　爪形(fan strip)贴布即散状形、扇形贴布,锚不做裁剪,基底及尾分为数条,有时也可为I形单条窄带,常重叠交叉为网状。可消除肿胀,促进淋巴液及血液循环。爪形贴布用于需尽量包覆组织液滞留的肢体或血液淤积的区域时,覆盖病变区可增加感知觉的输入。注意,若裁剪条数过多过细,可能会部分改变贴布的力学特性(图1-10)。

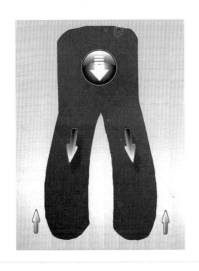

图1-9　Y形贴布

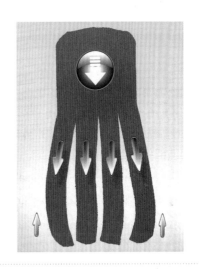

图1-10　爪形贴布

4. 灯 笼 形(O形)贴 布　贴布两端不裁剪,中段裁剪为多个分支,也就是两个散状形合体,若为两支即O形。贴布两端均为固定端,故稳定效果良好,中间部可维持一定的张力,并有引流的作用(临床经验:大的关节多用两个Y形贴布来替代O形贴布)(图1-11)。

5. X 形 贴 布　中间为锚,共四尾向各端延展。可促进锚所在位置组织的血液循环及新陈代谢,达到止痛的效果,也就是所谓的“痛点提高贴布”。某些特殊部位如胸部的丰胸贴扎、起止点为动点的肌肉引导也可采用X形贴布(图1-12)。

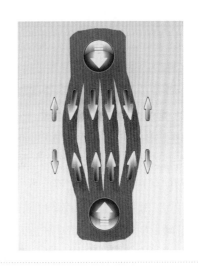

图1-11　灯笼形贴布

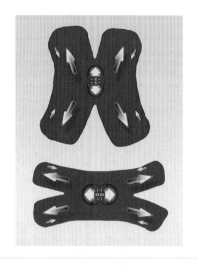

图1-12　X形贴布

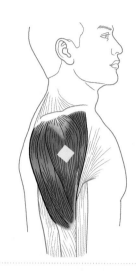

图1-13　菱形贴布（方形贴布）

6. **菱形贴布（方形贴布）**　一般裁剪成5 cm×5 cm大小的正方形贴布，然后直角朝向肌肉纵轴，贴于肌腹，以在收缩过程中起到视觉上或感觉上教育肌肉的作用，或在某些情况下贴于肌肉起止点处，能部分达到促进、放松目的。但贴扎点在同一肌肉不宜过多，以免感、知觉反馈混乱（图1-13）。本版暂不做详述。

7. **其他**　如网形或蜘蛛形、水母形/表皮真皮筋膜（epidermis-dermis-fascia, EDF）减压贴布等都是前述贴布裁剪后的特殊应用。另外，还有多条灯笼形、爪形或特殊镂空的双向爪形的组成等，部分内容详见下文。

以上贴布若有重叠、多层贴扎，一般是裁剪得越多的越贴在里层［从里到外为爪形（灯笼形）→X形→Y形→I形］，临床上也有专家在应用X形贴布提高痛点时，习惯将其贴在最里层，而灯笼形在用于稳定时贴在最外层。目前X形贴布痛点提高的作用有被空间贴扎取代的趋势，见下文。值得注意的是，在同一解剖部位，不应贴扎过多层次，以免给予软组织的"指令"太杂，甚至相互矛盾，或隔离得太厚，影响疗效。

**（三）摆位、拉力、方向与皱褶**

1. **摆位要素**　简单操作理念是在贴扎时使大多数被贴扎区域的皮肤处于牵伸的位置，而在施以功能矫正专项贴扎技术时关节在短缩的位置摆位。如果患者不能自主摆位，治疗医师可在无痛范围内帮助其完成，也有部分操作者将皮肤用手延展而产生相对位移。

2. **拉力、方向与皱褶**　临床经验与试验研究表明，在良好的摆位情况下，皱褶的产生与拉力相关，与方向不太相关。过大的拉力会减少皱褶的产生，建议初学者使用产生皱褶的贴扎方法时应以自然拉力为主。即使稳定贴扎，若贴扎局部组织有明显肿胀，也不建议用太大拉力。

3. **关于方向**　筋膜引导有纵向、横向等区别，均有临床应用价值，而肌肉的放松、促进，不能机械地套用大体解剖学的起、止点来进行贴扎，更应注重向心、离心收缩的损伤原因分析。通常，以肌肉的下固定点受长期离心收缩造成的酸痛、损伤为例，其放松贴扎可能以下固定点为起点（对应解剖学的肌肉起点），尾部向上固定点处（对应解剖学的肌肉止点）延展；而促进贴扎也不能简单地理解成增强肌力，有时肌内效贴或其他技术可激活肌肉、肌群，改善筋膜流动，而非力学绝对意义上的改变。

### （四）评估应为技术基石

与其他各类行之有效的康复治疗技术一样，肌内效贴有时并无金标准，但应体现合理的治疗理念，而合理的治疗理念仍来源于评估。

评估多以解剖学为基础进行诊查，注重整体分析，主要包括肌动学、运动生物力学分析及姿势评估等，可结合既往敏感性、特异性已得到验证的骨科、神经科的经典诊查方法。有条件还可了解诸如选择性功能动作评价SFMA（FMS）、肌筋膜链等系统诊断思路，力争从整体上考虑灵活性（关节软组织延展性与关节活动性）、稳定性与运动控制等问题。若无相应解剖学基础，采用经典的阿是穴、关节活动度与肌力检查也未尝不可。

有鉴于评估的重要性，笔者在附录中大幅拓展了肌肉运动解剖及临床分析、（肌）筋膜（链）解剖及临床分析、淋巴解剖及临床分析、姿势评估及常见姿势异常分析等内容。

### （五）配合现有治疗技术

物理治疗技术的内涵、外延极为丰富，肌内效贴是其中有益的补充。肌内效贴可配合现有的治疗技术，包括各类运动疗法、深层肌肉刺激（DMS）、冲击波、其他各类理疗（超声、神经肌肉电刺激）等，从即刻效应来看可增加患者的依从性，改善主客观症状体征，从持续效应看，肌内效贴也能最大限度地体现治疗理念，持续引导软组织，增加感觉输入，一定程度上可维持其他医疗方法的治疗效果。

即使无条件，也建议配合健康教育、冷热疗、拉伸、按摩、抗阻训练等常规方法，还包括利用各类其他简易器材如弹力带、泡沫轴等进行放松、促进及激活等综合干预。

### （六）技术是否有金标准

肌内效贴在国内的起步较晚，但发展迅速，各类流派风起，不过循证证据仍待进一步挖掘。由于该技术进行临床试验的影响水平、因素较多，故目前较难形成完美的金标准贴扎方法。

我们建议应积极吸收、扬弃合理理论框架下能体现先进治疗理念的各类贴扎技术，不轻易否定批驳其他主流、非主流的理念与方法，强调物尽所用，实证为主。而有价值的学习培训班、认证班应综合考虑培训流程，强调以整体评估、治疗理念为主要基础，以技术基础操作加循证进展为有力武器，将该技术真正发扬光大，避免极端神化、功利化，或对肌内效贴其他流派过多地无谓攻讦。

# 二、肌肉贴扎技术

肌肉贴扎的主要作用是辅助增加肌肉力量、促进肌肉稳定性或降低静态肌张力，以缓解肌肉组织损伤等症状，减少疼痛，改善筋膜流动性，恢复软组织弹性及加快损伤恢复速度等。

肌肉贴扎通常使用10%左右（相对自身绝对长度）的拉力，因为贴布已经有5%～10%的预牵伸力，所以被认为是无张力贴扎。相对于贴布最大拉伸长度而言，促进时拉伸长度可至20%～35%，放松时可至20%～25%。患者摆位均在贴扎肌肉的反向牵伸拉长位置。在既往肌内效贴理论中，肌肉促进是指贴布从肌肉起点黏附到止点，此时贴布的自然回缩方向与肌肉的收缩方向相同，而所谓的放松肌肉是从肌肉的止点黏附到起点。由于肌肉起、止点的惯用描述来源于经典教科书，我们在临床实践中确定动作引导方向或贴扎方向时，最好进行肌肉定点和动点的肌动学分析（如近、远固定，上、下固定），并评估患者的损伤症状是来源于向心性收缩还是离心性收缩。

## （一）头颈及躯干肌肉贴扎

1. 胸锁乳突肌　解剖起止点（图1-14）、功能及临床分析参见附录一。

（1）贴扎摆位：向对侧侧屈及向同侧旋转。

（2）贴扎方法：拉力为自然拉力，具体描述见前文，若无特别说明，均以肌肉传统解剖起止点、向心性收缩损伤为例来演示肌肉放松方法，促进方法也以传统解剖起止点为考虑，不施加拉力于锚（贴扎起始端），后不赘述。锚固定于颞骨乳突及上项线外侧（若毛发过多，可酌情向下移），向胸骨柄前面锁骨内侧1/3延展。一般可将5 cm宽度的I形贴布对半裁剪成I形或Y形贴布贴扎（图1-15）。图中 ◉ 为锚或贴扎的起始端，➡ 为贴布延展方向。全书示意相同。

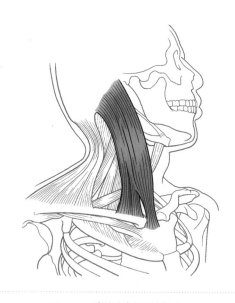

图1-14　胸锁乳突肌解剖示意图

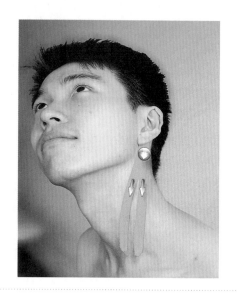

图1-15　胸锁乳突肌贴扎

2. 前（中）斜角肌　解剖起止点（图1-16）、功能及临床分析参见附录一。

（1）贴扎摆位：向贴扎方向对侧侧屈，颈略后伸。

（2）贴扎方法：以远固定时向心收缩损伤为例，锚固定于C₃横突处，向锁骨上延展至锁骨外侧1/3。一般可将5 cm宽度的I形贴布对半裁剪成I形或Y形贴布贴扎（图1-17）。

3. 斜方肌　解剖起止点（图1-18）、功能及临床分析参见附录一。

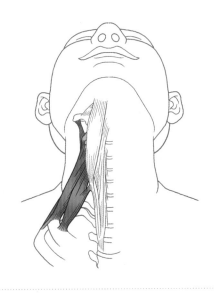

图1-16　前（中）斜角肌解剖示意图

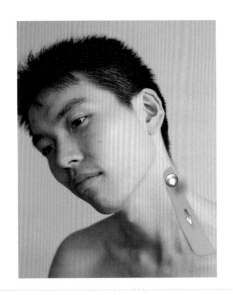

图1-17　前（中）斜角肌贴扎

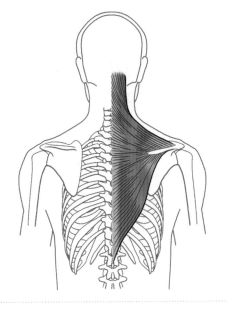

图1-18　斜方肌解剖示意图

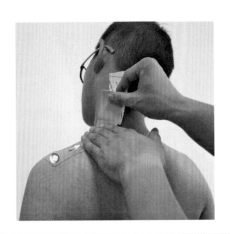

图1-19　斜方肌贴扎（以上斜方肌损伤为例）

（1）贴扎摆位：斜方肌上部贴扎时颈向对侧尽量侧屈，可适度向同侧旋转；中部贴扎时，也可分两束摆位，下束贴扎时肩关节内收、内旋，将手背放置于腰部，上束贴扎时肩关节水平内收至最大范围，手掌置于对侧肩部；下部贴扎时损伤部位同侧耸肩伴内收、内旋。

（2）贴扎方法：采用I形或Y形贴布，以远固定时向心收缩损伤为例，锚固定于肩峰，分别向上项线、中部胸椎及C$_{12}$处延展（图1-19）。

4. 背阔肌　解剖起止点（图1-20）、功能及临床分析参见附录一。

（1）贴扎摆位：手掌朝前，尽量上举肩关节。

（2）贴扎方法：采用I形或Y形贴布，锚固定于肱骨小结节，延展至髂嵴及L$_3$、L$_4$棘突外侧（图1-21）。

5. 肩胛提肌　解剖起止点（图1-22）、功能及临床分析参见附录一。

（1）贴扎摆位：肩胛骨尽量下沉或伴颈向对侧侧屈。

（2）贴扎方法：以下固定时离心收缩损伤为例，锚固定于肩胛上角与内侧缘上部，向上位颈椎横突延展（图1-23）。

6. 菱形肌　解剖起止点（图1-24）、功能及临床分析参见附录一。

（1）贴扎摆位：肩关节水平内收，呈抱肩位。

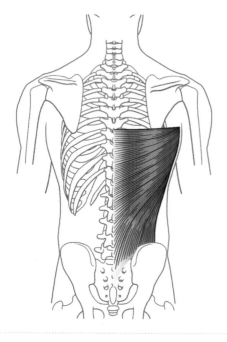

图1-20　背阔肌解剖示意图

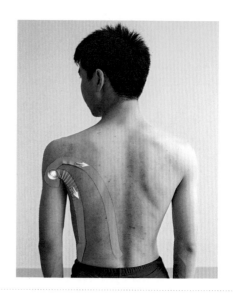

图1-21　背阔肌贴扎

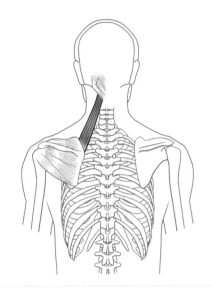

图1-22 肩胛提肌解剖示意图

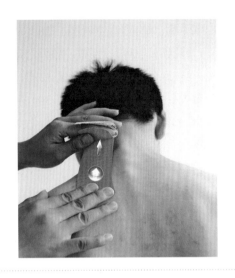

图1-23 肩胛提肌贴扎

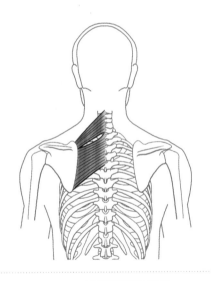

图1-24 菱形肌解剖示意图

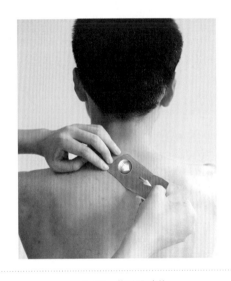

图1-25 菱形肌贴扎

（2）贴扎方法：以促进近固定点收缩为例，将I形贴布的锚固定于下2位颈椎、上4位胸椎棘突，向肩胛骨内侧缘延展。也可采用功能矫正方法，以短缩位贴布的两头为锚，然后在拉伸位将贴布贴上。或采用X形贴布，中间施以较大拉力，向起、止点延展（图1-25）。

7. 头、颈夹肌及半棘肌 解剖起止点（图1-26）、功能及临床分析参见附录一。

（1）贴扎摆位：颈尽量前屈。

（2）贴扎方法：以远固定时向心收缩损伤为例，将I形或Y形贴布的锚固定于近颈端，向颈、胸

椎远端延展至 $T_6$（夹肌、颈半棘肌）或 $C_6$、$C_7$ 横突（头半棘肌）处（图 1-27）。

8. 胸 小 肌　解剖起止点（图 1-28）、功能及临床分析参见附录一。

（1）贴扎摆位：略呈上举的"投降"姿势。

（2）贴扎方法：将 I 形或 Y 形贴布的锚固定于肩胛骨喙突，向第 3～5 肋骨延展（图 1-29）。

9. 胸 大 肌　解剖起止点（图 1-30）、功能及临床分析参见附录一。

（1）贴扎摆位：肩关节水平外展，肘关节屈曲 90°，前臂与手掌面朝前，并在矢状面向后带动肩关节外旋。

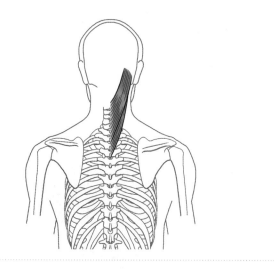
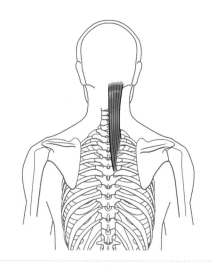

图 1-26　头、颈夹肌及半棘肌解剖示意图。左图示头、颈夹肌；右图示右侧半棘肌

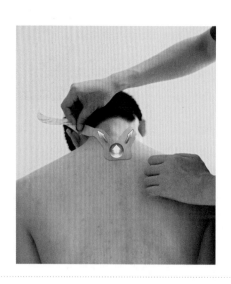

图 1-27　头、颈夹肌及半棘肌贴扎

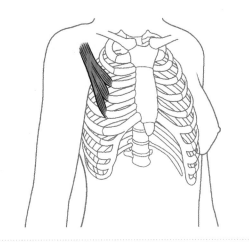

图 1-28 胸小肌解剖示意图

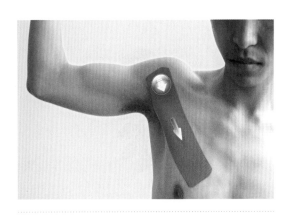

图 1-29 胸小肌贴扎

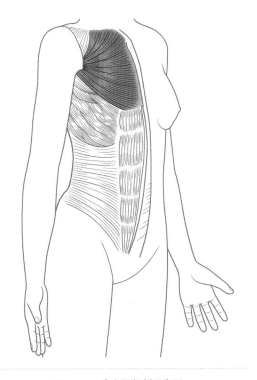

图 1-30 胸大肌解剖示意图

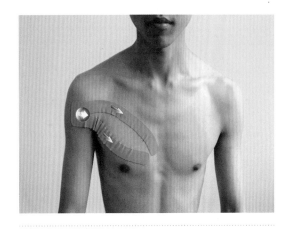

图 1-31 胸大肌贴扎

（2）贴扎方法：将Y形贴布的锚固定于肱骨大结节嵴，向第1～6肋软骨延展（图1-31）。

**10. 前锯肌** 解剖起止点（图1-32）、功能及临床分析参见附录一。

（1）贴扎摆位：肩胛骨下沉后缩，将手背上举置于颈后。

（2）贴扎方法：以促进近固定点收缩为例，由于其止点在深层，一般除了将锚固定于肋间起点，基底覆盖起始区域外，可在肩胛骨后辅以数条I形贴布，协同加强（图1-33）。

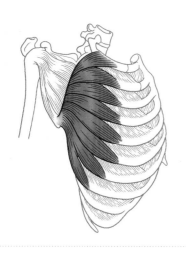

图 1-32　前锯肌解剖示意图

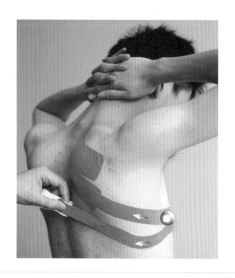

图 1-33　前锯肌贴扎

**11. 腹直肌**　解剖起止点(图1-34)、功能及临床分析参见附录一。

(1)贴扎摆位:脊柱尽量背伸。

(2)贴扎方法:以促进上固定时收缩为例,将一条或两条I形贴布的锚固定于胸骨剑突、第5 ～ 7肋软骨处,向耻骨结节、耻骨联合处延展(图1-35)。

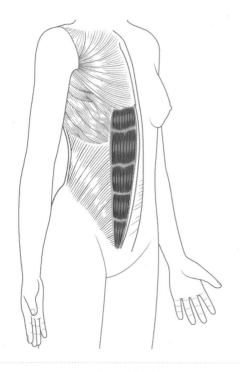

图 1-34　腹直肌解剖示意图

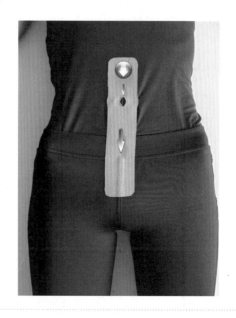

图 1-35　腹直肌贴扎

12. **腹外斜肌**  解剖起止点(图1-36)、功能及临床分析参见附录一。

(1)贴扎摆位:骨盆固定时,躯干尽量向同侧旋转;或躯干固定时,髋、膝关节屈曲,髋内收转向对侧。

(2)贴扎方法:以加强下固定时收缩为例,将I形贴布或Y形贴布的锚固定于下腹正中线旁,向下肋缘方向延展(图1-37)。

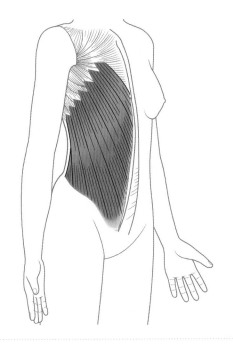

图1-36  腹外斜肌解剖示意图

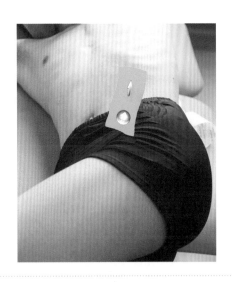

图1-37  腹外斜肌贴扎

13. **腹内斜肌**  解剖起止点(图1-38)、功能及临床分析参见附录一。

(1)贴扎摆位:躯干向对侧旋转。

(2)贴扎方法:以促进下固定点收缩为例,将锚固定于髂嵴,向第10~12肋骨下缘延展(图1-39)。同侧腹内斜肌与对侧腹外斜肌常联合贴扎。

14. **腹横肌**  解剖起止点(图1-40)、功能及临床分析参见附录一。

(1)贴扎摆位:腹横肌为深层肌肉,在放松体位下,被动拉起皮肤。

(2)贴扎方法:将Y形贴布的锚固定于$L_{3\sim4}$横突,上方沿肋弓下缘延展至脐,下方贴布从髂嵴高度延展至腹白线。将另一条I形贴布的锚固定在Y形贴布上方,延展至脐(图1-41)。对侧以相同方法贴扎。

15. **肋间肌**  解剖起止点(图1-42)、功能及临床分析参见附录一。

(1)贴扎摆位:高举双手过顶,可深吸气。

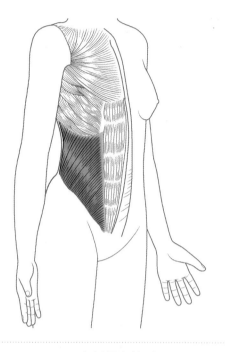

图1-38　腹内斜肌解剖示意图

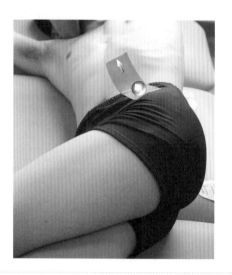

图1-39　腹内斜肌贴扎

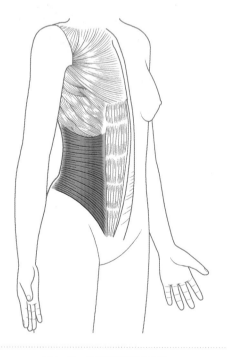

图1-40　腹横肌解剖示意图

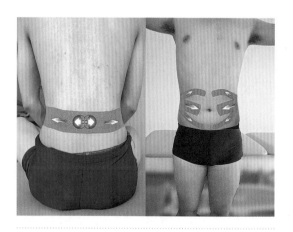

图1-41　腹横肌贴扎

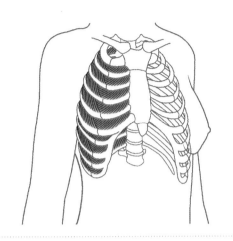

图1-42 肋间肌解剖示意图

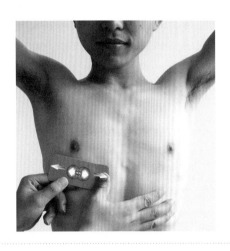

图1-43 肋间肌贴扎

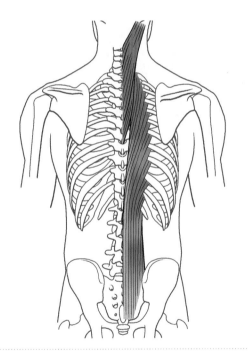

图1-44 竖脊肌解剖示意图

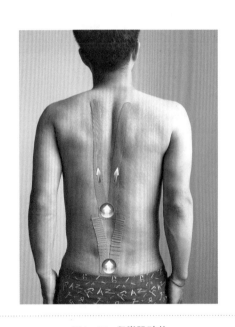

图1-45 竖脊肌贴扎

（2）贴扎方法：中间为锚，沿肋缘向两端延展（图1-43）。

16. 竖脊肌 解剖起止点（图1-44）、功能及临床分析参见附录一。

（1）贴扎摆位：躯干尽量前屈。

（2）贴扎方法：将I形贴布或Y形贴布的锚固定于骶骨下端，尾朝向头端。可沿途层层叠加，注意皱褶的产生（图1-45）。

17. 腰方肌　解剖起止点(图1-46)、功能及临床分析参见附录一。

(1)贴扎摆位:腰内侧部尽量前屈,外侧部向对侧侧屈。

(2)贴扎方法:将Y形贴布的锚固定于髂嵴,分别向第12肋、$L_{1\sim4}$横突延展(图1-47)。注意皱褶的产生。

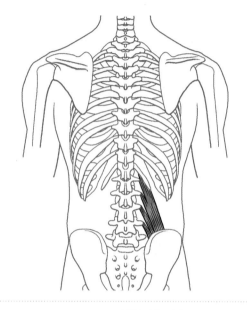

图1-46　腰方肌解剖示意图

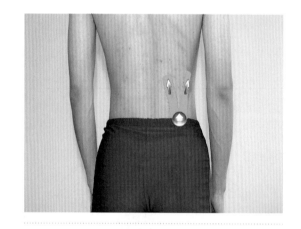

图1-47　腰方肌贴扎

### (二)肩胛带及上肢肌肉贴扎

1. 三角肌　解剖起止点(图1-48)、功能及临床分析参见附录一。

(1)贴扎摆位:贴扎前侧部时肩关节向后伸展,贴扎后侧、外侧部时肩关节呈水平内收位。

(2)贴扎方法:将Y形贴布、三爪形贴布或多条I形贴布的锚固定于肱骨三角肌粗隆,向锁骨外侧1/3、肩峰及肩胛冈延展(图1-49)。

2. 冈上肌　解剖起止点(图1-50)、功能及临床分析参见附录一。

(1)贴扎摆位:肩关节呈内收、内旋位或自然体位。

(2)贴扎方法:将I形贴布的锚固定于肱骨大结节,向肩胛骨冈上窝方向延展(图1-51)。

3. 冈下肌　解剖起止点(图1-52)、功能及临床分析参见附录一。

(1)贴扎摆位:同冈上肌。

(2)贴扎方法:将以促进近固定点收缩为例,I形贴布的锚固定于胛骨冈下窝,向肩肱骨大结节延展,基底覆盖肩胛冈内侧1/3(图1-53)。

4. 小圆肌　解剖起止点(图1-54)、功能及临床分析参见附录一。

(1)贴扎摆位:肩关节外展100°,伴内旋。

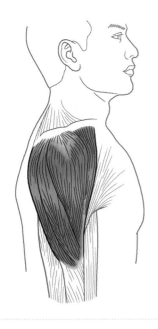

图 1-48 三角肌解剖示意图

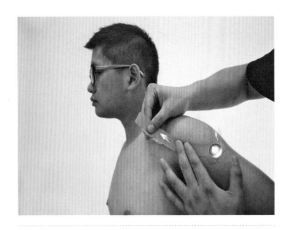

图 1-49 三角肌贴扎

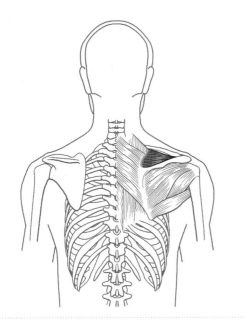

图 1-50 冈上肌解剖示意图

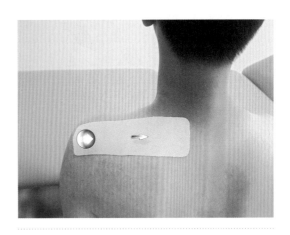

图 1-51 冈上肌贴扎

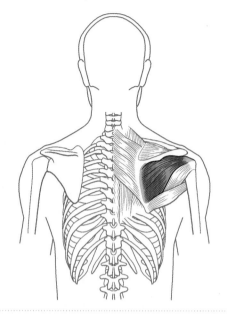

图 1-52　冈下肌解剖示意图

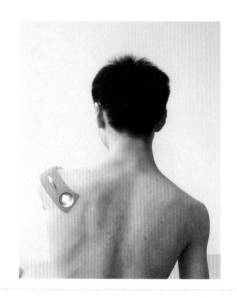

图 1-53　冈下肌贴扎

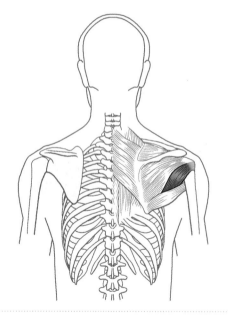

图 1-54　小圆肌解剖示意图

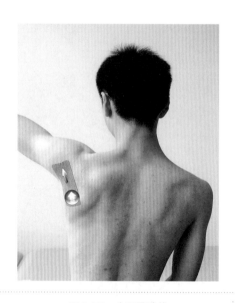

图 1-55　小圆肌贴扎

（2）贴扎方法：以促进近固定点收缩为例，将I形贴布的锚固定于肩胛骨外侧缘中1/3、靠外侧处，向肱骨大结节延展（图1-55）。

5. 大圆肌　解剖起止点（图1-56）、功能及临床分析参见附录一。

（1）贴扎摆位：肩关节外展100°，伴外旋。

（2）贴扎方法：将I形贴布的锚固定于肱骨小结节嵴，向肩胛骨外侧缘下1/3、下角后面延展（图1-57）。

6. 肩胛下肌 解剖起止点（图1-58）、功能及临床分析参见附录一。

（1）贴扎摆位：肩关节呈外展、外旋位。

（2）贴扎方法：无法表层涉及该肌肉，一般以贴扎协同肌为主，或将肩胛骨稳定贴扎。

7. 肱二头肌 解剖起止点（图1-59）、功能及临床分析参见附录一。

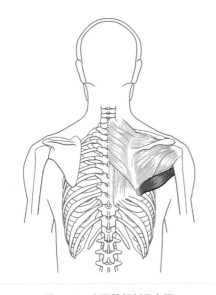

图1-56 大圆肌解剖示意图

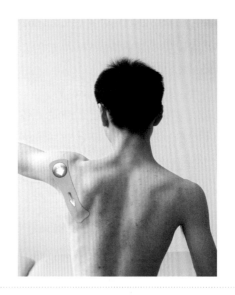

图1-57 大圆肌贴扎

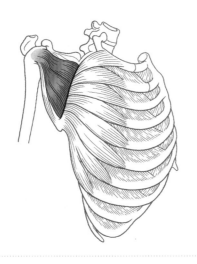

图1-58 肩胛下肌解剖示意图

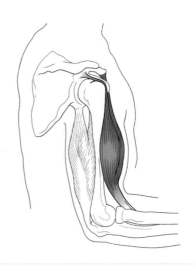

图1-59 肱二头肌解剖示意图

（1）贴扎摆位：尽量伸肘，呈适度旋前位。

（2）贴扎方法：将Y形贴布的锚固定于桡骨粗隆，分别向肩峰、肩胛骨喙突处延展（图1-60）。

8. 肱三头肌 解剖起止点（图1-61）、功能及临床分析参见附录一。

（1）贴扎摆位：尽量屈肘，手搭于对侧肩上。

（2）贴扎方法：将Y形贴布的锚固定于尺骨鹰嘴，经肱骨后面向肩峰延展（图1-62）。

9. 肱桡肌 解剖起止点（图1-63）、功能及临床分析参见附录一。

（1）贴扎摆位：伸肘及旋后。

（2）贴扎方法：以促进近固定点收缩为例，将I形贴布的锚固定于肱骨外上髁近端，向桡骨茎突底部外侧延展（图1-64）。

10. 旋前圆肌 解剖起止点（图1-65）、功能及临床分析参见附录一。

（1）贴扎摆位：伸肘伴旋后。

（2）贴扎方法：将I形贴布的锚固定于桡骨外侧面中部，向肱骨内上髁延展（图1-66）。

11. 桡侧腕屈肌 解剖起止点（图1-67）、功能及临床分析参见附录一。

（1）贴扎摆位：伸腕伴尺偏。

（2）贴扎方法：将I形贴布的锚固定于第2掌骨底，向肱骨内上髁延展（图1-68）。

12. 掌长肌 解剖起止点（图1-69）、功能及临床分析参见附录一。

（1）贴扎摆位：伸腕。

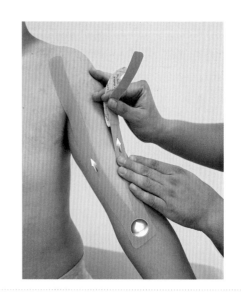

图1-60 肱二头肌贴扎

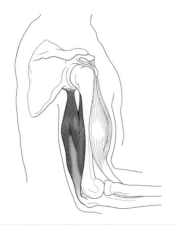

图1-61 肱三头肌解剖示意图

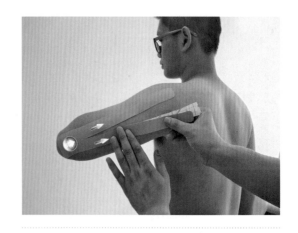

图1-62 肱三头肌贴扎

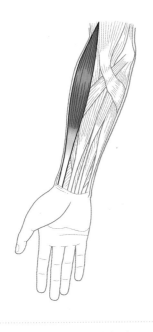

图 1-63　肱桡肌解剖示意图

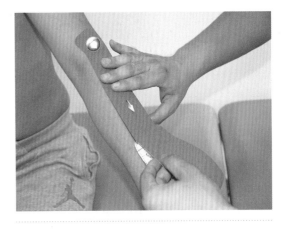

图 1-64　肱桡肌贴扎.

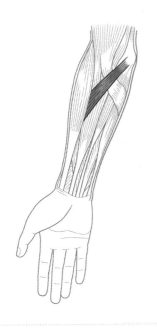

图 1-65　旋前圆肌解剖示意图

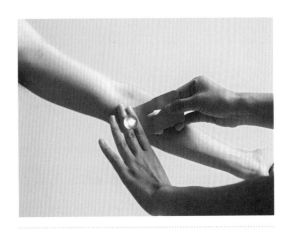

图 1-66　旋前圆肌贴扎

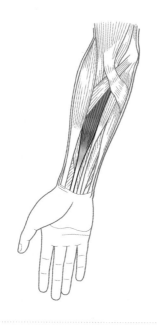

图 1-67　桡侧腕屈肌解剖示意图

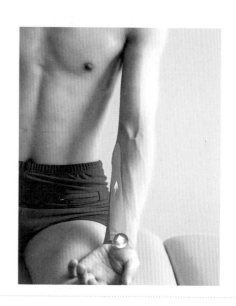

图 1-68　桡侧腕屈肌贴扎

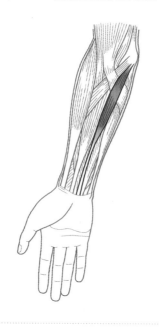

图 1-69　掌长肌解剖示意图

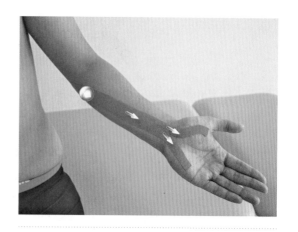

图 1-70　掌长肌贴扎

（2）贴扎方法：以促进近固定点收缩为例，将I形贴布的锚固定于肱骨内上髁，可分叉向腕部掌面延展（图1-70）。

13. 尺侧腕屈肌　解剖起止点（图1-71）、功能及临床分析参见附录一。

（1）贴扎摆位：伸腕伴桡偏。

（2）贴扎方法：将锚固定于掌部尺侧，向肱骨内上髁延展（图1-72）。

14. 指浅屈肌　解剖起止点（图1-73）、功能及临床分析参见附录一。

（1）贴扎摆位：伸指、伸腕。

（2）贴扎方法：以促进近固定点收缩为例，将I形贴布分为小束，锚固定于尺桡骨前面、肱骨内上髁，分别向第2～5指的中节指骨体延展（为促进指深屈肌也可延展至远节）（图1-74）。

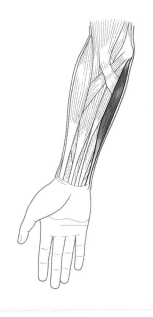

图1-71　尺侧腕屈肌解剖示意图

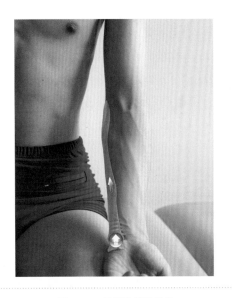

图1-72　尺侧腕屈肌贴扎

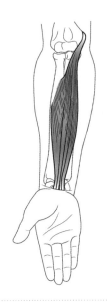

图1-73　指浅屈肌解剖示意图

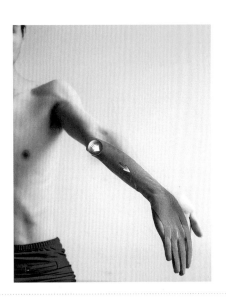

图1-74　指浅屈肌贴扎

15. **拇长屈肌**　解剖起止点(图1-75)、功能及临床分析参见附录一。

（1）贴扎摆位：伸直拇指，并伸腕。

（2）贴扎方法：以促进近固定点收缩为例，可采用I形贴布或Y形贴布将半裁剪的锚固定于桡骨上端前面和骨间膜前面，向拇指远节指骨底延展(图1-76)。

16. **桡侧腕长(短)伸肌**　解剖起止点(图1-77)、功能及临床分析参见附录一。

（1）贴扎摆位：屈腕。

（2）贴扎方法：将I形贴布的锚固定于第2、3掌骨底背面，向肱骨外缘下方、外上髁嵴延展(图1-78)。

17. **指总伸肌**　解剖起止点(图1-79)、功能及临床分析参见附录一。

（1）贴扎摆位：屈腕、屈指。

（2）贴扎方法：以促进肌肉收缩为例，将爪形贴布的锚固定于肱骨外上髁，向第2～5指骨的中、远节指骨底背面延展(图1-80)。

18. **旋后肌**　解剖起止点(图1-81)、功能及临床分析参见附录一。

（1）贴扎摆位：屈肘并旋前。

（2）贴扎方法：将I形贴布的锚固定于桡骨前面上部（近端1/3的背侧面、外侧面），向肱骨外上髁和尺骨外侧缘的上部延展(图1-82)。

19. **拇长伸肌、拇短伸肌及拇长展肌**　解剖起止点(图1-83)、功能及临床分析参见附录一。

（1）贴扎摆位：屈拇并内收。

（2）贴扎方法：以促进近固定点收缩为例，将一条或多条I形贴布的锚固定于桡、尺骨后面及骨间膜的背面，向第1掌骨底及拇指近、远节指骨底延展(图1-84)。

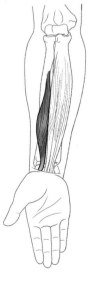

图1-75　拇长屈肌解剖示意图

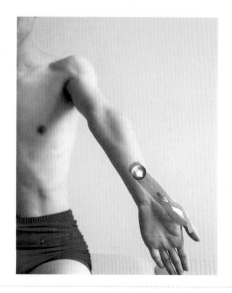

图1-76　拇长屈肌贴扎

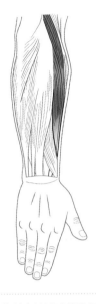

图 1-77　桡侧腕长（短）伸肌解剖示意图

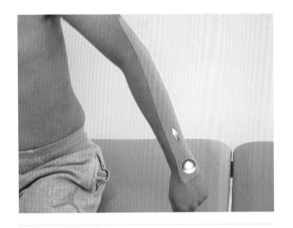

图 1-78　桡侧腕长（短）伸肌贴扎

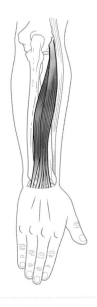

图 1-79　指总伸肌解剖示意图

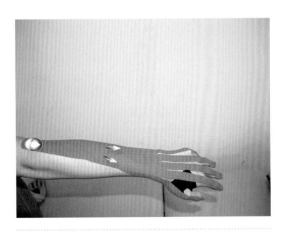

图 1-80　指总伸肌贴扎

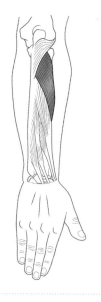

图1-81　旋后肌解剖示意图

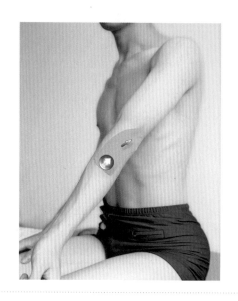

图1-82　旋后肌贴扎

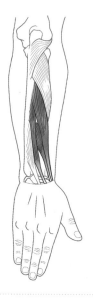

图1-83　拇长伸肌、拇短伸肌及拇长展肌解剖示意图

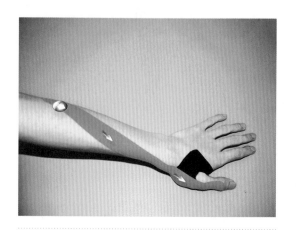

图1-84　拇长伸肌、拇短伸肌及拇长展肌贴扎

### （三）髋部及下肢肌肉贴扎

1. 髂腰肌　解剖起止点（图1-85）、功能及临床分析参见附录一。

（1）贴扎摆位：伸髋伴内旋。

（2）贴扎方法：将I形贴布的锚固定于大腿内侧，向脐旁延展（图1-86）。

2. 阔筋膜张肌　解剖起止点（图1-87）、功能及临床分析参见附录一。

（1）贴扎摆位：髋外旋伴伸髋。

（2）贴扎方法：将I形贴布的锚固定于胫骨外侧髁，经髂胫束向髂前上棘延展（图1-88）。阔筋膜张肌肌内贴扎常与髂胫束筋膜引导、筋膜矫正等合用，见下文。

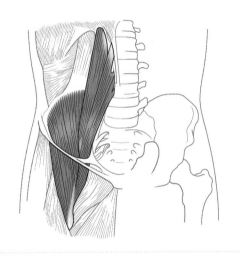

图1-85　髂腰肌解剖示意图

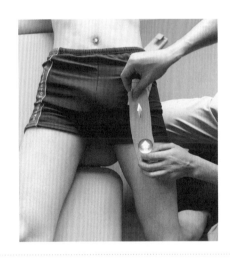

图1-86　髂腰肌贴扎

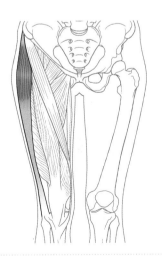

图1-87　阔筋膜张肌解剖示意图

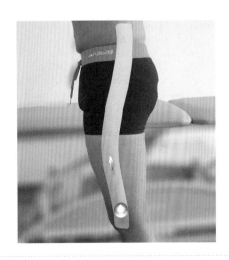

图1-88　阔筋膜张肌贴扎

3. **臀大肌** 解剖起止点(图1-89)、功能及临床分析参见附录一。

(1)贴扎摆位:屈髋关节,并内旋及内收。

(2)贴扎方法:将Y形贴布的锚固定于臀肌粗隆及髂胫束,向髂骨翼外侧、骶骨后侧延展(图1-90)。

4. **臀中肌、臀小肌** 解剖起止点(图1-91)、功能及临床分析参见附录一。

(1)贴扎摆位:前部(髋关节矢状面中线之前)贴扎时,髋关节后伸、外旋;后部贴扎时,髋关节前屈、内旋。

(2)贴扎方法:以促进下固定维持骨盆侧倾为例,将Y形贴布或数条I形贴布的锚固定于股骨大转子,向髂骨翼外面延展(图1-92)。臀小肌在深层被臀中肌覆盖,贴扎方法同上。

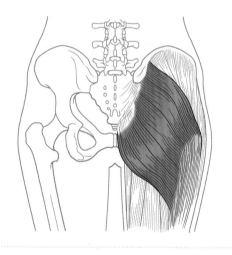

图1-89 臀大肌解剖示意图

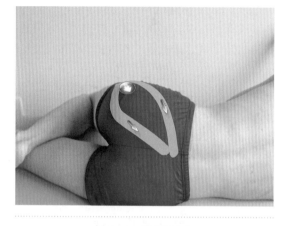

图1-90 臀大肌贴扎

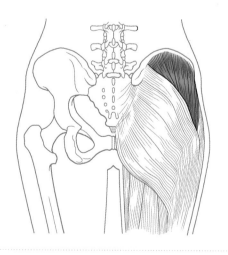

图1-91 臀中肌、臀小肌解剖示意图

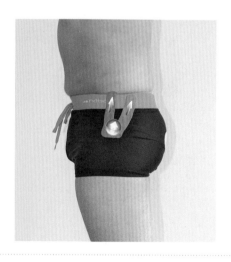

图1-92 臀中肌、臀小肌贴扎

5. 梨状肌 解剖起止点(图1-93)、功能及临床分析参见附录一。

(1)贴扎摆位:内收、内旋髋关节。

(2)贴扎方法:将Y形或I形贴布的锚固定于股骨大转子,向骶骨后面延展(图1-94)。粗略定位如下:髂后上棘与股骨大转子的连线为梨状肌上缘,从髂后上棘至尾骨尖作一连线,由此线中点向股骨大转子尖作一连线,为梨状肌下缘。上下缘中1/3部应为基底主要的贴扎覆盖处。

6. 收肌肌群(耻骨肌、长收肌、短收肌、大收肌) 解剖起止点(图1-95)、功能及临床分析参见附录一。

(1)贴扎摆位:髋关节外展、外旋。

(2)贴扎方法:将Y形或I形贴布的锚固定于股骨内侧髁,经大腿内侧,向耻骨区延展(图1-96)。

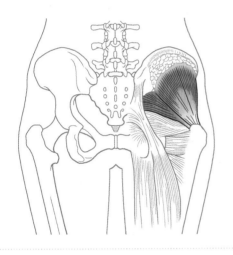

图1-93 梨状肌解剖示意图

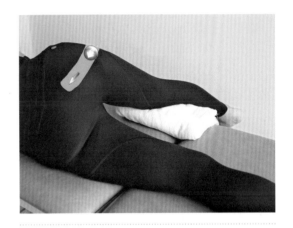

图1-94 梨状肌贴扎

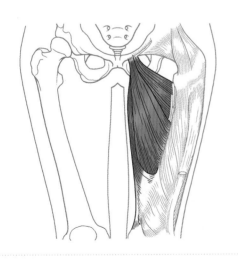

图1-95 收肌肌群解剖示意图

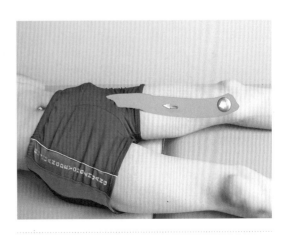

图1-96 收肌肌群贴扎

7. 缝匠肌　解剖起止点(图1-97)、功能及临床分析参见附录一。

(1)贴扎摆位：伸髋,内旋髋关节,膝关节伸直、旋外。

(2)贴扎方法：以促进近固定点收缩为例,将I形贴布的锚固定于髂前上棘,经大腿前内侧转向腹股沟下三角区,其外侧缘即为缝匠肌内侧,向鹅足区延展(图1-98)。

8. 股四头肌　解剖起止点(图1-99)、功能及临床分析参见附录一。

(1)贴扎摆位：屈膝。

(2)贴扎方法：以促进近固定点收缩为例,将Y形或多条I形贴布的锚固定于大腿中部肌腹隆起处,向髌骨延展,也可于内外侧覆盖髌骨止于胫骨粗隆(图1-100)。若针对股内侧肌单独加强,基底应覆盖髌骨内上角近端4指主要肌腹处。

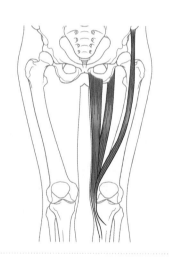

图1-97　缝匠肌解剖示意图

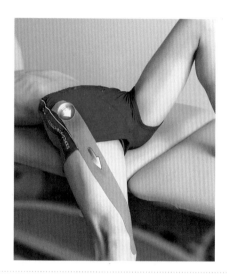

图1-98　缝匠肌贴扎

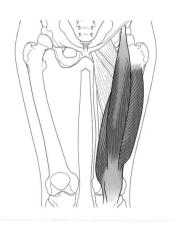

图1-99　股四头肌解剖示意图

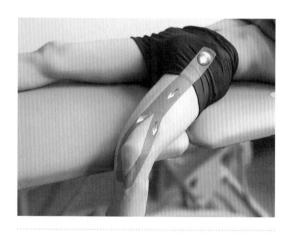

图1-100　股四头肌贴扎

9. 外侧腘绳肌（股二头肌） 解剖起止点（图1-101）、功能及临床分析参见附录一。

（1）贴扎摆位：伸膝伴内旋。

（2）贴扎方法：以促进近固定点收缩为例，将I形贴布的锚固定于坐骨结节，向腓骨小头延展（图1-102）。

10. 内侧腘绳肌（半腱肌及半膜肌） 解剖起止点（图1-103）、功能及临床分析参见附录一。

（1）贴扎摆位：伸膝伴外旋。

（2）贴扎方法：以促进近固定点收缩为例，将I形贴布的锚固定于坐骨结节，向胫骨上端内侧面（即鹅足区）或胫骨内侧髁的后面延展（图1-104）。

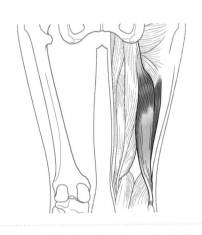

图1-101 外侧腘绳肌（股二头肌）解剖示意图

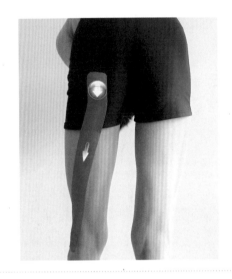

图1-102 外侧腘绳肌（股二头肌）贴扎

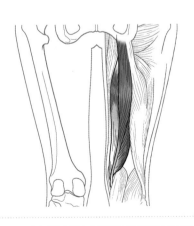

图1-103 内侧腘绳肌（半腱肌及半膜肌）解剖示意图

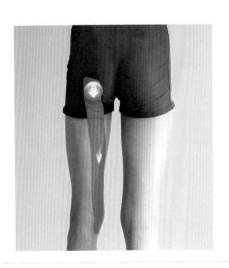

图1-104 内侧腘绳肌（半腱肌及半膜肌）贴扎

11. **胫骨前肌** 解剖起止点(图1-105)、功能及临床分析参见附录一。

（1）贴扎摆位：足跖屈伴外翻。

（2）贴扎方法：以促进足背屈为例，通常用I形贴布的锚固定于胫骨外上端1/2～2/3处，向足背延展（改良贴扎方法）（图1-106）。

12. **踇长伸肌** 解剖起止点(图1-107)、功能及临床分析参见附录一。

（1）贴扎摆位：屈踇伴足外翻。

（2）贴扎方法：以促进近固定点收缩为例，采用对半裁剪的I形贴布，将其锚固定于腓骨内侧面下2/3，向踇趾远节趾骨底延展（图1-108）。

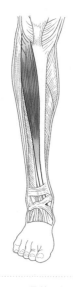

图 1-105　胫骨前肌解剖示意图

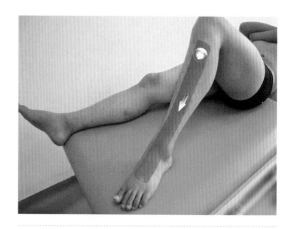

图 1-106　胫骨前肌贴扎

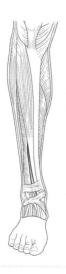

图 1-107　踇长伸肌解剖示意图

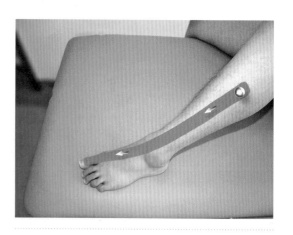

图 1-108　踇长伸肌贴扎

13. 趾长伸肌 解剖起止点（图1-109）、功能及临床分析参见附录一。

（1）贴扎摆位：屈趾伴足内翻。

（2）贴扎方法：以促进近固定点收缩为例，将爪形贴布的锚固定于腓骨前棘、胫骨上端，向第2～5趾延展（图1-110）。

14. 腓骨长短肌 解剖起止点（图1-111）、功能及临床分析参见附录一。

（1）贴扎摆位：足背屈伴内翻。

（2）贴扎方法：以促进足外翻为例，将I形贴布的锚固定于腓骨外侧面下1/3～2/3处，向第5跖骨粗隆延展（改良贴扎方法）（图1-112）。

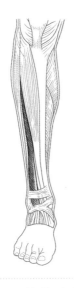

图1-109 趾长伸肌解剖示意图

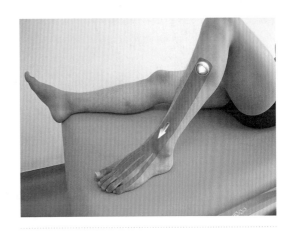

图1-110 趾长伸肌贴扎

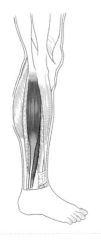

图1-111 腓骨长短肌解剖示意图

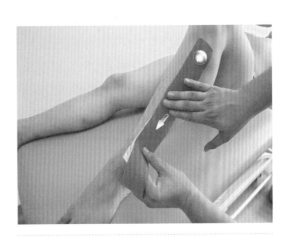

图1-112 腓骨长短肌贴扎

15. **小腿三头肌** 解剖起止点(图1-113)、功能及临床分析参见附录一。

(1)贴扎摆位:足背屈。

(2)贴扎方法:将I形贴布、Y形贴布或爪形(三爪)贴布的锚固定于跟骨底,沿小腿后侧肌腹向胫骨内、外侧髁延展(图1-114)。该贴扎方法常与肌腱(韧带)贴扎技术合用,具体方法见下文的"肌腱贴扎技术"。

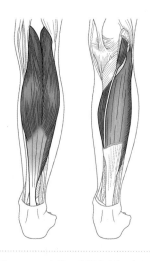

图1-113 小腿三头肌解剖示意图

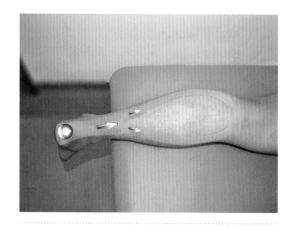

图1-114 小腿三头肌贴扎

# 三、韧带贴扎技术

韧带贴扎技术用于韧带损伤与超负荷劳损,相同的技术也可用于治疗疼痛点、扳机点(如下文的"空间贴扎技术")等。在前述的肌肉贴扎技术中,贴布的锚、尾无张力,以利稳定,而应用于韧带时,从中间撕离贴布的背亲纸,整体以极大乃至最大拉力贴于治疗区域,此时不存在锚的概念,同时关节处于伸展位并处于一定的张力状态,预留的两端为尾,不施加拉力将其贴上。

韧带、关节囊区存在着丰富的感受器,形成与关节和肌肉之间的功能联系,来自皮肤和皮下组织的传入神经可以提高深感觉(本体感觉)及其他感觉输入,因此韧带贴扎可以减轻疼痛、促进功能。肌内效贴的这些特性可通过刺激皮肤来影响身体的运动。

## (一)膝关节内侧副韧带

1. **解剖** 膝关节内侧副韧带又称胫侧副韧带,呈扇形,上、下两端附着于股骨内侧髁及胫骨内侧髁。该韧带分为浅、深两层,浅层由前部平行纤维及后部斜行纤维组成。平行纤维宽约1.5 cm,向后与半膜肌直头交织延伸为内侧副韧带浅层的斜行纤维。内侧膝关节囊走行于韧带浅层深面时增厚成为深层内侧副韧带,并与浅层之间形成滑囊以利活动,其中段还与内侧半月板相连(图1-115)。

2. 功能 完全伸膝时，内侧副韧带浅层的平行纤维、斜行纤维紧张，利于关节稳定。屈膝时，浅层的斜行韧带形成一松弛囊带，而平行纤维紧张，并在深层韧带表面向后推移盖过深层韧带，从而保持关节稳定。内侧副韧带的作用还控制胫骨在股骨上的外旋。当大腿或膝受到外侧冲击暴力时，内侧副韧带被拉长，或膝关节屈曲130°以上时小腿突然外展、外旋，或足及小腿固定时大腿突然内收、内旋，都可使内侧副韧带受损。韧带局部短缩可造成膝内翻（O形腿），但不是膝内翻的主要原因。

3. 贴扎摆位 膝关节呈屈曲位。

4. 贴扎方法 采用I形贴布，中间一大段为贴扎的起始端，以极大的拉力贴于韧带走行区。两尾端预留两指左右，不施加拉力，分别止于胫骨内侧髁及股骨内侧髁（图1-116）。

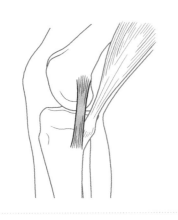

图1-115 膝关节内侧副韧带解剖示意图

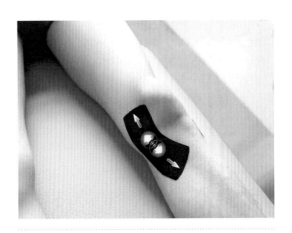

图1-116 膝关节内侧副韧带贴扎

### （二）膝关节外侧副韧带

1. 解剖 膝关节外侧副韧带又称腓侧副韧带，呈条索状，位于膝关节外侧后1/3，上、下两端分别附着于股骨外侧髁及腓骨小头（有长、短两头，长头起自股骨外侧髁，短头起自腓肠肌内籽状纤维软骨腓肠豆，同止于腓骨小头）。外侧副韧带没有和关节囊及外侧半月板相附着（图1-117）。

2. 功能 充分伸膝时外侧副韧带绷紧，屈膝时则有松弛的趋势。在膝关节伸屈活动中，伴随着胫骨旋转引起的外侧副韧带的松弛主要通过股二头肌环绕于其周围的腱纤维来保持张力的连续性，从而维持关节的稳定。外侧结构的稳定由外侧副韧带、股二头肌及髂胫束等共同维持。当膝关节内侧受到冲击暴力时，外侧副韧带被拉长，或膝关节弯曲时小腿突然内收、内旋，或大腿突然外展、外旋，都可发生外侧副韧带损伤。

3. 贴扎摆位 膝关节呈屈曲位。

4. 贴扎方法 采用I形贴布，中间一大段为贴扎的起始端，以极大的拉力贴于韧带走行区。两尾端预留两指左右，不施加拉力，分别止于腓骨小头及股骨内侧髁（图1-118）。

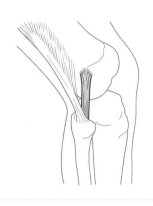

图1-117 膝关节外侧副韧带解剖示意图

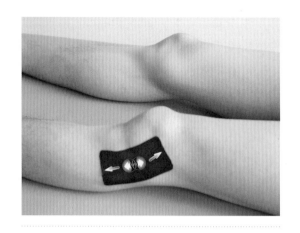

图1-118 膝关节外侧副韧带贴扎

### （三）髌韧带

1. **解剖** 起于髌骨,止于胫骨粗隆(图1-119)。

2. **功能** 为股四头肌肌腱延续部分,有延伸力臂、加强杠杆的作用。

3. **贴扎摆位** 膝关节呈最大屈曲位。

4. **贴扎方法** 采用I形贴布,中间一大段为贴扎的起始端,以极大的拉力贴于韧带走行区。两尾端预留两指左右,不施加拉力,分别止于胫骨粗隆及髌骨上缘(图1-120)。

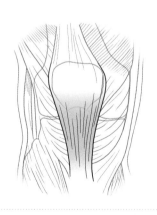

图1-119 髌韧带解剖示意图

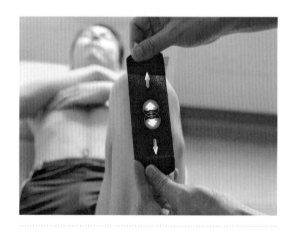

图1-120 髌韧带贴扎

### （四）踝关节外侧副韧带

1. **解剖** 可分为距腓前韧带、跟腓韧带、距腓后韧带,三条韧带均起自外踝,分别向前、向下和向后内止于距骨和跟骨(图1-121)。

2. **功能**　主要维持踝关节外侧的稳定。外侧副韧带是踝关节最薄弱的韧带。踝关节的内踝较外踝短，外侧副韧带较内侧薄弱，足内翻肌群较外翻肌群力量强，因此，当踝关节快速运动时，如果足部来不及协调位置，易造成内翻、内旋、跖屈位着地，使外侧副韧带遭受超过生理限度的强大张力，从而发生损伤。

3. **贴扎摆位**　踝关节呈中立位，自然放置。

4. **贴扎方法**　裁剪I形贴布成窄条状或Y形贴布，中间一大段为贴扎的起始端，以极大的拉力贴于韧带全长。预留尾部适度，不施加拉力贴上。

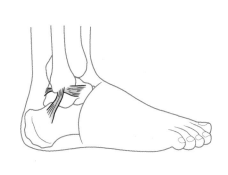

图1-121　踝关节外侧副韧带解剖示意图

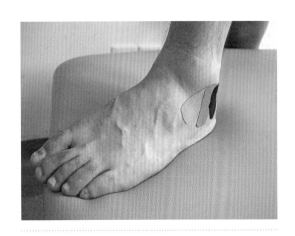

图1-122　踝关节外侧副韧带贴扎

## 四、肌腱贴扎技术

肌腱贴扎技术通常与肌肉贴扎技术联合应用，进行一体化贴扎。肌肉、肌腱的张力大小不一致，故目前有流派在肌肉贴扎跨过肌腱区时有专项技术应用。一般在整体贴扎时，先在肌肉非牵伸状态下将锚固定于肌肉附着点，然后拉伸肌肉，摆位后进行贴扎，当贴布贴至肌腱时，沿肌腱长轴方向用较大拉力或略小于最大的拉力（相对于自然最大拉伸范围约50%，也有流派用75%以上或最大的拉力）固定于肌腱区域。贴布移行至肌肉时，采用自然拉力继续延展，并将贴布的尾部无张力地固定于贴扎范围的末端（参见前文的"小腿三头肌贴扎"，图1-114）。

肌腱的功能与连接于骨骼之间的韧带不同，肌腱的一端附着于骨骼而另一端与肌肉筋膜相连，将肌肉因收缩和重力引起的应力传递至骨骼。肌腱的本体感觉受体器官为高尔基肌腱器，可反映肌肉紧张程度，提供关节保护与稳定性等。肌内效贴技术应用于肌腱时，可影响肌腱、筋膜及肌肉组织。与上述肌肉贴扎、韧带贴扎技术类似，肌腱贴扎技术对肌腱有力学支持的作用，同时可通过皮肤进行感觉输入及伴随筋膜朝向的锚的引导。

# 五、筋膜贴扎技术

广义的筋膜贴扎技术，包括横向、纵向及螺旋引导，同时结合或不结合震荡方法。而狭义的筋膜贴扎技术通常指所谓的"筋膜矫正"，其历史演变较复杂。有两类筋膜矫正方法，一类多横向于肌纤维方向，既往称之为维持（holding）贴扎，近似于力学矫正，仅针对筋膜而不覆盖骨关节、骨突等。但也有流派将力学矫正部分归并于筋膜矫正（欧洲K-taping学院）。另一类是现在成为主流的筋膜矫正技术，包括震荡或摆动（oscillating）贴扎。筋膜组织呈多方向、多维度，与其他组织互通，在人体运动学上有着非常重要的意义。相关的重点肌筋膜（链）解剖及临床分析可参见附录二相应内容。

## （一）横向引导

**贴扎方法**　采用Y形或I形贴布，多垂直于肌肉纵轴方向贴扎（图1-123）。贴扎的起始端在病变区域，基底及尾向正常筋膜区延展，并向起始端引导。可配合下述各类震荡方法使用：长短贴（long and short），锚贴于皮肤，一手持尾做长短交替不同拉力大小的引导，另一手辅助将贴布贴于皮肤；摇摆贴（side to side），锚贴于皮肤，一手持尾做两侧摇摆拉力引导，另一手辅助将贴布贴于皮肤。

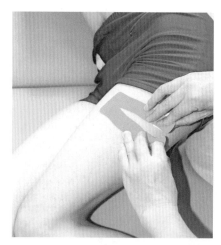

图1-123　横向引导

## （二）纵向引导

**贴扎方法**　采用I形或Y形贴布，多沿肌肉筋膜纵轴方向引导（图1-124），用于姿势动作矫正等。也可配合各类震荡方法使用，如长短贴、摇摆贴等。

## （三）螺旋引导

**贴扎方法**　采用I形贴布，沿肢体纵轴螺旋缠绕，或在冠状面螺旋缠绕，配合锚、尾走向，有向贴扎起始端旋转收缩的力矩（图1-125）。也可配合各类震荡方法使用，如长短贴、摇摆贴等。

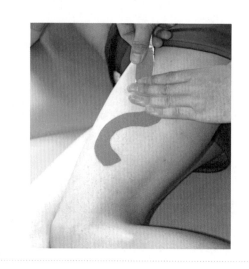

图1-124　纵向引导

### （四）其他：筋膜震荡

在上述筋膜贴扎过程中，组织一般不受牵拉，可给予总体10%～50%（指最大拉伸长度的相对比例）改变的间歇拉力，或向两侧摇摆，称之为震荡、摆动。其中，浅筋膜矫正，给予10%～25%摆动；深筋膜矫正，给予25%～50%摆动。为改善损伤位置的筋膜状况，通常引导正常组织筋膜向病变组织筋膜修复，即贴扎起始点覆盖痛点，向正常部位方向延展，并结合不同大小的拉力产生震荡。

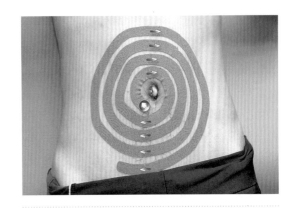

图1-125　螺旋引导

## 六、淋巴贴扎技术

淋巴贴扎技术又称"淋巴矫正""循环矫正"或"间隙矫正"等。多采用爪形贴布用自然拉力（或远端稍大拉力），在尽量牵拉皮肤摆位的情况下将锚固定于近端，尾向远端延展并贴扎，或者采用经裁剪的较小的窄带贴布（极小的I形贴布）全程螺旋缠绕贴扎。前者应用于区域淋巴引流，后者可在淋巴管道受损时应用。

淋巴器官是人体体液回流的运输系统。为防止淋巴反流，确保淋巴向中心回流，在淋巴运输系统内有瓣膜。两个瓣膜之间的管道被称为淋巴管，通过淋巴管的收缩，推动淋巴回流。具体淋巴解剖回流机制模式图及临床分析参见附录三"淋巴解剖及临床分析"。

淋巴贴扎技术可用于淋巴回流障碍及其他各类肿胀包括血肿等。贴扎时可提拉皮肤，使皮下间隙增大，改善淋巴器官，有利于组织间液的循环。还可通过贴布与身体运动的配合，使皮肤拉伸，改善肌肉与筋膜的流动性，防止粘连。

## 七、EDF/水母贴贴扎技术

表皮-真皮-筋膜（epidermis-dermis-fascia，EDF）贴扎技术，是与Kase相关的某些流派或肌内效贴认证机构总结演进的方法，常指一大类围绕某具体区域的减压贴扎方法。主要是结合自然拉力或无张力的特殊裁剪的爪形贴布贴扎及筋膜解绕或松解（unwind）引导贴扎，以起到对局部表皮、真皮及筋膜减压的目的。部分应用时贴布常呈特殊醒目的水母形状，故又称水母贴（EDF with jelly fish taping）。

与强调肌肉、关节稳定等其他贴扎技术的切入点不同，EDF贴扎更强调贴布的表层贴扎特性，主要治疗原理是通过浅表贴扎改善身体体液的流动性，并围绕肿痛区域大范围地减压引流。据目前可索引的临床报道，应用EDF贴扎技术在改善20例偏瘫患者上肢痉挛的手腕关节活动能力方面比单纯运动疗法要好（Michela Colombo 等，2015）。在另一项治疗下腰痛患者的临床试验中，水母贴贴扎比脊旁肌激活贴扎方法在疼痛、失能与生活质量方面改善得更明显（Thiago Vilela Lemos，2015）。当然，淋巴贴扎与筋膜贴扎等某类或某些综合应用方法与EDF贴扎仍有较多共通之处。

**贴扎方法**　使用10%（或5%）以下的拉力或无拉力，在目标区域采用多条特殊爪形覆盖（双向多爪，中间镂空），局部引流减压，并以一条I形贴布贴在外圈引导（图1-126）。

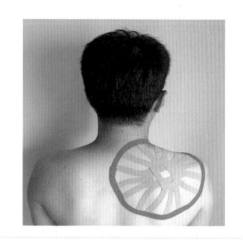

图1-126　EDF/水母贴贴扎

# 八、漂流贴扎技术

漂流贴扎（drift taping）因其花式走向，以至于视觉冲击力较强，故某些流派屡有应用。该贴扎技术的走位、力学特征相对复杂，可给予较复合的感觉输入。一般可用一条或多条爪形贴布交叉、间序叠扎覆盖治疗区域。也可用宽2.5 cm的I形贴布剪成2～4小条，将锚无张力固定后，采用自然拉力或接近上述筋膜纵向引导配合震荡等贴扎方法，将多个尾部呈波浪式地在贴扎区域进行数个交叉。漂流贴扎的治疗适应证接近爪形贴布的常规应用，如改善感觉输入、消除肿痛及缓解肌肉关节的各类不适等，通常覆盖神经感觉异常区域或肿痛区域。

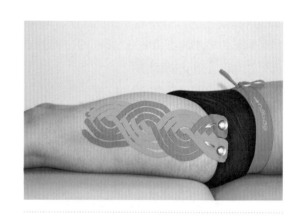

图1-127　股外侧皮神经炎漂流贴扎

图1-127是股外侧皮神经炎漂流贴扎技术的具体操作模式图，两条爪形贴布的锚固定于大腿外侧近端，各尾端渐次交叉呈波浪形走向，以自然拉力覆盖病变区域。其他漂流贴扎技术可参见疾病各论。

# 九、空间贴扎技术

空间贴扎技术的历史也屡有演变，其英文名lifting，仍有前述holding（维持）的概念，同时部分流派涵盖了灯笼形或O形等特殊贴扎技术的应用。早期的学说采用相对自身最大拉伸长度

25%～50%，甚至75%左右的拉力，现在多采用中等或稍大的拉力。另一个学说认为是韧带贴扎技术（韧带矫正）的演变，采用数条I形贴布形成类似米字形（或星形）贴布，中间部分覆盖痛点，整体采用最大拉力，头两条贴成直角，后两条取等角度交叉贴扎（图1-128）。受累腰椎、脊柱或肌肉激痛点的空间贴扎方法可参见下文的腰椎病部分。

　　空间贴扎还可通过灯笼形贴布来完成，其采用的力度相对略小，还可拓展成交叉网状（WEB形）贴布，起稳定及引流作用。

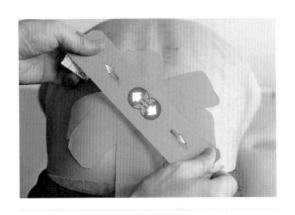

图1-128　空间贴扎技术

## 十、功能矫正贴扎技术

　　功能矫正贴扎技术在各类曲面关节中常用，取相应曲面关节的短缩位摆位（在需要辅助功能的相同方向尽量收缩），贴布的两端为锚，先行贴扎，中间段贴扎的拉力在关节向反方向伸展的活动过程中施加。一般采用相对自身最大拉伸长度50%～75%（也有部分流派拉至全范围）的拉力。例如，图1-129示促进踝背屈的功能矫正贴扎法。其他诸如斜方肌功能促进、膝关节屈曲功能矫正及腕背伸功能促进等均可采用此种贴扎技术。

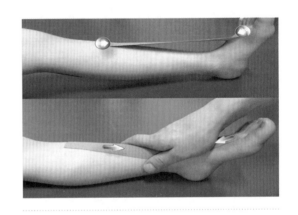

图1-129　踝背屈功能矫正贴扎

## 十一、力学矫正贴扎技术

　　在力学矫正贴扎技术的发展历史中，以往称之为回缩（recoiling），现称之为维持（holding），也有将筋膜纠正称为"维持"者［现仅用震荡或摆动（oscillating）一词］。力学矫正技术多用于矫正骨性结构的位置，以恢复力线，促进功能恢复，还可部分改变肌肉收缩的支点。一般关节固定于适中位置，不过多牵拉组织，多使用I形贴布、Y形贴布，先将锚和皮肤贴服后，给予贴布的基底或尾端施加较大的拉力（贴布自身材质最大范围的75%以内，也有拉到全范围者），贴于需矫正的结构上。有三种选择，即将I形贴布基底部、Y形贴布基底部或Y形贴布尾端覆盖需矫正的位置。从理论上讲，在Y形贴布尾端施加拉力为小刺激，在基底部施加拉力为中等刺激，在I形贴布基底部施加拉力为较强的

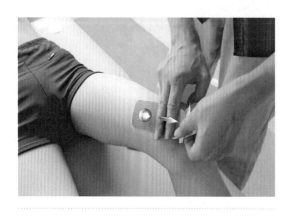

图 1-130　髌骨力学矫正贴扎一

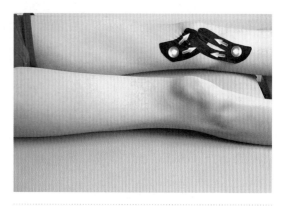

图 1-131　髌骨力学矫正贴扎二

力学矫正刺激。图1-130示I形贴布于股内侧肌区域贴扎，向髌骨内上缘延展，也可在鹅足区、膝内侧辅以Y形或I形贴布进行力学矫正，锚不施加拉力，尾向髌骨内侧缘延展（图1-131）。

## 十二、感觉输入贴扎技术

从理论上讲，任何贴扎技术都有一定的感觉输入，从增加复合动作、感觉引导及增加贴扎面来看，尤以爪形贴扎、螺旋贴扎等应用居多。另外，拉力对感觉输入的影响也应知晓。

目前针对感觉输入的机制、临床多因素实证等研究仍不充分，各流派有一些纷争，建议结合临床评估，合理取舍应用，最大限度地体现治疗理念。从一般的临床逻辑、经验及小范围的人体研究来看，自然拉力以提供轻触觉为主，也能部分影响本体感觉，而韧带贴扎等采用的最大拉力则可能对改善关节稳定性、本体感觉更有效。

（余　波　陈文华）

## | 第七节 |

# 肌内效贴技术的相对禁忌证

肌内效贴技术为无创外治疗法，故没有绝对禁忌证，可能的相对禁忌证包括：不能避开的开放性伤口；贴扎部位毛发过多，且未剔除者（可改变胶面性质，影响力学特征，撕除时伤及皮肤）；没有愈合的瘢痕；皮肤相应疾患者，如急性神经性皮炎或银屑病等；贴扎前已有张力性水疱发生趋势者；孕3月以内孕妇的骶部结缔组织区（生殖器区域）；对贴布材质过敏者。

另外，在使用之前，可询问患者是否正在使用抗凝剂或有无其他凝血功能障碍。肌内效贴拉起皮肤的作用可能会引起小出血点，若凝血功能障碍，可造成局部瘀斑或皮肤破损等。

部分肌内效贴材质可能有其他添加成分，也需要综合考虑，此时使用该技术的副作用、禁忌证均可参照普通膏药管理。

（陈文华）

## | 第八节 |
## 肌内效贴贴扎过程常见问题

### 一、贴扎时间

据报道肌内效贴单次贴扎时间最长可达5天，一般持续贴扎1～3天，由于贴扎过久贴布会产生形变、弹性下降，可导致作用减退。在夏季、大量出汗、对材料过敏或贴于暴露部位时，应适当缩短更换的周期。有时出于特殊需要，贴扎时间可更短，如在竞技运动中，临时可使用促进等贴法，在运动后随即更换成消肿、放松贴法。

### 二、洗澡与出汗对贴扎的影响

正规厂家的贴布均有较好的防水性，因而洗澡时，若水温不高、使用淋浴且时间较短，可用干毛巾、纸巾等吸干贴布表面的水分，对正常使用并不产生太大影响。但汗液属于内生水，加上温度上升，容易导致凝胶变性和脱胶，故大量出汗后应及时更换贴布。另外，不建议在使用贴布时泡澡或高温沐浴过久，也不建议用电吹风等过热机器烘烤。

### 三、贴布过敏性问题

贴布的过敏性与贴扎部位、方法、贴扎时间及贴布的凝胶种类有关。如果患者为过敏体质，建议贴扎层次不宜过密，单次贴扎以24小时或更短时间为宜，且使用低敏系列的贴布，移除贴布时尤其要小心，不要过快地暴力撕离。如果发生明显过敏现象，应暂停贴扎，待皮肤修复后再酌情使用。

## 四、毛发过多是否影响贴扎

原则上在毛发过密处贴扎时,应先剃除毛发,否则会影响贴布的附着,且会造成移除时不适。

## 五、贴布脱落的处理

若贴布尾端掀起,可将掀起部分剪掉,并将尾端裁剪成圆形,重新与皮肤贴合。若是贴布的锚(固定端)掀起,则贴布可能已失去了力学固定点,力学作用会被一定程度地削弱,需要重新贴扎。

## 六、影响贴扎疗效的一般因素

影响贴扎疗效的因素包括皮肤的状态、皮下脂肪的厚度、贴扎环境、贴扎后的活动等。贴扎前须做好皮肤清洁,若用酒精处理皮肤,建议等其挥发后再贴扎;避免锐物、出汗等影响到贴布的凝胶面;某些运动损伤患者贴扎后,若能保持适度的主、被动活动(非过度负重、爆发性活动),会因为贴布与软组织间有益的交互作用而提高贴扎疗效。

(陈文华)

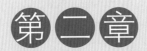

# 第二章

# 常见骨科疾患及运动损伤贴扎

## 第一节

## 颈 椎 病

### 【疾病概要】

颈椎病又称颈椎综合征（cervical syndrome），是指颈椎周围神经根、椎动脉、交感神经、脊髓等组织受到刺激或压迫而引起的临床综合征。根据其受累部位和临床表现多分为颈型、神经根型、脊髓型、椎动脉型及交感神经型。病因包括退行性病变、头颈部的急性及慢性损伤、颈椎先天性畸形及颈部姿势不良等。近年来我国颈椎病的发病率越来越高，有调查显示达7%～10%，且越来越低龄化。

颈椎病的治疗方法较多，以保守治疗为主，严重的需要手术治疗。保守治疗大致可以分为物理因子治疗、手法治疗、运动治疗、健康教育等几类。日常生活中的不良姿势是颈椎病患者发病和复发的主要因素。近年来比较重视颈椎生物力学与人体功效学的研究，试图从环境改造、习惯重塑、姿势纠正等角度降低颈椎病的发生概率，同时注重对患者职业、个人爱好及生活环境等方面进行评估和干预。

### 【临床评估】

#### （一）解剖与生物力学特征

颈椎连接头颅与胸椎，共有7节。$C_1$、$C_2$组成上颈椎，其余椎体组成下颈椎。上颈椎的寰枕关节可以产生15°～25°的屈伸运动，寰枢关节是车轴关节，可以完成旋转运动。下颈椎通过多节关节的配合完成屈伸运动，其最显著的生物力学特征是下颈椎并不能单独完成侧屈和旋转，这两种运动在下颈椎以共轭运动的形式出现，不可分离。在日常活动时，上颈椎和下颈椎经常会出现反方向运动,如弓背坐姿时,下颈椎屈曲,但由于视觉的矫正,上颈椎会出现后伸补偿。

颈长肌上斜束、头长肌、头前直肌、头外侧直肌等肌肉收缩引起上颈椎屈曲;头后小直肌、头后大直肌、头上斜肌、头下斜肌等肌肉收缩引起上颈椎后伸;颈长肌中束及下斜束、前斜角肌、胸锁乳突肌等肌肉收缩产生下颈椎屈曲;肩胛提肌、颈夹肌、上斜方肌、竖脊肌等肌肉收缩能产生下颈椎后伸。在深层肌肉如颈长肌的稳定下,双侧胸锁乳突肌的收缩可以使上颈椎后伸,下颈椎屈曲。颈交叉综合征患者会出现下颈椎伸肌及上颈椎屈肌的拉长和虚弱、下颈椎屈肌及上颈椎伸肌的短缩和紧张。

### (二)临床诊查方法

颈椎病患者的检查分为主观检查和客观检查,主观检查包括职业、生活习惯、既往病史及疼痛的评定。颈椎疼痛可以通过VAS评分来评估,还要重视疼痛出现的时间、性质与运动的关系等。客观检查包括视诊、触诊、关节活动度检查、肌力检查、神经系统检查等。一些敏感性、特异性已得到检验的特征性检查也可在临床中应用,概述如下。

1. **颈部挤压试验**　患者取坐位,检查者轻度侧屈及旋转患者颈部后从头顶施加压力。阳性体征为患者上肢疼痛、麻木及感觉异常加重(右侧敏感性0.28左右,左侧敏感性0.33左右,右侧特异性0.92左右,左侧特异性1.0左右)。

2. **臂丛牵拉试验**　患者取仰卧位,检查者下压患者肩胛骨,使肩外展,前臂旋后,肘、手腕及手指伸展,肩外旋,颈部向对侧和同侧侧弯(敏感性0.97左右,特异性0.22左右);或患者取卧位,检查者让患者肩关节外展30°并固定后,下压肩胛骨,使肩内旋,肘伸直,屈腕屈指,颈部向对侧和同侧侧弯(敏感性0.72左右,特异性0.33左右)。阳性体征同上。

3. **颈椎不稳试验(Sharp-Purser test)**　患者取坐位,颈椎半屈,检查者一手放在患者前额,另一手的示指放在半屈颈椎的棘突上,给患者前额部向后的推力,如果颈椎在冠状轴上滑动,则试验阳性(敏感性0.69左右,特异性0.96左右)。

4. **其他**　如椎动脉扭曲试验,用于判断是否为椎动脉型颈椎病,出现眩晕为阳性。Hoffman试验用于判断是否为脊髓型颈椎病等。

## 【贴扎方法】

### 颈部肌肉紧张

### (一)贴扎目的

减轻疼痛,改善局部循环,放松紧张肌肉。

### (二)贴扎策略

1. 贴扎方法一

➡ **第一步**　痛点提高贴扎:自然体位。X形贴布的中间为锚,不施加拉力将其固定于痛点,各尾以中度拉力向外延展贴上（图2-1）。

➥ **第二步　肌肉贴扎、筋膜引导：**① 放松半棘肌，为下颌内收、颈屈曲摆位。采用Y形贴布，锚固定于发际下方，两尾沿脊柱两侧以自然拉力分别延展至上胸椎两侧。② 放松斜方肌，为头颈向对侧侧屈摆位。采用Y形贴布，锚固定于肩峰，两尾以自然拉力分别延展于枕骨隆突下及后背部（图2-2）。

2. 贴扎方法二

➥ **第一步　肌肉贴扎：**见贴扎方法一。

➥ **第二步　空间贴扎：**自然体位。采用I

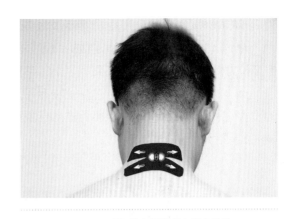

图2-1　颈部肌肉紧张痛点提高贴扎

形贴布，从中撕开，中间一段以较大拉力横向贴于疼痛明显处，各尾预留两指左右的长度，不施加拉力贴上。也可用多条I形贴布参照空间贴扎方法成十字形或米字形贴于患处（也有中间为锚不加拉力，两端以自然或中度拉力延展者）（图2-3）。

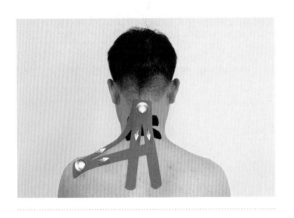

图2-2　颈部肌肉紧张痛点提高及肌肉贴扎

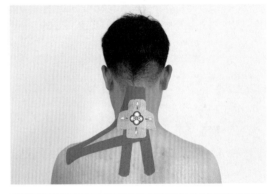

图2-3　颈部肌肉紧张空间贴扎

## 颈 部 失 稳

**（一）贴扎目的**

促进无力肌肉收缩，增强颈部支持。

**（二）贴扎策略**

1. 贴扎方法一

➥ **第一步　肌肉贴扎：**促进半棘肌收缩，采用Y形贴布，锚固定于$C_7$棘突下方，两尾以自然拉力沿颈椎两侧延展于颞骨乳突下（若毛发较多，可适度下移）（图2-4）。

➡ 第二步 筋膜引导、稳定贴扎：I形贴布的中间为锚，将其固定于需要稳定的椎体，两尾以中度拉力横向延展至椎体两侧，可辅以另一条I形贴布同法纵向延展至椎体上、下两端（图2-5）。

➡ 第三步 功能矫正（可选）：必要时可辅以斜方肌功能矫正贴法。患者处于同侧侧屈缩短的位置。采用I形贴布，贴布两端为锚，分别固定于肩峰、枕下，中间段可施加拉力，并在对侧反向侧屈的同时延展贴上。

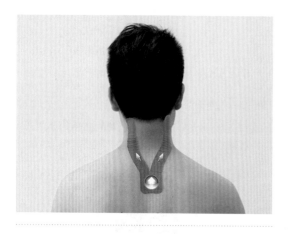

图2-4 颈部失稳肌肉贴扎

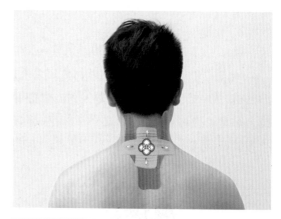

图2-5 颈部失稳筋膜引导、稳定贴扎

2. 贴扎方法二

➡ 第一步 肌肉贴扎与筋膜引导：同贴扎方法一。

➡ 第二步 空间贴扎：将I形贴布的中间一段以较大拉力横向贴于需稳定的椎体，各尾预留两指左右的长度，不施加拉力贴上，可辅以I形贴布纵向或45°斜形空间贴扎（米字形）。

## 急性颈椎关节周围炎（落枕）

### （一）贴扎目的

改善感觉输入，缓解疼痛，放松紧张肌肉。

### （二）贴扎策略

主要应用肌肉贴扎技术，放松胸锁乳突肌、斜角肌等肌肉。具体贴扎方法参见第一章肌肉贴扎技术中的描述及图1-15、图1-17。

（祁　奇　王雪强　陈文华）

# 第二节

# 腰 椎 病

## 【疾病概要】

腰椎病指腰椎间盘突出症、腰椎退行性病变（腰椎骨质增生）、腰部肌筋膜炎（腰肌劳损）及腰扭伤等各类疾患。排除内脏等器质性疾患后，属于中医诊断学范畴的"风寒湿性腰痛""瘀血性腰痛"及所谓的"肾虚性腰痛"等均可归类入此，其常为腰部肌肉、肌筋膜劳损或软组织外伤等病变。广义地讲，腰椎的各类感染、传染类疾病及肿瘤也属于腰椎病，但不在本节讨论范围。

若以症状学来命名腰椎病的话，"下腰痛"（下背痛）也为康复医学界所熟知，但关于下腰痛的分类有较多不统一的地方，如一些分类学将伴有其他临床表现的腰椎疾病如腰椎间盘突出症、椎管狭窄、腰椎滑脱排除在下腰痛之外，即"非特异性下腰痛"。下腰痛是骨科最常见的就医原因之一，35～55岁为疾病高发期，以下腰痛为主诉的发病率为15%～45%（发达国家腰痛为23%～84%），一生中有70%以上的成年人受过腰痛的困扰，24%～33%的患者有复发史。

针对腰痛主诉的患者，80%～90%以保守治疗为主，大致包括物理因子治疗、手法治疗、运动治疗及健康教育等。要注意对每位患者的职业、个人爱好、工作及生活环境等方面进行个体化评估和干预。核心稳定性训练，不良体态（姿势），错误动作模式纠正及生活、工作、休息方式健康宣教在针对腰痛的综合康复中显得极为重要。

腰痛或下腰痛等主诉有时仅是表象，治疗师常不太强调影像学检查或过分注重某些解剖位置的局部病理改变，因其特异性不高，文献分析显示32%的影像学检查发现有椎间盘变性、小关节增生等体征的受试者并无腰痛等症状。若采取针对患者整体稳定性、灵活性、特定活动方向与诊断性牵引的评估表现进行亚类（subgroup）分析，而不是简单的临床ICD分类，可能在康复治疗中更有针对性。在下腰痛的力学分类及治疗方面，整脊学流派有较多实践理论也可借鉴应用，如McKenzie（麦肯基）腰痛诊疗评估体系等。

## 【临床评估】

### （一）解剖与生物力学特征

腰椎力学稳定性由被动亚系统、主动亚系统及神经控制亚系统共同完成。主动亚系统包括相关核心肌肉及肌腱，80%以上的腰椎稳定性由其承担；被动亚系统包括椎体、关节及韧带等解剖结构；神经控制亚系统则可根据来自主动亚系统和被动亚系统的反馈信息，通过意识控制方式调控腰肌活动，从而实现腰椎稳定性。主、被动亚系统与神经亚控制系统相互协同活动，共同维系脊柱稳定性。

核心区域是机体承上启下的枢纽与桥梁。机体在进行正常躯干及肢体活动时,腰椎核心稳定肌会先于四肢肌肉提前收缩,共同维系姿势稳定,完成相应动作。核心肌肉(core muscles)包括竖脊肌、腹内外斜肌、腹直肌及腹横肌、膈肌、腰大肌、腰方肌、多裂肌及回旋肌等。广义的核心肌肉还包括盆底肌、梨状肌、臀大肌等肌肉及肩胛带部分稳定肌如前锯肌等。核心力量是肌肉的运动能力,常与力量、速度、灵活性等相关,多指腰腹部表面大肌群的能力,涉及的肌肉包括竖脊肌(或指胸段)、腹外斜肌、腹内斜肌(前部)及腹直肌等浅层肌肉、肌群。核心稳定性为运动姿势控制能力,需要通过改善运动协调能力、耐力及神经系统控制能力等来提高,涉及的肌肉包括多裂肌、腹横肌、膈肌、腰大肌、腰方肌及腹内斜肌(后部)等深层肌肉、肌群。既往表浅核心肌群也多被称为整体稳定肌群(global stabilizing muscles),深层核心肌群被称为局部稳定肌群(local stabilizing muscles)。

腰痛患者腰椎的多裂肌及腹横肌等多存在异常征象,如表现为腰椎多裂肌萎缩、激活水平及抗疲劳能力下降,腹横肌预激活(前馈)延迟、激活水平下降等异常。相应的腹横肌等收缩会增加腰背筋膜张力、腹内压,使得提高腰椎稳定性的能力减退。

### (二)临床诊查方法

下腰痛的McKenzie力学诊断评估包括病史、体格检查(姿势评估与神经学检查)、活动范围(屈伸、侧方滑动)及不同姿势下各方向运动试验四项基本内容。该诊断体系的重测一致性较高,当患者具有方向特异性(指特定方向运动后症状缓解)、向心化现象时,其重测kappa值为0.90左右。此外,与颈椎病检查方法类似,腰椎病的主、客观检查也应包括职业、生活习惯、既往病史及疼痛的评定。一些敏感性、特异性已得到检验的主要检查概述如下。

1. **直腿抬高试验(strait leg raise,SLR)** 患者仰卧,检查者扶住患者膝部使其伸直,握住踝部并缓慢抬高,直至患者产生下肢放射痛为止,此时下肢与床面的角度即直腿抬高角度。正常人80°左右,且无放射痛。若抬高不足70°,且伴有下肢后侧放射痛则为阳性。在此基础上可进行SLR加强试验,即检查者将患者下肢抬高到最大限度后,放下10°左右,在患者不注意时突然将足背屈(可伴屈颈),若引起下肢放射痛即为阳性(敏感性0.78~0.91,特异性0.10~0.57)。

2. **瘫坐(slump)试验** 患者坐位时进行屈颈、屈胸并伸膝动作,若出现神经根性症状则为阳性(敏感性0.74~0.90,特异性0.73~0.90)。

3. **梨状肌紧张试验(FAIR test)** 患者侧卧,患肢在上,检查者使患肢保持屈曲、内收、内旋位,若坐骨神经在梨状肌的出口处出现疼痛则试验为阳性(敏感性0.88左右,特异性0.83左右)。

4. **其他** 如Faber "4"字试验(左侧敏感性0.54左右,特异性0.62左右;右侧敏感性0.66左右,特异性0.51左右)、骨盆分离试验(敏感性0.23左右,特异性0.81左右)等排除骨盆、骶髂关节之类的病变。

## 【贴扎方法】

腰部肌肉劳损

### （一）贴扎目的
放松腰部损伤肌肉，增加感觉输入，减轻疼痛，促进核心肌肉稳定。

### （二）贴扎策略
**1. 贴扎方法一**

➡ 第一步　肌肉贴扎、感觉输入贴扎：腰方肌引导及改善感觉输入，采用Y形贴布，锚固定于髂嵴，腰呈前屈摆位，贴布内侧一条以自然拉力延展至$T_{12}$旁；然后，身体向对侧侧屈旋转，另一条贴布以自然拉力延展至肋下。可根据情况选择单侧或双侧贴扎。参见图1-47。

　　小贴士：此处所谓的肌肉贴扎技术的放松贴法，可能主要针对腰背肌下固定时长期的离心收缩损伤，故锚、尾贴扎的方向与传统方向有所不同，并且要注意防止皱褶产生。一般而言，对于背部深层肌肉减张、放松的应用，经验是将锚固定于下部（下固定点），向上延展（上固定点）贴扎。此方法作为参考。

➡ 第二步　空间贴扎：自然体位。采用I形贴布，从中间撕开，中间一段以较大拉力横向贴于腰部疼痛明显处，各尾延展两指左右的长度，不施加拉力贴上。也可用多条I形贴布参照空间贴扎方法呈米字形贴于患处。参见图1-128（唯贴扎痛点的位置不同）。

**2. 贴扎方法二**

➡ 第一步　肌肉贴扎、感觉输入贴扎：竖脊肌引导及改善感觉输入，采用一条或数条Y形贴布（或I形贴布，或三爪贴布），锚固定于骶部，腰呈前屈摆位，向颈项部延展。参见图1-45。

➡ 第二步　空间贴扎：同贴扎方法一。

**3. 贴扎方法三**

➡ 第一步　痛点提高贴扎或空间贴扎：采用X形贴布，中间为锚，固定于痛点，各端以自然拉力或中度拉力延展。也可用一条或数条I形贴布行空间贴扎。

➡ 第二步　肌肉贴扎、筋膜引导、姿势矫正：① 腰部屈曲，采用两条Y形贴布，锚固定于骶骨，尾向肩胛区（或头颈区）延展。② 双手抱胸，颈部屈曲，呈弓背坐姿，并伴上身转向同侧，采用两条I形贴布，锚固定于一侧髂嵴，以自然拉力或中度拉力跨中线沿对侧背阔肌向肩胛下延展；另一条贴布以同法贴上，与前条贴布交叉（图2-6）。

　　另外，根据临床诊查、损伤动作分析，结合动作引导的需要，可进行个体化肌肉、筋膜贴扎，如腹内、外斜肌引导，下斜方肌引导等，此时锚固定于目标肌肉的下固定点，为促进引导，尾向上固定点延展；锚固定于肌肉的上固定点，为伸展引导，尾向下固定点延展。

各类针对腰痛的贴扎方法均可辅以肌肉贴扎，以促进腹横肌及稳定核心肌群。可采用Y形贴布，锚固定于$L_{3\sim4}$横突，上方沿肋弓下缘延展至脐，下方贴布从髂嵴高度延展至腹白线；另一条I形贴布的锚固定在Y形贴布上方，延展至脐。对侧以相同方法贴扎。可参见第一章中腹横肌贴扎（图1-41）。

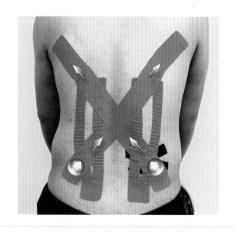

图2-6 下腰痛肌肉贴扎、筋膜引导

## 腰椎间盘突出症伴坐骨神经痛

### （一）贴扎目的

支持腰部软组织，促进局部血液循环，改善感觉输入。

### （二）贴扎策略

1. 贴扎方法一

➡ 第一步 空间贴扎：采用米字形贴，各条I形贴布均从中间撕开，中间一段以较大的拉力横向贴于病变腰椎棘间（图2-7）。

➡ 第二步 感觉输入贴扎：采用I形贴布以自然拉力，锚固定于足底，尾沿小腿后、腘窝、大腿后的坐骨神经走行延展至腰椎（图2-8）。

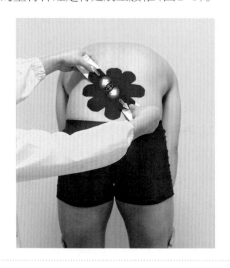

图2-7 腰椎间盘突出症空间贴扎

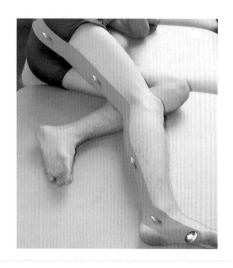

图2-8 坐骨神经痛感觉输入贴扎

2.贴扎方法二

➡ **第一步**　筋膜引导、腰椎支持贴扎：腰前屈摆位。采用三条I形贴布，一条贴布的锚固定于L₁棘突，尾以自然拉力向下延展至骶椎上方；另两条分别贴于脊柱两侧，锚固定于第12肋位置，尾以自然拉力向下延展至髂骨边缘（图2-9）。

➡ **第二步**　空间贴扎：采用两条或多条I形贴布，对中间一大段施加较大拉力横向贴于腰椎上、下段。也可以中间为锚，不施加拉力，两端以中度拉力横向延展（图2-10）。

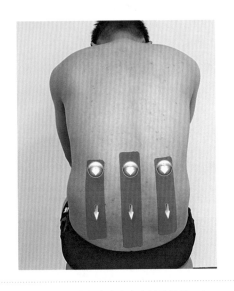

图2-9　腰椎间盘突出症支持贴扎第一步

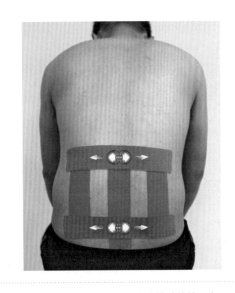

图2-10　腰椎间盘突出症支持贴扎第二步

可辅以感觉输入贴扎，同贴扎方法一。

3.其他贴扎方法　可选择疼痛区域淋巴贴扎、EDF/水母贴贴扎及漂流贴扎等。

### 梨状肌综合征

**（一）贴扎目的**

放松紧张肌肉，改善局部循环。

**（二）贴扎策略**

1.贴扎方法一　淋巴贴扎：采用两条或多条爪形贴布（或灯笼形贴布），以自然拉力，锚固定于近端，尾向远端延展（图2-11）。

**小贴士**：本贴扎也适用于臀肌其他肿痛疾患，如臀肌注射后肿块、血肿等。

2. **贴扎方法二** 肌肉贴扎：髋内收内旋摆位。采用Y形贴布，锚固定于股骨大转子，以自然拉力，向骶骨后面延展。可参见第一章中梨状肌贴扎（图1-94）。

3. **其他贴扎方法** 可选择梨状肌投影区域EDF/水母贴贴扎、漂流贴扎及筋膜矫正贴扎等。

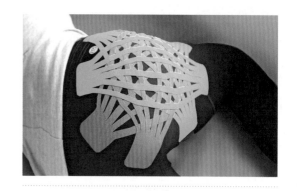

图2-11 梨状肌综合征淋巴贴扎

## 上、下交叉综合征

### （一）贴扎目的
改善局部疼痛等不适，进行姿势矫正、姿势教育。

### （二）贴扎策略
1. **贴扎方法一**

➡ **第一步** 肌肉贴扎：包括胸锁乳突肌、前斜角肌、肩胛提肌、三角肌及胸大肌的放松贴扎，腹直肌及菱形肌等肌肉的激活、促进贴扎。另根据个体化分析可对斜方肌（各部）、半棘肌等进行放松或促进贴扎。贴扎的具体方式参见第一章相应的肌肉贴扎技术，以及图1-15、图1-25、图1-31、图1-35。常双侧对称贴扎。

➡ **第二步** 空间贴扎、姿势矫正：双手抱胸、颈部屈曲，呈弓背坐姿。采用两条I形贴布，一条贴布的中间以较大拉力整体固定于两侧肩胛冈连线的中点处，两尾以自然拉

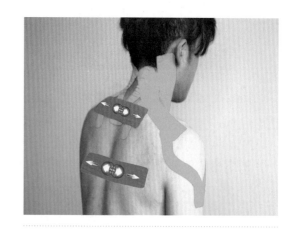

图2-12 上、下交叉综合征贴扎方法一

力分别向两侧肩胛冈延展；另一条贴布的中间以较大拉力整体固定于两侧肩胛下角连线的中点处，两尾延展至肩胛下角。上述贴布也可以中间为锚，不施加拉力，两尾以中度拉力向各侧延展。也有部分操作者采用I形贴布，以中间为锚固定于肩胛冈连线、肩胛下角中点处，两端以自然或中度拉力横向延展贴上（图2-12）。

2. **贴扎方法二**

➡ **第一步** 空间贴扎、姿势矫正：参见贴扎方法一（第二步）。

→ 第二步　筋膜引导、姿势矫正：双手抱胸、颈部屈曲，呈弓背坐姿，并伴上身转向同侧。采用两条I形贴布，将一条贴布的锚固定于一侧髂嵴，以自然拉力或中度拉力跨中线，沿对侧背阔肌向肩胛下延展；另一条贴布用同法贴上与前条贴布交叉（图2-6）。

　　**小贴士**：上、下交叉综合征多伴发，故本节并述。另外，对所谓的"颈交叉综合征"与"上交叉综合征"的临床见解多有不一致的地方，应先行个体化肌动学、姿势学评估及工作生活场景问诊等再行相应贴扎。参见附录一、附录四。

（余　波　王雪强　陈文华）

| 第三节 |

# 狭窄性腱鞘炎

## 【疾病概要】

　　狭窄性腱鞘炎是极其常见的过用性疾病。发生在拇短伸肌和拇长展肌腱鞘者称为桡骨茎突狭窄性腱鞘炎，即DeQuervain病（俗称"妈妈手""洗衣妇手""手机手"等），发生在拇指或手指的指屈肌腱称为扳机指或弹响指，均为腱纤维鞘的起始滑动部因反复机械性摩擦引起的慢性无菌性炎症改变。理论上肱二头肌长头肌腱等其他腱鞘炎也可归类于此，请参见下文其他章节。

　　狭窄性腱鞘炎表现为局部肿胀、疼痛，甚至弹响，以及相关肌肉、关节功能受限等，有时晨起症状常较重，活动后可减轻。

　　除健康教育外，保守疗法包括超短波、超声波、冲击波等理疗及局部激素封闭、针灸、小针刀等。特别值得指出的是，局部封闭虽然操作简单，短期疗效确切，但临床也有因封闭时进针位置不准确而引起患指坏死、迷走神经性晕厥等，而且反复激素注射，可产生局部软组织特性改变及全身相关的不良反应。软组织贴扎技术可单独或配合冲击波等治疗，能加强患者的依从性，有良好的临床效果。

## 【临床评估】

### （一）解剖与生物力学特征

　　狭窄性腱鞘炎的形成与其部位的解剖结构有密切关系。易发生狭窄性腱鞘炎的部位常有一定的骨性突起，某种程度上限制肌腱活动，起到保护肌腱在"骨–纤维"隧道内滑动的作用。但这些骨性突起增加肌腱与骨的"摩擦"，造成肌腱、腱鞘、骨组织的充血水肿，形成局部狭窄。桡骨茎突处有拇长展肌腱和拇短伸肌腱的骨性通道（骨切迹），当腕关节尺偏时，桡骨茎突明显挤压肌腱，尤其在桡骨茎突肥大的患者更为明显。拇指两粒籽骨没有骨膜覆盖，缺少骨膜的保护，拇长屈肌腱更易发生损伤性炎症。

### （二）临床诊查方法

狭窄性腱鞘炎的诊疗相对简单，主要结合症状、体征及病史等。需排除外伤、感染等其他疾患，后者常有典型的红、肿、热、痛与异物损伤史。

以桡骨茎突狭窄性腱鞘炎为例，常用的特征性检查包括Eichhoff试验与Finkelstein试验，两者通常都为腕关节被动尺偏，经常被混淆。

1. **Eichhoff试验**　让患者患侧的拇指内收屈曲，其余四指握拇指于掌心，并将腕关节尺偏，桡骨茎突处产生剧烈疼痛为试验阳性，即握拇尺偏。

2. **Finkelstein试验**　检查者握患者拇指于中立位（也有检测者采取手腕过度屈曲伴拇外展位），然后迅速将腕关节尺偏，桡骨茎突处出现剧烈疼痛即为阳性。后者有更高的灵敏性（0.99）和稍改进的特异性（0.29）。

## 【贴扎方法】

### （一）贴扎目的

减轻疼痛，放松肌肉。

### （二）贴扎策略

1. **贴扎方法一**

➡ **第一步**　痛点提高：舒适摆位。采用X形贴布，以中间为锚固定于腕关节桡骨茎突，将各尾以自然拉力或中度拉力垂直于腕关节贴上。

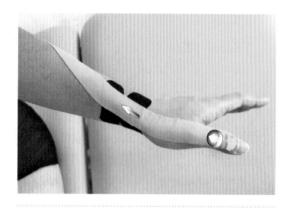

图2-13　狭窄性腱鞘炎贴扎

➡ **第二步**　肌肉贴扎：贴扎区域皮肤在牵伸状态下摆位。将I形贴布纵向剪开，取一半宽度（约2.5 cm），将锚固定于拇指远节，尾沿拇长展肌和拇短伸肌走向延展至桡、尺骨之间近肘关节处（图2-13）。可参见第一章中拇长伸肌、拇短伸肌及拇长展肌贴扎[图1-84（锚尾相反）]。

2. **贴扎方法二**

➡ **第一步**　肌肉贴扎：同贴扎方法一。

➡ **第二步**　空间贴扎：自然体位，采用I形贴布从中间撕开，中间一段以较大拉力横向贴于桡骨茎突处，各尾预留两指左右长度，不施加拉力贴上。

3. **其他贴扎方法** 可选择狭窄压迫区域淋巴贴扎、EDF减压贴扎及筋膜矫正贴扎等。

> **小贴士**：各类狭窄性腱鞘炎，如拇长屈肌狭窄性腱鞘炎贴扎，均可如法治疗，采用相应痛点提高贴扎、肌肉贴扎（锚固定于受累肌肉止点处，尾向其起点处延展，可参见第一章肌肉贴扎技术）及空间贴扎等。

（余 波 张 雯）

# |第四节|
# 手 指 挫 伤

## 【疾病概要】

手指是日常活动最多的部位，手指挫伤较常见，多为球类运动或意外碰撞，使手指受到撞击，或间接外力造成过度背伸、掌屈和扭转，导致掌指关节或指间关节受伤。主要表现为受伤后手指剧痛、握力锐减、关节周围肿胀、手部活动受限等。

手指相应撞击伤按程度可分为3种，包括软组织挫伤、骨折及肌腱断裂。本节主要对前者进行贴扎，而手指骨折及肌腱断裂需骨科、运动医学科等相应专科修复后再行理疗或贴扎。

防止手指挫伤应注意在进行球类运动时做好热身运动，传接球时注意集中注意力，保持正确的姿势，或带上合适护具。手指挫伤后，仍遵循"PRICE"或"POLICE"原则，包括保护（protection）、休息（rest）、冰敷（ice）、加压包扎（compression）、抬高（elevation）、适当负重（optimal loading）等，各类物理因子治疗也有较好的效果。指间关节副韧带损伤的肿痛可能不明显，但可有指间关节脱位，此时虽经休息与治疗复位，仍较不稳定，易造成复位不良或再次脱位，形成长期慢性肿痛。贴扎对于急慢性期肿痛、指间关节不稳定均有效，既有固定作用，又不影响关节合理范围的活动。但若经保守处理3～4星期仍不见好转，应去正规医疗机构进一步诊治。

## 【临床评估】

手指挫伤尤以指间关节及掌指关节之侧副韧带等软组织纤维的损伤最常见。由于手指的皮下缺乏结缔组织，关节较表浅，较易受伤。其诊断相对简单，如结合症状、体征及病史等。若怀疑骨折、肌腱断裂等，可行相应的影像学检查确诊。

## 【贴扎方法】

### （一）贴扎目的

局部保护支撑，合理负荷，改善肿痛。

### （二）贴扎策略

➦ 第一步 韧带贴扎：自然摆位。用两条I形贴布（按1/4原贴布宽度裁剪，约1.25 cm左右），贴布中间用最大张力贴于手指关节内外侧的侧副韧带处。还可在内外侧继续贴扎两条I形贴布（1.25 cm宽），中间采用最大拉力，各呈45°固定于关节囊外侧。对所有贴布预留的尾端均采用自然拉力（图2-14）。

➦ 第二步 肌肉贴扎：可根据缓解疼痛的动作方向，予以相应引导贴扎。图2-15示指伸肌的引导贴法，屈指到能忍受的最大范围，将一条I形贴布（裁剪成2.5 cm宽）的锚固定于前臂远端1/3处，尾向示指末端延展。

（余 波 陈文华）

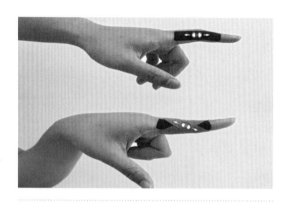

图2-14 手指挫伤韧带贴扎

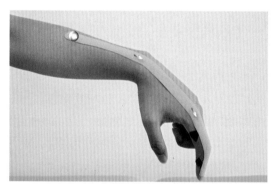

图2-15 手指挫伤肌肉贴扎

# 第五节

# 肱骨外上髁炎（网球肘）

## 【疾病概要】

肱骨外上髁炎，即网球肘，是附着在肱骨外上髁区域的腕伸肌总腱，由于劳损或受过度外力而导致的损伤。主要表现为相应区域疼痛，并在手腕及手指背伸肌受力时（伸腕、前臂旋后等）疼痛加重。网球肘的发病率较高。所有经常进行伸腕、提重物等工作或活动者，包括网球运动员、木工等均是好发人群，例如，网球运动员的发生率约为40%，40岁以上中老年人群的发病率可增加2～4倍。一般男性发病率高于女性。

大部分网球肘患者通过治疗均可获得较好的恢复。常用的治疗方式包括药物治疗、常规理疗、局部按摩/手法治疗、局部注射治疗及小针刀治疗等。对于反复发作的难治性网球肘，若患者无手术意愿，常可行冲击波治疗。

网球肘的基本病变过程是损伤、炎症和功能及结构修复的过程。了解损伤、功能的修复是认识网球肘发生和寻求有效治疗方案的一个途径。网球肘（或同类损伤）的发生与结构性功能（肌腱的功能）、肌肉功能（收缩与放松）、运动控制功能及支持功能（循环、代谢等）有关。在损伤早期，局部损伤和炎症反应明显，可通过改善其局部循环和代谢功能来缓解疼痛、促进修复，如采用低强度超声波、冰敷等方式，同时还需减少局部的张力，如适当制动及各类贴扎等方式；中后期，组织愈合逐渐完成，但组织可能出现粘连、滑动障碍及瘢痕组织力学功能降低等问题，需促进组织功能愈合，如选用力量训练、稳定训练、手法治疗及贴扎等方式。

## 【临床评估】

### （一）解剖与生物力学特征

肱骨外侧髁区域为腕伸肌附着处，包括桡侧腕长伸肌、桡侧腕短伸肌、指总伸肌、小指固有伸肌、尺侧腕伸肌、旋后肌及肱桡肌等。这些肌肉的主要功能是使指和腕背伸、桡偏和前臂旋后。值得注意的是，桡侧腕长伸肌及肱桡肌的起点在肱骨外上髁的近端上方（肱骨外上髁嵴），而非肱骨外上髁。

### （二）临床诊查方法

检查时注意排除肘关节（肱桡关节）本身问题，部分肘关节外侧疼痛可能是由于肘关节（如侧副韧带损伤、关节僵硬等）问题引起的。

常用的特征性检查方式为伸肌腱牵拉试验（Mill's征）：嘱患者伸肘，握拳，屈腕，前臂旋前，发生肘外侧疼痛为阳性；或患者取前臂旋前位，做对抗外力的旋后运动，发生肘外侧疼痛为阳性（敏感性0.53，特异性1.0）。

## 【贴扎方法】

### 急 性 损 伤

### （一）贴扎目的

减轻患者局部疼痛，消除肿胀，放松伸腕肌。

### （二）贴扎策略

1. **贴扎方法一**

➡ **第一步** 空间贴扎：自然体位或腕关节略屈曲位。采用I形贴布，在中间用较大拉力横向贴扎于肱骨外上髁局部疼痛部位，两尾不施加拉力（图2-16）。也可采用X形贴布进行痛点提高贴扎。

➡ **第二步** 肌肉贴扎：腕关节屈曲摆位。采用I形或Y形贴布，将锚固定于腕关节远端，尾向肱骨外上髁延展（图2-17）。

2. **其他贴扎方法** 可选择外上髁区域EDF减压贴扎、淋巴贴扎及筋膜贴扎等。

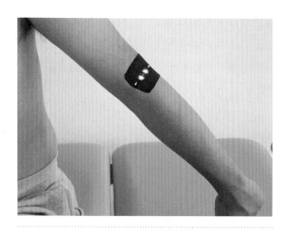

图2-16 网球肘急性损伤空间贴扎

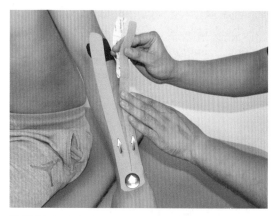

图2-17 网球肘急性损伤肌肉贴扎

## 慢 性 损 伤

### （一）贴扎目的

网球肘在慢性期主要表现出肌肉和肌腱功能不足、局部粘连或筋膜增厚等问题，因此此期网球肘的贴扎目的包括改善感觉输入、促进组织松解、增强运动功能，并减少运动损伤。

### （二）贴扎策略

1. **贴扎方法一** 筋膜矫正或漂流贴扎：有多种贴扎方法可供选择。如采用爪形贴布或裁剪为约宽1 cm的贴布等。将锚固定于肱骨外上髁近端，腕关节置于掌屈摆位，以波浪形贴扎，向腕部延展。或贴扎过程中予以筋膜震荡贴法（图2-18）。

2. **贴扎方法二** 功能矫正：采用I形贴布，贴扎时将腕关节背屈，贴布的两端为锚，分别固定于手背掌指关节处和前臂。然后将腕关节掌屈，将中间部分贴扎，贴扎中可施加拉力

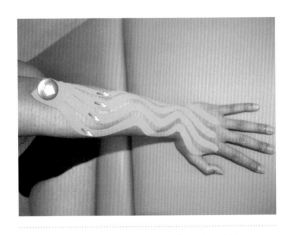

图2-18　网球肘慢性损伤筋膜矫正贴扎

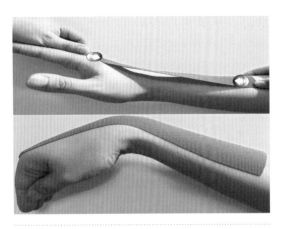

图2-19　网球肘慢性损伤功能矫正贴扎

（图2-19）。

　　**小贴士**：贴扎是传统物理治疗的延续。针对循环、疼痛、粘连等功能问题，可以进行相应贴扎方法的选择和组合。

（杨　霖　祁奇）

# ┃第六节┃

# 肱骨内上髁炎（高尔夫球肘）

## 【疾病概要】

　　肱骨内上髁炎，即高尔夫球肘，是在进行高尔夫球运动或投掷运动过程中，屈腕肌肌腱承受过度负荷而导致的一种损伤。损伤部位多局限于肱骨内上髁屈腕肌总腱附着点区域，表现为患者用力抓握或提举物体时感到肘部内侧疼痛，在用力握拳及前臂做旋前等动作（如绞毛巾、扫地等）时疼痛加重。常见的损伤人群包括高尔夫球员、投掷类（如垒球、标枪等）运动员或经常进行类似运动者。

　　部分肱骨内上髁炎患者可能在1～2星期内自然恢复，有学者主张将该病归类为自限性疾病，但一般认为其类似于肱骨外上髁炎，为反复牵拉后累积性损伤所致，属典型的过劳性损伤。治疗仍需考虑对患者进行工作、休息方式的教育。推荐给治疗师的是能够采取具有以功能为核心的思维模式治疗（参照上节"疾病概要"），可能更有助于物理治疗方法的选择和肌内效贴的合理运用。

## 【临床评估】

### （一）解剖与生物力学特征

肱骨内上髁为旋前圆肌、桡侧腕屈肌、尺侧腕屈肌、指浅屈肌及掌长肌等肌肉的共同起点。这些肌肉的主要功能是屈腕、前臂旋前和屈指。当腕关节呈背伸、前臂半旋前位时，受到肘的外翻伤力，使紧张的屈腕肌群突然被动过牵，造成前臂屈肌总腱在肱骨内上髁附着处损伤；或经常用力做屈腕、屈指或前臂旋前主动收缩动作时，肱骨内上髁肌腱附着处长期受牵拉而发生疲劳性损伤。急性损伤常见于前者，慢性损伤多见于后者。

### （二）临床诊查方法

详细的临床问诊、体格检查常可帮助确诊。患者多有腕屈肌过度使用的病史。临床检查时可发现肱骨内上髁处有压痛点，在进行屈腕抗阻或腕关节尺偏抗阻的时候疼痛可明显加重。

## 【贴扎方法】

### 急 性 损 伤

#### （一）贴扎目的

减轻患者局部疼痛，消除肿胀，放松屈腕肌群。

#### （二）贴扎策略

1. 贴扎方法一

➡ 第一步　空间贴扎：腕背伸摆位。采用I形贴布或X形贴布，中间一段施加较大拉力横向固定于疼痛局部，尾端无拉力延展（图2-20）。也可选用X形贴布，采用痛点提高贴扎方法。

➡ 第二步　肌肉贴扎：腕背伸摆位。采用I形贴布或Y形贴布，将锚固定于腕关节腹侧远端，尾向肱骨内上髁延展（图2-21）。

2. 贴扎方法二

➡ 第一步　淋巴贴扎：手腕背伸摆位。采用爪形贴布，或裁剪成1/5至1/4宽的贴布，将锚固定于肱骨外上髁近端，尾向腕部延展。

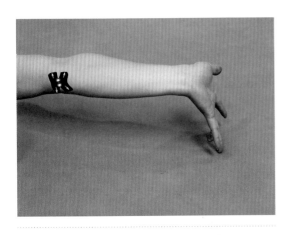

图2-20　高尔夫球肘急性期空间贴扎

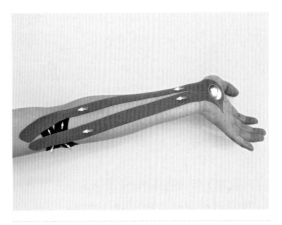

图2-21　高尔夫球肘急性期肌肉贴扎

◆ **第二步**　空间贴扎：方法同上。最终效果见图2-22。临床操作者一般不常在淋巴贴扎的基础上同时进行肌肉放松贴扎。

3. **其他贴扎方法**　可行EDF减压贴扎及筋膜贴扎等。

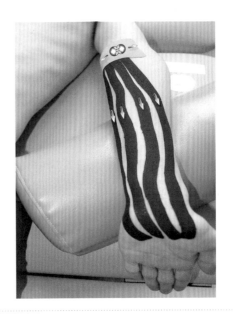

图2-22　高尔夫球肘急性期淋巴及空间贴扎

## 慢 性 损 伤

**（一）贴扎目的**

改善感觉输入，促进组织松解，改善功能，并减少运动损伤。

**（二）贴扎策略**

肌肉贴扎：① 为减少慢性期运动过程中腕屈肌功能不足及负荷过大导致的损伤，可采用肌肉强化贴扎，如采用I形或Y形贴布，将患者置于手腕背伸摆位，锚固定于肱骨内上髁近端，尾向远端贴扎。② 为了旋前圆肌肌肉促进，可将锚固定于肱骨内上髁，尾沿旋前圆肌的体表投影延展至桡骨中上段，可参见第一章中旋前圆肌贴扎（图1-66）及附录一。

（杨　霖　周　钰）

# 第七节

# 肩 袖 损 伤

## 【疾病概要】

肩袖又称为旋转袖,由覆盖于肩关节前、上、后方的肩胛下肌、冈上肌、冈下肌、小圆肌等的肌纤维、肌腱组织与肩关节囊混合组成。

中老年人的肩袖损伤以优势侧慢性损伤多见,如果为青年人,则绝大多数伴有严重外伤史。由于肩袖受肩峰保护,直接暴力很少造成肩袖破裂。间接暴力引起的肩袖损伤多随年龄增长发生,或因冈上肌承受的牵拉力最大,较易撕裂所致,占肩袖损伤的50% ~ 70%。表现为肩关节疼痛、活动不利。

肩袖损伤的病因有血运学说、退变学说、撞击学说及创伤学说四种主要论点。肩关节撞击征(impingement syndrome of the shoulder)概念首先由Neer于1972年提出,他认为肩袖损伤的撞击部位大多发生在肩峰前1/3处和肩锁关节下面喙肩穹下方。Neer依据肩关节撞击征发生的解剖部位而将其分为冈上肌腱出口撞击征(outlet impingement syndrome)和非出口部撞击征(non-outlet impingement syndrome)。Neer认为95%的肩袖断裂是由肩关节撞击征引起,但一些临床研究表明,存在肩峰下解剖异常的病例并非都会发生肩袖断裂,而肩袖撕裂病例中也有相当一部分与肩峰下受撞击无关,而是单纯由于损伤或肌腱退化所致。创伤作为肩袖损伤的重要病因已被广泛接受。劳动作业损伤、运动损伤及交通事故都是肩袖损伤的常见原因。

对肩袖部分撕裂患者,可行理疗、肩关节功能锻炼等,若保守治疗3 ~ 4个月仍不能恢复肩关节的外展基本活动时,则需考虑手术治疗。

## 【临床评估】

### （一）解剖与生物力学特征

肩袖肌肉运动可使肩关节旋内、旋外和上举,更重要的是,肩袖能维持肱骨头在肩胛盂的动态稳定。同髋关节相比,肩关节活动度更大,但内在稳定性低。肩袖的存在为肩关节提供了良好的内在稳定性和精确的空间位置控制能力。Inman在1944年提出了并由Burkhart在1993年进一步完善的力偶平衡理论。力偶平衡包括:① 在冠状面上的平衡:位于肩关节旋转中心下方的肩袖肌肉,包括肩胛下肌下部、冈下肌下部和小圆肌全部,所产生的力矩能够与三角肌产生的力矩平衡,使合力的方向指向关节盂的中心,抵抗三角肌收缩产生的向上的牵引力,从而维持了肩关节在上举过程中的稳定。② 在轴面上的平衡:位于前方的肩胛下肌与位于后方的冈下肌和小圆肌的力矩平衡。也即所产生的合力方向指向关节盂的中心,使肩关节能够在活动范围内的任意空间位置保持稳定。

冈上肌肌腱在肩峰与大结节之间通过,肱二头肌长头肌腱位于冈上肌深面,越过肱骨头上方,止于顶部或肩盂上粗隆。肩关节运动时,这两根肌腱在喙肩穹下往复移动。肩峰及肩峰下结构的退变或发育异常,或者因动力原因引起的盂肱关节不稳定,均可导致冈上肌肌腱、肱二头肌长头肌腱及肩峰下肌腱的撞击性损伤。早期为滑囊病变,中晚期可出现肌腱的退化和断裂。

### (二)临床诊查方法

肩袖损伤的常规检查包括肌力、活动度及 VAS 评分等。其他的特征性检查概述如下。

1. **撞击试验** 疼痛弧(painful arc)为在冠状面肩关节外展 $60° \sim 100°$ 过程中出现的肩关节部位的疼痛(敏感性 0.33 左右,特异性 0.81 左右);Neer 撞击试验为肩关节在内旋位时,在矢状面前屈肩关节过顶,若出现疼痛为阳性(敏感性 $0.75 \sim 0.89$,特异性 $0.31 \sim 0.51$);Hawkins 撞击试验为肩关节屈曲 90°,同时肘关节屈曲 90°,在此位置内、外旋肩关节,若出现肩关节部位疼痛为阳性(敏感性 $0.83 \sim 0.92$,特异性 $0.25 \sim 0.56$)。

2. **冈上肌试验** 以 Jobe 试验(empty can test,空罐试验)为代表。试验时,让受试者的拇指向下(肩关节内旋),肘伸直,上肢在肩胛平面抗阻上举,若与对侧相比力量减弱或疼痛提示冈上肌肌腱病变或撕裂(敏感性 $0.63 \sim 0.89$,特异性 $0.50 \sim 0.68$)。

3. **肩胛下肌试验** 包括抬离试验(lift-off test)和压腹试验(belly press test)。前者让患者的肩关节内旋,手背置于背后抗阻上抬,后者让患者抗阻压腹部,若与对侧相比力量减弱或疼痛提示肩胛下肌病变。

在基层医院,部分肩袖损伤常被误诊为肩周炎(冻结肩)。肩袖损伤和肩周炎患者都可能存在肩关节活动受限,但通常前者的被动活动范围大于主动活动范围,而后者的主、被动活动范围大致相同。

## 【贴扎方法】

### (一)贴扎目的

减轻疼痛,放松冈上肌,稳定肩关节及改善局部循环。

### (二)贴扎策略

1. **贴扎方法一**

➾ 第一步 X 形贴布痛点贴扎或空间贴扎:自然摆位。X 形贴布的中间为锚,将其固定于痛点,各尾以中度拉力延展。也可采取空间贴扎方式贴于痛点。

➾ 第二步 肌肉贴扎:采用 I 形贴布,将锚固定于肱骨大结节上部,尾沿冈上肌延展,止于肩胛骨冈上窝(图 2-23)。

### 2. 贴扎方法二

➡ 第一步　肌肉贴扎：同贴扎方法一。

➡ 第二步　空间贴扎：可用两条灯笼形贴布，一条贴布的中部（剪裁成4条）以中度拉力沿上臂纵轴固定包覆盂肱关节，两端不加拉力分别固定于锁骨中段和三角肌粗隆下方；另一条贴布的方向与第一条贴布的方向垂直，中部（剪裁成两条）以中度拉力包覆肩峰周围，两端不加拉力分别固定于胸、背部（图2-24）。也可采取一条I形贴布，中间以较大拉力横向固定于肩峰，两端分别向胸背部延展，或同向另加一条贴布促进稳定。

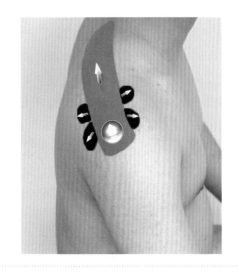

图2-23　肩袖损伤贴扎方法一

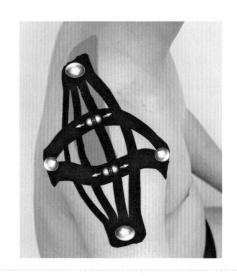

图2-24　肩袖损伤贴扎方法二

（曹贤畅　周　珏）

| 第八节 |

# 肩关节周围炎

## 【疾病概要】

肩关节周围炎简称"肩周炎"，是肩关节周围肌肉、肌腱、滑囊和关节囊等软组织的慢性无菌性炎症。炎症导致关节内、外粘连，从而影响肩关节活动。其病变特点是"广泛"，即"疼痛广泛""功能受限广泛"及"压痛广泛"。本病好发于50岁左右的人，故又称"五十肩"。患病以后，肩关节不能运动，仿佛被冻结或凝固，故也称"冻结肩"。其病理变化以肩关节囊及其周围韧带、肌腱和滑囊的无菌性炎症为主。肱二头肌长头肌腱炎或腱鞘炎在临床多发,严重者若不及时治疗,也可发展为肩周炎,故本节除介绍肩周炎的贴扎方法以外,另附肱二头肌长头肌腱炎的贴扎方法。

Depalma于1983年将肩周炎的病理过程分为3期:凝结期(此期病变主要位于肩关节囊。肩关节造影检查示关节囊紧缩,关节囊下皱褶互相粘连而消失,肱二头肌长头肌腱与腱鞘间有薄的粘连);冻结期(除关节囊严重挛缩外,关节周围软组织均受累,退行性变加剧,滑膜充血、组织缺乏弹性)及解冻期(经7～12个月后炎症逐渐消退,疼痛消失,肩关节活动功能逐渐恢复)。Depalma在1例15年前患双侧冻结肩而自愈的病例中发现,两侧肱二头肌长头肌腱在肱骨结节间沟均获得新的骨附着点,而肌腱在关节囊内部分均已消失。他认为肱二头肌长头肌腱鞘炎是引起此例冻结肩的主要原因,一旦长头肌腱黏附于结节间沟获得新的骨附着点,致肌腱关节囊内部分发生病理性撕裂,则肩关节功能改善,冻结肩趋向好转。也有人发现长时间侧卧抱肩,喙突和肱骨头挤压关节囊,使其出现肿胀或坏死,也是冻结肩的病因。

肩周炎的病因常不明确,有自愈倾向,但患者若不配合治疗和功能锻炼,即使自愈也可能遗留不同程度的功能障碍。

## 【临床评估】

### (一)解剖与生物力学特征

肩关节周围有较多集中的肌应力点,如喙突为肱二头肌短头、喙肱肌、胸小肌的附着点,肱骨大结节为冈上肌、冈下肌和小圆肌的附着点,易受强外力作用发生撕裂或因累积性疲劳损伤而变性,最终导致无菌性炎症。另外,若肩喙肱韧带挛缩限制肱骨头外旋,伴冈上肌、冈下肌、肩胛下肌挛缩,肱二头肌长头腱鞘炎等,可使肩关节活动明显受限。

### (二)临床诊查方法

肩痛昼轻夜重为本病的一大特点,若因受寒而致痛者,则对气候变化特别敏感。肩关节向各方向的活动均可受限,以外展、上举、内旋及外旋更为明显。随着病情进展,由于长期废用引起关节囊及肩周软组织粘连,肌力逐渐下降,加上喙肱韧带固定于缩短的内旋位等因素,使肩关节各个方向的主动和被动活动均受限,特别是梳头、穿衣、洗脸、叉腰等动作均难以完成,严重时肘关节功能也可受影响,屈肘时手不能摸到同侧肩部,尤其在手臂后伸时不能完成屈肘动作。另可参见肩袖损伤的诊查方法,并与之鉴别。

## 【贴扎方法】

### (一)贴扎目的

缓解疼痛,改善局部循环,改善感觉输入,促进活动。

### （二）贴扎策略

➡ 第一步 淋巴贴扎：采用两条爪形贴布，将锚分别固定于锁骨下窝及肩胛冈，多爪向三角肌粗隆处延展。贴前条爪形贴布时，可取水平外展摆位，贴后条时可取水平内收摆位。

➡ 第二步 肌肉贴扎：采用Y形贴布，将锚固定于三角肌粗隆处，尾沿前、后肌腹延展，分别止于锁骨及肩胛冈处。前侧部贴扎时取肩关节向后伸展摆位，后、外侧贴扎时可置于肩关节水平内收摆位（图2-25）。

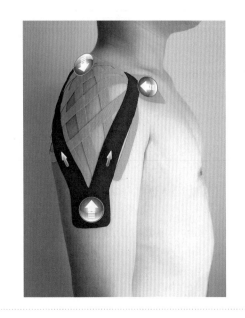

图2-25 肩关节周围炎贴扎

## 附：肱二头肌长头肌腱炎

### （一）贴扎目的

缓解疼痛，放松肌肉，帮助肩部活动。

### （二）贴扎策略

#### 1. 贴扎方法一

➡ 第一步 肌肉贴扎：伸肘摆位。采用Y形贴布，将锚固定于桡骨粗隆，尾沿肱二头肌长头、短头延展，分别止于喙突及肩峰。

➡ 第二步 空间贴扎：采用I形贴布，中间一段以较大拉力横向固定于结节间沟，两尾以自然拉力延展（图2-26）。

#### 2. 贴扎方法二

➡ 第一步 痛点提高贴扎：采用X形贴布，将锚固定于肩关节疼痛点，各尾以中度拉力延展。

➡ 第二步 肌肉贴扎：同贴扎方法一。

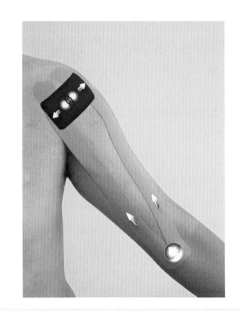

图2-26 肱二头肌长头肌腱炎贴扎

（余 波 曹贤畅）

# | 第九节 |
# 髂胫束摩擦综合征

## 【疾病概要】

髂胫束摩擦综合征（iliotibial band friction syndrome，ITBS或ITBFS），又称跑步者膝，是膝关节外侧疼痛的主要原因之一，常出现于登山、自行车和长跑运动员或运动爱好者，影响近22%的长跑运动员及15%的自行车手。其确切原因仍没有定论，最普遍的解释是，紧张的髂胫束在膝关节屈伸时过度摩擦股骨外上髁导致症状产生。其他理论包括髂胫束与股骨外上髁之间的压迫综合征或滑囊炎等。

影响ITBS发生、发展的主要因素包括：不正确的跑步姿势，尤其是在下坡跑时肌肉离心收缩张力过大；训练量过大，造成局部损伤、炎症；髋外展肌群肌力不足，导致髂胫束代偿性紧张，在迈步时被过度拉伸等。ITBS的恢复周期较长，保守治疗应遵循急性期PRICE或POLICE等原则，其他如理疗、按摩牵伸、肌力训练及注意跑步场地、鞋具选择（如控制斜坡跑时间、避免鞋具外侧磨损较大）等。

弹响髋的命名较混乱，对病因诊断及治疗方法缺乏一致意见。主要指髋关节某种运动时发生髋及下肢运动受限，出现声响或局部疼痛。可分为3型：内侧型、外侧型和关节内型。内侧弹响髋是由髂腰肌滑过髂耻隆突造成的；外侧型最常见，以髂胫束或臀大肌肌腱滑过股骨大转子时出现弹响为特征，也可导致大转子滑囊炎，多归属于大转子疼痛综合征（greater trochanteric pain syndrome，GTPS）；关节内型会有更多的咔嗒声，包括盂唇撕裂、游离体和骨软骨损伤等。对弹响髋首选保守治疗，除非关节内型弹响髋有明确病变，需关节镜手术治疗。保守治疗主要包括休息、避免诱发症状的活动、牵伸相应的肌肉、筋膜等。

## 【临床评估】

### （一）解剖与生物力学特征

髂胫束在大腿、小腿外侧连接，可分散人体重力，减轻膝关节负担。步态周期初始，膝关节在屈曲30°左右时，髂胫束刚好摩擦过股骨外上髁，是整个步态过程中最不适的一个点。故多数ITBS患者通常在刚迈步时出现疼痛，或跑上坡路、下坡路和减速时疼痛更明显。

部分体型瘦弱的弹响髋患者在股骨大转子可触到或见到一条粗而紧张的纤维前后滑过，有弹跳现象。患者经常用髋关节脱位来描述自己的主观感受，该特征被Thomas Byrd称为"假性半脱位"。

### （二）临床诊查方法

部分髂胫束摩擦综合征与邻近其他结构如外侧副韧带、半月板、股二头肌肌腱、腘肌肌腱等损伤的临床表现相似，可通过相应专科体格检查、影像学检查鉴别。

ITBS及GTPS均可借助Trendelenburg征判断臀中肌无力情况及借助Ober试验判断髂胫束挛缩情况。

1. Trendelenburg征检查　即单足站立试验。在正常情况下，单足站立时，同侧骨盆稳定，对侧骨盆抬起，以保持身体平衡。如果患侧臀外展肌群松弛，对侧骨盆反而下降，为单足站立试验阳性（敏感性0.73左右，特异性0.77左右）。

2. Ober试验　患者取健侧卧位，髋、膝关节充分屈曲，患膝屈曲90°（也有膝伸直检查者），并使髋关节完全伸直位内收大腿。正常时膝部可触到床面，如果不能内收或内收时引起腰椎左侧凸即为阳性。Ober试验敏感性不高。也有检测者结合Noble按压方法（Noble compression），在患膝屈曲90°时被动伸、屈膝并按压股骨外上髁，引起疼痛者为阳性，可一定程度地提高敏感性。

## 【贴扎方法】

### （一）贴扎目的

缓解疼痛，引导筋膜，促进外展肌群，减压。

### （二）贴扎策略

1. 贴扎方法一　筋膜横向引导、震荡：自然摆位。采用两条Y形贴布，不施加拉力将锚固定于受损一侧，将贴布的基底横跨肌纤维，有节奏地往健康筋膜方向，间或以轻度—中度—轻度—中度拉力拉伸贴上，尾预留两指左右的长度，不施加拉力贴上（图2-27）。

2. 贴扎方法二　筋膜纵向引导、震荡：将I形贴布的锚固定于胫骨外侧髁，沿髂胫束方向纵向引导，另两条Y形贴布的两尾呈U形横向于大腿纵轴贴扎，均可配合震荡与摆动（图2-28）。

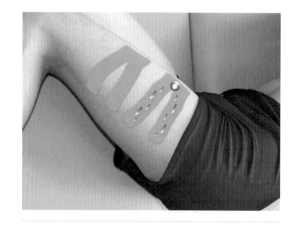

图2-27　髂胫束综合征筋膜横向引导

3. 贴扎方法三　肌肉贴扎：髋外展肌群促进贴扎时，采用I形贴布，将锚固定于髂嵴，以自然拉力经大腿外侧向腓骨小头处延展。接近阔筋膜张肌贴扎的贴法(图1-88)(但锚尾方向相反)。也可辅以股四头肌促进贴扎,参见图1-100。

4. 其他贴扎方法 可在相应区域使用空间贴扎、X形痛点提高贴扎、漂流贴扎及EDF减压贴扎等。

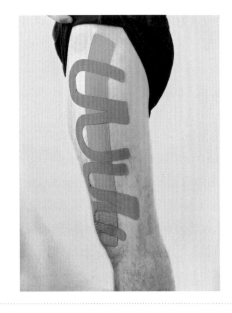

图2-28 髂胫束综合征筋膜纵向引导

### 附:弹响髋

#### (一)贴扎目的
缓解疼痛,引导筋膜,促进局部稳定。

#### (二)贴扎策略
空间贴扎:贴扎原则同一般空间贴扎技术。在弹响处采用I形贴布,中间一大段以最大拉力固定于大转子区域,尾不施加拉力向两端延展。或采用数条I形贴布呈米字形进行空间贴扎。

其他如筋膜贴扎方法可参见上述贴扎方法一、方法二。

(周 钰 马 明)

# |第十节|
# 膝骨关节炎

## 【疾病概要】

膝骨关节炎(knee OA, KOA)是以膝关节软骨退行性病变和关节周围骨质增生为病理改变的临床综合征。主要临床表现为关节弹响、疼痛、肿胀、僵硬及功能活动受限,终末期可致患者关节畸形,甚至丧失行走能力。KOA与年龄、性别、身体质量指数、膝关节负荷强度有关。在我国的中老年人群中较常见,女性患者多于男性。据不完全统计,我国50岁以上的人群中,有50%的X线摄片中可见KOA,其中30%～50%有相关临床表现。膝骨关节炎有原发、继发之分,后者多有明确病因，常继发于膝关节脱位、骨折、半月板损伤、膝内外翻畸形、膝关节慢性炎症、内分泌及代谢性疾病等。

目前KOA的治疗方法虽多，但以缓解症状、增强活动能力为主。保守治疗方法包括理疗、运动疗法及力线矫正、针灸、中医外治、健康教育及药物对症治疗等，晚期可行手术修复、人工关节置换等。由于其病因及发病机制尚不明确，对本病的治疗仍有很大的局限性。目前临床上没有任何一种方法能高质量修复关节软骨损伤并达到理想的远期疗效，组织工程化软骨和基因治疗的出现为KOA的治疗带来了新的希望，但仍处于基础研究阶段。

2013年美国骨科医师协会（AAOS）颁布了第二版膝骨关节炎循证医学指南。在指南中强烈推荐症状性膝骨关节炎患者参与自我健康管理项目，包括：① 力量训练、低强度有氧运动、神经肌肉训练和参与与国家指南一致的体力活动。② 身体质量指数超过25者，建议减肥。③ 物理疗法（包括电刺激疗法）证据不确定，以遵循患者意愿为主。④ 推荐口服或局部使用非甾体抗炎药或曲马多。⑤ 不建议使用黏弹性补充疗法（visco-supplementation）（如透明质酸钠）及使用氨基葡萄糖和软骨素。⑥ 不建议使用关节镜下灌洗和（或）清理术。⑦ 有限证据推荐症状性膝内侧骨关节炎患者，可实施胫骨近端外翻截骨术等。

## 【临床评估】

### （一）解剖与生物力学特征

膝关节的动作发生在股骨髁与胫骨髁之间的矢状面。当胫骨在股骨髁上屈曲时，胫骨向后方滑动。当膝关节屈曲开始时，胫骨在股骨上向内旋。如在行走时，胫骨是被固定的，而股骨的外旋就会提供膝关节屈曲动作。当膝关节伸直时，胫骨在股骨髁上向前滑动。在动作的终点，胫骨在股骨上外旋。如胫骨被固定，股骨就会在胫骨髁上向内旋。在闭链运动中膝关节与髋、踝关节一起，在蹲、走、跑等活动中支持身体的重量；在开链运动中则提供下肢的活动度。

膝骨关节炎可造成膝关节周围肌肉萎缩和肌力下降，进而影响膝关节的稳定性。长时间的关节源性肌肉抑制，将出现炎症、疼痛、本体感觉传入减少等问题。有研究显示，膝骨关节炎有明显的伸肌肌力减弱。

### （二）临床诊查方法

包括局部压痛、肿胀、稳定性检查及关节活动度、肌力检查等。特殊检查方法包括浮髌试验。正常膝关节内有液体约5 ml，当关节积液达到或超过50 ml或呈中等积液时，浮髌试验可阳性。检查时，受试者取仰卧位，膝关节伸直，放松股四头肌，检查者一手挤压髌上囊，使关节液积聚于髌骨后方，另一手示指轻压髌骨，如果有浮动感觉，松压则髌骨又浮起，为试验阳性（敏感性0.50左右，特异性0.64左右）。

主要膝关节软组织损伤的鉴别诊查方法见下一节。

## 【贴扎方法】

### （一）贴扎目的

减轻患者膝关节局部疼痛，消除肿胀，促进关节周围肌肉平衡。

### （二）贴扎策略

#### 1. 贴扎方法一

➡ **第一步　淋巴贴扎**：患者膝关节屈曲到最大位置摆位。采用两条爪形贴布，将锚分别固定于大腿前面（股骨内、外侧髁上方），以自然拉力向下延展，整个包覆膝关节（图2-29）。

➡ **第二步　肌肉贴扎**：患者取仰卧位，膝关节屈曲，采用Y形贴布，将锚固定于股直肌中上部，以自然拉力向下延展，从髌骨内、外侧缘包绕髌骨。参见第一章股四头肌贴扎方法（图1-100）。必要时也可辅以腘绳肌促进、髂胫束放松贴扎（参见第一章肌肉贴扎技术，以及图1-88、图1-102、图1-104）。

#### 2. 贴扎方法二

➡ **第一步　淋巴贴扎**：考虑到腘窝为主要淋巴引流区，也可尝试将锚固定于腘窝侧略远端，将数条爪形贴布以自然拉力向膝关节前方及近端延展（图2-30）。

➡ **第二步　肌肉贴扎**：同贴扎方法一。

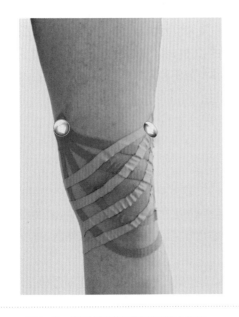

图2-29　膝骨关节炎爪形淋巴贴扎方法一

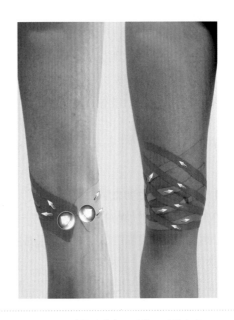

图2-30　膝骨关节炎爪形淋巴贴扎方法二

（胡　翔　郭钢花）

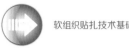
# |第十一节|

## 膝关节软组织损伤

### 【疾病概要】

膝关节软组织包括膝关节周围的皮肤、皮下组织、韧带、肌腱、筋膜、关节囊、神经及血管等。在众多膝关节软组织损伤中以内侧副韧带（medial collateral ligament，MCL）和前交叉韧带（anterior cruciate ligament，ACL）的急性损伤最常见，在所有膝关节软组织损伤中约40%涉及MCL。

根据美国医学会运动委员会出版的《运动损伤的标准命名法》，将韧带损伤分为三度：Ⅰ度损伤为少量韧带纤维撕裂，伴局部压痛，但无关节不稳；Ⅱ度损伤有更多韧带纤维断裂，并伴有严重的功能丧失和关节反应，有轻到中度的关节不稳；Ⅲ度损伤为韧带完全断裂，并因此产生显著的关节不稳。

多数学者主张单纯Ⅰ度及Ⅱ度MCL损伤选择保守治疗，Ⅲ度MCL损伤选择手术治疗，尤其是合并损伤，但对手术方法及手术时机的选择仍存在争议。保守治疗包括物理因子治疗、运动疗法、支具固定等。MCL损伤后，患者主诉膝关节内侧疼痛，膝关节屈伸活动度下降是急性期的典型症状，一般不伴有关节肿胀。

ACL的前内束或后外束断裂纤维不超过韧带的50%，膝关节无明显功能障碍；完全断裂或韧带断裂超过50%，可致明显功能障碍。80%的患者有急性损伤史，常见症状为撕脱感、疼痛、肿胀、活动度下降和不稳定感。陈旧性损伤可无症状，可存在膝关节不稳及肿痛等。各类韧带发生急、慢性损伤时，应遵循软组织损伤的共性原则来处理。

### 【临床评估】

#### （一）解剖与生物力学特征

MCL是膝关节最易受伤的结构之一，受到直接或间接外翻应力为常见损伤原因。外翻应力是足球、橄榄球、滑雪等运动中常见的造成损伤的因素，如膝关节在屈曲位小腿突然外展、外旋或受到膝外侧方冲击力，导致膝关节外翻。

ACL损伤多见于足球、篮球和高山滑雪等非接触性体育运动，尤其在落地、变向急停运动中，是膝关节承受巨大剪切力所造成的。膝关节的外翻、过伸、回旋阻挡等是ACL损伤的主要原因。女性损伤的概率大于男性，这与女性Q角较大、肌力较差、肌肉韧带松弛度大、本体感觉较差、前交叉韧带较细等生理特点有关。

在膝关节屈曲过程中，ACL股骨止点和胫骨止点长轴的相对方向发生扭转，韧带也随之向外旋转，产生目前公认的两个功能束：前内侧束（anteromedial bundle，AMB）和后外侧束（posterolateral bundle，PLB）。AMB在胫骨止点的前部，PLB在后部。膝关节完全伸展时，AMB和PLB几乎相平行；膝关节屈曲到90°时，两束之间也发生90°旋转。从冠状面看，AMB的走行较垂直，而PLB的走行较水平。ACL的主要功能是防止胫骨前移，防止膝关节过伸、过屈、膝内翻。ACL中的AMB于膝关节屈曲至90°以后紧张，防止小腿过度外展、外旋及胫骨向前移位。膝关节屈曲位损伤常导致AMB损伤。PLB在膝关节屈曲0～30°时最紧张，防止小腿过度内旋、内收，以及胫骨前移。膝关节过伸位损伤，常导致前交叉韧带PLB损伤。

**（二）临床诊查方法**

常规触诊检查，若压痛点在内侧关节间隙，则提示MCL中部损伤。其他特殊检查方法概述如下。

1. 内、外翻应力试验（varus or valgus stress test at 30°）　患者取仰卧位。检查者将患者的膝关节屈曲30°并对其施加使膝关节内、外翻的力。如果发生疼痛或存在松弛为阳性，分别提示外侧、内侧副韧带损伤（内翻应力试验敏感性0.25～0.77，特异性0.99；外翻应力试验敏感性0.86～0.96，特异性0.17）。

2. 前抽屉试验　患者取仰卧位，膝关节屈曲90°，下肢肌肉充分放松。检查者用臀部固定患者足部，双手握住其小腿上端，做前拉动作。如果被向前拉出或松动，胫骨前移明显加大（>0.5 cm），提示ACL尤其是AMB损伤（敏感性0.41～0.91，特异性0.86～1.0）。

3. 30°拉赫曼试验（Lachman test at 30°）　患者取仰卧位，膝关节屈曲20°～30°。检查方式同前抽屉试验，阳性提示ACL尤其是PLB损伤（敏感性0.65～0.99，特异性0.42～0.97）。

4. 交叉韧带损伤测量　用KT-1000或KT-2000型关节活动测量器测量胫骨向前位移的距离。该检查对前交叉韧带损伤引起的不稳定的诊断有帮助。

5. 关节镜检查　为诊断前交叉韧带损伤的金标准。

# 【贴扎方法】

## 内侧副韧带损伤

**（一）贴扎目的**

急性期，减轻膝关节局部疼痛，消除肿胀。稳定期，肿胀消除后促进关节内侧稳定性。

**（二）贴扎策略**

1. 贴扎方法一　局部疼痛贴扎：可于局部肿痛区域采用X形贴布进行痛点提高贴扎及爪形淋巴贴扎（图2-31）。

**2. 贴扎方法二**

➡ **第一步** 韧带贴扎：采用I形贴布，中间一大段为贴扎起始端，以极大拉力贴于韧带走行区。各尾预留两指左右距离，不施加拉力，分别止于胫骨内侧髁及股骨内侧髁。参见膝关节内侧副韧带贴扎（图1-116）。

➡ **第二步** 肌肉贴扎：以股四头肌尤其是股内侧肌促进贴扎为主。可参见股四头肌贴扎（图1-100）、髌骨力学矫正贴扎一（图1-130）等。

**3. 其他贴扎方法** 包括空间贴扎、EDF减压贴扎等。

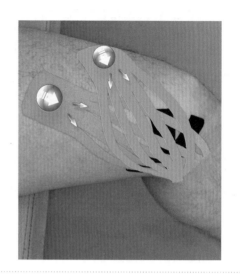

图2-31 内侧副韧带局部肿痛贴扎

## 前交叉韧带损伤

### （一）贴扎目的

急性期，减轻膝关节局部疼痛，消除肿胀。稳定期，肿胀消除后促进关节稳定性。

### （二）贴扎策略

空间贴扎：将I形贴布从中间撕开，中间一段以最大张力固定于胫骨粗隆及膝内、外侧，预留两尾二三指宽，以自然拉力延展，包覆于膝关节内、外侧上方（图2-32）。必要时可重复贴扎一条。

肌肉贴扎：作为辅助贴扎，以促进腘绳肌。参见第一章肌肉贴扎技术，以及图1-102、图1-104等。

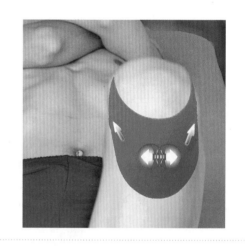

图2-32 前交叉韧带损伤贴扎

淋巴贴扎：局部肿胀可采用淋巴贴扎技术，具体方法参见膝骨关节炎。

　　**小贴士**：其他诸如膝关节半月板损伤、膝周肌肉损伤等的贴扎有其共性的地方，包括促进稳定性及本体感觉的空间贴扎、韧带贴扎，改善膝周力量的肌肉贴扎及消除肿胀的淋巴贴扎等。

（胡　翔　朱　宁）

# |第十二节|

# 外胫夹（胫前疼痛）

## 【疾病概要】

外胫夹指小腿前方的疼痛，即胫前疼痛，是跑跳运动中较常见的病症，可由多种原因引起，包括跑步时的路面状况、跑步方式、肌群不平衡等。最常见的原因是附着于胫骨的小腿肌肉反复收缩，牵拉骨膜引起疼痛和炎症，又称"胫骨疲劳性骨膜炎"。

外胫夹早期症状较轻的患者如果休息得当，可自行缓慢痊愈，多数患者因休息后症状缓解又再次活动，造成反复发作而难以完全治愈。另外，该病患者若未适当地休息及治疗，极易进一步发生疲劳性骨折，因此早期治疗及健康指导十分必要。

发生胫前疼痛，患者应休息直至炎症完全消退。常规的处理包括：在疾病早期疼痛特别剧烈时行冰敷，以减轻局部炎症反应和疼痛程度；牵拉小腿肌肉，特别要注意胫骨后肌的锻炼；在鞋内加垫鞋垫，以提供足部落地时的缓冲；进行一些对小腿负荷较轻的运动，如游泳、跑步、水中步行等。急性期过后，特别在恢复运动前可适当应用热敷及支持胶带，有助于促进局部血液循环，促进愈合，并减轻肌肉牵拉。

针对性的预防措施包括：避免增加小腿负荷，可选择在柏油路、草地、跑道等较松软的路上跑步；如果存在步态异常（足内外旋），可定做特制的鞋子或在鞋子内放置鞋垫或矫形器，以减小应力；增加小腿肌肉力量、柔韧度训练，进行肌肉牵拉、按摩放松治疗等。

## 【临床评估】

外胫夹的诊查通常依据临床症状及体征。该病多在较大运动量运动时或运动后发生胫前疼痛，休息后可减轻，再次运动时又出现。查体时常在胫骨前缘上下1/3处可及局限或分散的压痛点，痛点不在肌肉附着处，脚尖后蹬时疼痛加重，踝、趾背屈时有抗阻痛，胫部可有局部凹陷性水肿。X线检查，早期多无改变，晚期可见骨膜增生。

## 【贴扎方法】

### （一）贴扎目的

缓解疼痛，局部减压，放松肌肉，改善感觉输入及局部循环。

### （二）贴扎策略

1. **贴扎方法一** 筋膜引导、震荡：采用I形贴布，将锚固定于胫前疼痛区域远端，沿近端纵向引导，可配合震荡与摆动（图2-28）。也可用Y形贴布横向引导（图2-33）。

2. 贴扎方法二　空间贴扎：采用I形贴布或X形贴布，中间一段以较大拉力覆盖胫前疼痛区域，尾向两端延展，以自然拉力贴上（图2-34）。

3. 其他贴扎方法　EDF/水母贴减压贴扎、淋巴贴扎等。

以上贴扎均可辅以肌肉贴扎，放松胫骨前肌，可参见第一章中胫骨前肌贴扎（图1-106，锚、尾相反）。

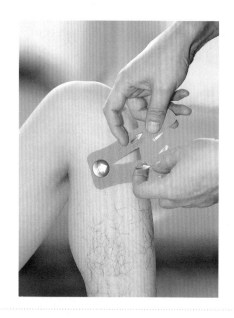

图2-33　外胫夹筋膜贴扎

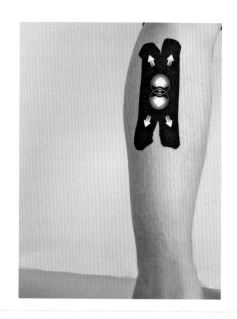

图2-34　外胫夹空间贴扎

（余　波　李跃红）

# 第十三节

# 髌骨软骨症

## 【疾病概要】

髌骨软化症（chondromalacia patellae, CMP），又称髌骨软骨软化症、髌骨软骨炎，是由于髌骨软骨长期慢性损伤，髌骨软骨面发生肿胀、破碎等一系列慢性退行性病变，同时伴股骨髁软骨退行性变。CMP是膝前慢性疼痛（patellofemoral pain syndrome，PFPS），即髌股疼痛综合征最常见的原因，好发于青壮年，在运动员和体育爱好者中尤其多见。其患病率高达36.2%，表现为"前膝疼""髌股疼"及"髌后痛"，以上下楼、爬坡、下蹲、下跪及久坐后疼痛明显，剧烈运动后加重。髌骨、髌周、髌骨缘以及髌骨后方压痛明显，可有关节积液。

CMP由Alman于1917年首次提出，但其病因及发病机制仍不明确。目前主要有从力学角度说明的髌骨失稳学说和髌股关节压力学说，从免疫学角度说明的自身免疫反应学说，从生物化学角度阐述的软骨营养障碍、软骨溶解等学说。任何一种学说均不能全面地解释髌骨软骨退变的所有问题。CMP是多种因素相互作用的结果，这一结论被普遍接受。

近年来，大量研究从生物力学角度出发，阐明髌骨长期在"非正常轨道"活动，加重了髌骨软骨的磨损，进而产生多种临床症状。股四头肌内侧头萎缩、髌骨外侧支持带紧张、髌骨发育不良等均导致髌骨向外倾斜、脱位，尤其是股内侧肌相对股外侧肌的力量薄弱，可进一步引起髌股关节外侧压力增加，使髌骨软骨面发生磨损、病变。

## 【临床评估】

### （一）解剖与生物力学特征

髌骨是体内最大的籽骨，也是伸膝装置的中间结构，位于股骨髁滑车间，与之构成髌股关节。髌骨的作用在于传导和增强股四头肌的作用力，维护膝关节的稳定性。股四头肌肌腱包绕髌骨两侧，再向下以髌韧带止于胫骨粗隆。膝关节从完全伸直到屈曲140°的范围内，股骨的内、外侧关节面都与髌骨构成关节。屈曲大于90°时，髌骨外旋，只有股骨的内侧关节面与髌骨构成关节。

完全屈曲时，髌骨陷入髁间沟内。髌骨外侧关节面的接触面积较内侧大，接触面积随膝关节屈曲角度和股四头肌拉力的增加而增加。女性由于骨盆较宽，Q角相应增大，较男性更易发生髌骨向外侧半脱位，形成髌骨关节面的压力分布异常，导致外侧髌骨小关节面的压力过度集中，引起髌骨软骨面磨损和破坏。膝关节周围软组织张力的改变（如髌韧带紧张、髂胫束紧张、股直肌及股内侧肌肌力下降等）均会造成髌骨运动轨迹异常。

### （二）临床诊查方法

一般检查包括肌力、活动度及髌骨位置、移动度、膝关节内外翻及Q角检测。正常成年人膝关节有大约7°的外翻；从髂前上棘到髌骨中点的连线代表股四头肌牵拉力线，从髌骨中点到胫骨结节连线与股四头肌牵拉力线相交之角即为Q角（正常Q角男性10°～15°，女性12°～18°）。髌股关节特殊检查如下。

麦康奈尔试验（McConnell's test）：要求受试者做屈膝时收缩股四头肌、上下楼梯、下蹲等动作，此类动作会诱使受试者的髌骨软骨压力增大，出现膝关节疼痛。当膝关节产生疼痛后，测试者将髌骨向内侧推动,如果疼痛消失,提示髌股关节有病变存在。

## 【贴扎方法】

### (一)贴扎目的

纠正力线,改善髌骨运动轨迹、感觉输入,促进肌肉收缩。

### (二)贴扎策略

1. 贴扎方法一

➡ 第一步 力学矫正:可选择I形或Y形贴布,将锚固定于膝关节内侧上缘,可覆盖股内侧肌肌腹,然后将I形贴布基底部、Y形贴布基底部或Y形贴布尾端以较大拉力覆盖需矫正的位置。理论上讲,若在Y形贴布尾部施加拉力为小刺激,在基底部施加拉力为中等刺激,在I形贴布基底部施加拉力为较强的力学矫正刺激。必要时在膝关节内侧下缘鹅足区加一条贴布矫正。参见图1-130、图1-131。

➡ 第二步 肌肉贴扎:促进股内侧肌肌力,采用I形或Y形贴布,将锚固定于大腿内侧中下段,向下延展,在到达髌骨内上侧缘前包裹股内侧肌(图2-35)。

2. 贴扎方法二

➡ 第一步 感觉输入贴扎、力学矫正:将锚固定于膝关节内侧,延展至髌骨内侧缘,以轻度或中度拉力沿髌骨上、下缘包绕髌骨(图2-36)。贴扎完成后,贴布不影响髌骨的正常活动。

➡ 第二步 肌肉贴扎:同贴扎方法一。

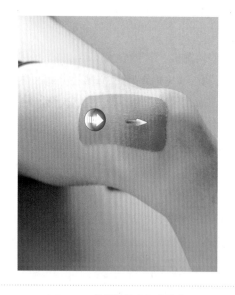

图2-35 髌骨软骨症肌肉贴扎

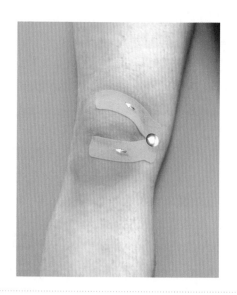

图2-36 髌骨软骨症感觉输入、力学矫正贴扎

(胡 翔 马 明)

# 第十四节

## 跟 腱 损 伤

### 【疾病概要】

跟腱损伤是指跟腱在受到外力或内在持续应力的作用下所出现的结构及功能改变,从而导致跟腱纤维全部或部分断裂,跟腱纤维弹性和韧性下降。重者可导致跟腱完全断裂、小腿三头肌纤维损伤及跟腱附着点骨骼损伤。

机械应力是跟腱损伤的重要因素,尤其是运动员较常见。运动导致跟腱损伤的相关因素与跟腱突然超等长收缩有关,主要发生在篮球、排球、足球、羽毛球、田径、体操、武术等运动项目中。另一个因素则是训练量加大或长期超负荷训练导致的跟腱疲劳或退行性变,以及跟腱被对手踢伤。在临床,局部注射皮质类固醇或口服非甾体抗炎药是治疗软组织劳损的常用方法,但是众多报道显示局部注射皮质类固醇可以降低跟腱强度。临床上也报道了多例使用氟喹诺酮后发生肌腱炎和跟腱断裂的病例。

目前临床处理跟腱损伤的方法很多,主要思路是促进跟腱自愈或通过外科手段。有学者认为跟腱具有自愈性,主张非手术治疗,当跟腱损伤后,采用夹板及石膏,于跖屈位固定踝关节8～10星期,然后逐渐活动踝关节和负重。这类方法虽然避免了外科手术,但也存在跟腱部分不愈合、跟腱强度下降、未来再断裂风险,以及影响小腿三头肌工作效率。手术治疗包括开放手术或微创经皮缝合手术等,以恢复跟腱的连续性和张力。Moller等报道,手术和早期功能康复安全可靠,如果并发症能够避免,手术与非手术治疗的远期效果无明显差异。

### 【临床评估】

#### (一)解剖与生物力学特征

跟腱是传递小腿后群肌跖屈动力最重要的结构,由3块肌肉汇合而成,分别是腓肠肌、比目鱼肌和跖肌,附着在跟骨粗隆。腓肠肌是小腿三头肌中最大、最表浅的一块,是小腿后部强大而有力的二头肌,极易扪及其两个头,向下延伸至跟腱。腓肠肌主要含有快肌纤维,易兴奋收缩,也易疲劳。比目鱼肌协同腓肠肌完成跖屈。这两块肌肉在跖屈期间的主要作用是由膝关节的位置所决定的,伸膝时或伸膝后,如蹲、坐位站起或跳起时,腓肠肌的作用大;屈膝时,如放松散步或静立时,比目鱼肌的作用大。

#### (二)临床诊查方法

结合病史、症状及体征,相应的诊查无太大难度,但应借助肌骨超声、MRI及X线等检查明确损伤性质。

## 【贴扎方法】

急性跟腱损伤

### （一）贴扎目的

减轻局部负荷,改善局部疼痛,抑制肿胀。

### （二）贴扎策略

1. 贴扎方法一

➡ 第一步　肌肉贴扎及韧带(肌腱)贴扎:采用I形贴布、Y形贴布或三爪形贴布,在小腿三头肌非牵伸状态下将锚固定于肌肉附着点,然后呈背屈拉伸肌肉摆位进行后续贴扎。贴布先贴至跟腱,沿肌腱长轴方向用较大拉力固定于肌腱区域,当贴布移行至小腿下1/3时,以自然拉力沿小腿三头肌继续延展,并将贴布的尾无张力固定(图2-37)。

➡ 第二步　空间贴扎:采用I形贴布或X形贴布,将中间一段以较大拉力横向呈U形固定于跟腱疼痛点,两尾以自然拉力延展(图2-38)。

2. 贴扎方法二

➡ 第一步　痛点提高贴扎:采用X形贴布,中间为锚,不施加拉力固定于跟腱疼痛点,各尾以中度拉力向四周延展(图2-38)。

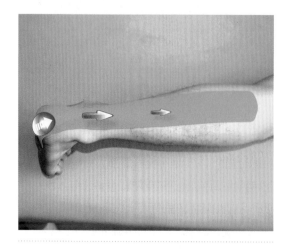

图2-37　小腿三头肌肌肉、肌腱贴扎

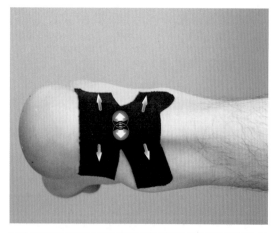

图2-38　急性跟腱损伤空间贴扎

➡ 第二步　肌肉贴扎及韧带（肌腱）贴扎：同贴扎方法一。

3. 其他贴扎方法　局部EDF减压贴扎、淋巴贴扎，或力学矫正、感觉输入贴扎，以促进踝关节稳定等。

## 慢性跟腱损伤

### （一）贴扎目的

稳定踝关节，减轻患者局部负荷，减轻局部疼痛。

### （二）贴扎策略

1. 贴扎方法一　痛点提高及肌肉贴扎：针对小腿三头肌持续发力造成的，且无深层肌肉代偿的跟腱慢性损伤，可予以X形贴布进行痛点提高及肌肉贴扎（小腿三头肌放松）（图1-114、图2-37）。

2. 贴扎方法二　稳定贴扎：针对跟腱损伤后小腿深层肌肉力量代偿导致的跟腱处疼痛，可考虑同时降低踝关节扭伤风险的贴扎。采取肌肉贴扎等相应处理后，予以稳定踝关节贴扎。于踝关节中立位，采用I形贴布，中间为锚固定于跟骨下方，向内、外踝延展，呈U形贴扎。其中内踝处的拉力为自然拉力，外踝处的拉力可为自然拉力至中等强度拉力（图2-39）。

3. 贴扎方法三　螺旋贴扎：它是另一种改善感觉输入、稳定踝关节的贴扎。于踝关节中立位，将I形贴布的锚固定于中足下方，两端向上绕行至足背，并向内、外踝下方延展，呈螺旋贴扎。其中内踝处的拉力为自然拉力，外踝处的拉力可为自然拉力至中等强度拉力（图2-40）。

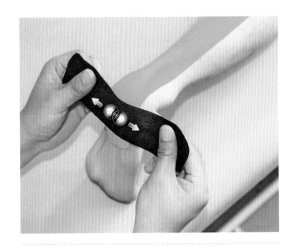

图2-39　慢性跟腱损伤稳定贴扎

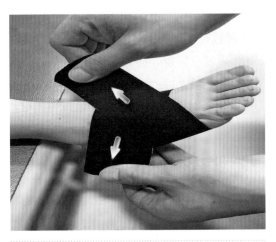

图2-40　慢性跟腱损伤螺旋贴扎

（鲍　捷　周　钰）

# 第十五节

# 踝 关 节 扭 伤

## 【疾病概要】

踝关节扭伤是指在外力作用下,关节骤然向一侧活动超过其正常活动度时,引起的关节周围软组织如关节囊、韧带、肌腱等撕裂。轻者仅部分韧带纤维撕裂,重者可使韧带完全断裂或韧带及关节囊附着处骨质撕脱,甚至发生关节脱位。

踝关节扭伤极其常见,据统计美国每分钟就有1例踝关节扭伤发生,或每年有超过85万次。另据统计85%的踝关节扭伤由过度内翻引起,当踝关节高速内翻时,会导致外侧韧带复合体的拉伸或撕裂。运动人群若活动前准备不充分,活动时易发生扭伤,在那些具有反复跳跃、经常变向或在不平的路面上跑步等特点的运动项目中踝关节扭伤的发病率较高,如篮球、排球、英式足球、橄榄球和越野跑等。常穿高跟鞋走在高低不平的路上,或下台阶时思想不集中,也易发生跖屈内翻,这时外侧副韧带突然被过度牵拉而引起踝部扭伤。踝关节扭伤后,患者外踝前下方或下方疼痛、肿胀,急性期可有瘀斑,在足内翻或外翻时疼痛加剧。踝关节扭伤的后果比人们通常感觉的要更严重,很多患者会遗留慢性症状,如慢性疼痛、复发性肿胀和踝关节不稳。踝关节不稳易再次扭伤同一处踝关节,从而加重踝关节不稳状态,造成一种连锁反应,这种情况会发展为慢性踝关节不稳(chronic ankle instability,CAI)。据国内统计踝关节扭伤占所有运动损伤的10%以上,如果得不到妥善处理,其中又有10%～40%的踝关节扭伤会发展为慢性踝关节不稳定。慢性踝关节不稳是指:初次踝关节扭伤后出现踝关节"打软"的主观感觉,以及反复发作的踝关节不稳导致频繁的踝关节扭伤。CAI患者不但会被限制身体活动,还会导致距骨的关节退行性变,患骨关节炎的风险增加。

目前学术界探讨很多方法处理踝关节扭伤,比较公认的治疗措施是急性期的"PRICE"或"POLICE"原则,除此之外,对于踝关节扭伤产生的急、慢性症状及慢性踝关节不稳的治疗较少有统一的规范。

临床研究中急性踝关节扭伤患者需解决的症状(即结果变量)主要为肿胀、疼痛及关节不稳等,其中,踝关节肿胀是明显妨碍康复进程的重要因素。减轻肿胀被看作早期治疗的重点,因踝关节过度肿胀对踝周结构及神经肌肉兴奋性会造成不利影响,还会引起疼痛及关节活动度障碍等。疼痛本身为软组织损伤后的炎症应激反应,与长期不消退的肿胀互为因果。针对于此,急性踝关节扭伤的保守疗法多为冷疗、早期制动、贴扎及常规康复理疗等。而针对慢性踝关节不稳,预防患者再次扭伤历来是学术界研究的重点,其中软组织贴扎技术是常用的保守治疗手段之一。Verhagen等对大量文献进行综述后得出结论,运用踝关节软组织贴扎技术不但能降低踝关节扭伤的发生率,还会减轻踝关节扭伤的严重程度。Olmsted等对文献进行分析后发现,应用预防性贴扎可以有效预防踝关节扭伤,且应用于有踝关节扭伤史的患者较无扭伤史者更加有效。Robbins等研究认为,足的位置感减退是引起踝关节扭伤的基本原因,踝关节贴扎通过改善足的位置感来降低踝关节扭伤的风险,它可在一定程度上纠正由于穿运动鞋和训练引起的踝关节本体感觉减退。Miralles等的研究支持踝关节贴扎能够改善健康人群踝关节本体感觉的理论。大部分学者认为贴扎技术可以稳定踝关节,同时不会影响CAI患者的运动能力。

## 【临床评估】

### （一）解剖与生物力学特征

踝关节是足后部最重要的关节,由胫骨、腓骨下端夹骑于距骨之上形成,它在矢状面控制着小腿对足的相对运动,这些活动是人在平地或地面不平时行走所必需的。

维持踝关节前后方向稳定及限制屈伸的因素,从解剖结构上看包括关节囊后部及侧副韧带后部纤维、距骨颈与胫骨面前缘的接触限制面与小腿三头肌等。维持踝关节水平方向稳定性的解剖因素主要包括完整的踝与胫腓下韧带,强有力的内、外侧副韧带等。从解剖学与生物力学角度看,足的屈肌肌力比伸肌大,内翻肌力比外翻肌力大;加之外踝比内踝长,内踝三角韧带比外侧的三个韧带坚固,因此,内翻比外翻的活动幅度大,足内翻时更易引起外侧韧带损伤。此外,距骨体前宽后窄,当足背伸时,距骨完全进入踝穴,踝关节稳定,不易扭伤;而当跖屈时,距骨后面窄的部分进入踝穴前面宽的部分,踝关节相对不稳定,容易发生扭伤。

### （二）临床诊查方法

结合病史、症状及体征,相应诊查无太大大难度,但应借助肌骨超声、MRI及X线等检查明确损伤性质。足踝特殊诊查方法包括足踝前抽屉试验等。

足踝前抽屉试验:患者取仰卧位,踝关节跖屈10°～15°,检查者一手固定胫骨远端,另一手握住足跟部,向前用力牵拉足跟,距骨向前脱出踝部为阳性,提示距腓前韧带撕裂(敏感性0.71～0.96,特异性0.33～0.84)。

## 【贴扎方法】

### 急性踝关节扭伤

### （一）贴扎目的

减轻患者局部疼痛,消除肿胀,促进踝周肌肉平衡。以踝内翻型扭伤为例。

**（二）贴扎策略**

➡ 第一步　痛点提高贴扎：采用X形或I形贴布，中间为锚，不施加拉力固定于痛点处，尾向各端延展。

➡ 第二步　淋巴贴扎：踝关节呈内翻跖屈位。采用两条爪形贴布，将第一条贴布的锚固定于踝关节外侧，第二条的锚固定于踝关节前上方，多尾以自然拉力向远端延展，呈网状覆盖肿胀区域。

➡ 第三步　感觉输入、空间贴扎：具体方法参见上文和图2-39、图2-40。也可将锚固定于外踝，基底及尾部以自然拉力经足底延展至内踝处（图2-41）。

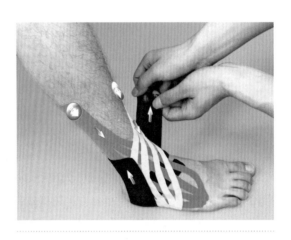

图2-41　急性踝关节扭伤贴扎

## 慢性踝关节不稳

**（一）贴扎目的**

改善感觉输入，促进踝周肌肉平衡，稳定踝关节。以踝内翻型扭伤为例。

**（二）贴扎策略**

➡ 第一步　肌肉贴扎：腓骨长短肌促进贴法。采用I形贴布，将锚固定于腓骨外侧面上1/3处，向第5跖骨粗隆延展（参见第一章肌肉贴扎技术及图1-112）。

➡ 第二步　韧带贴扎：进行踝关节外侧副韧带处相应贴扎（图1-122）。

➡ 第三步　感觉输入、空间贴扎：包括I形贴布螺旋贴扎、U形贴扎等，用于稳定踝关节，具体方法参见上文和图2-39、图2-40。

（鲍　捷　马　明）

# 第十六节

# 跟骨骨刺及足底筋膜炎

## 【疾病概要】

跟骨骨刺与足底筋膜炎常并发。长期站立、步行或反复大力牵拉可使足底跖腱膜发生慢性无菌性炎症,也可由于高处坠落时足尖着地支撑,或跳跃时足尖蹬地对跖腱膜瞬间猛烈牵扯,使其损伤而致病。女性鞋型不合脚、后跟过高呈跖足姿势,或年老足底肌肉无力,韧带筋膜等静态稳定结构会发生慢性劳损。随着年龄增长,足底筋膜可发生退行性变,受重力冲击后,纤维间隔易被撕裂,脂肪组织被挤出间隙,足底承受的压力可直接传导至跟骨,使跟骨局部皮质代偿性增厚,跟骨结节处也可有骨刺形成。

跟骨骨刺本身往往不是造成足跟病的原因,跖腱膜或跟腱止点的慢性炎症是引起疼痛的主要原因。足底筋膜炎的发病率在40～60岁人群中增高,6.9%的老年人患疼痛性足底筋膜炎,影响工作、日常生活、步行和爬楼梯。

跟骨骨刺发生日久,许多患者会自觉疼痛减轻或消失。足底筋膜炎则表现为晨起下地或休息一段时间后走路时足跟疼痛,行走后疼痛常好转,但是长时间、连续的或剧烈活动后疼痛会再次发生,疼痛部位位于足底筋膜跟骨的起点、跟骨内侧结节处,为自限性疾病,80%～90%的患者发病10个月左右症状可能缓解。

## 【临床评估】

### （一）解剖与生物力学特征

跟骨结节前侧有内、外两个侧突。外侧突较小为小趾展肌的起点;内侧突较大,上有踇展肌、趾短屈肌和跖腱膜附着。足底筋膜是位于足底脂肪层深面的带状结缔组织,起自根骨足底至跖趾关节和邻近足趾。足底筋膜分三部分组成:中央带、外侧带、内侧带,各部分薄厚不同,并被两个浅沟所划分。内侧带较薄,外侧带较厚,中央带最厚,坚强致密,即跖腱膜(足底腱膜)。跖腱膜呈长三角形,尖向后附着于各根骨结节,底向前分裂为5束,至各趾的趾腱鞘,彼此借横纤维相连,附着于各跖趾关节囊和趾腱鞘。内侧带覆盖踇展肌,但甚薄弱。外侧带也很薄弱,覆盖小趾展肌,在它的外侧另有坚强的纤维带加强,它起于跟骨结节内侧突或外侧突,止于第5跖骨粗隆。跖腱膜的主要作用是维持足弓。

### （二）临床诊查方法

由于跖筋膜常在夜间或休息时发生紧缩,因此患者晨起或长时间休息后迈步会突发疼痛,活动一段时间,跖筋膜松弛后疼痛好转,呈现白天疼痛较轻,夜间加重的规律。影像学检查难以显示病变的跖筋膜,但可显示是否存在跖筋膜钙化或跟骨骨刺。

## 【贴扎方法】

### (一)贴扎目的
减轻局部疼痛,消除肿胀,促进踝周肌肉平衡。

### (二)贴扎策略
1. 贴扎方法一
➡ 第一步 感觉输入、空间贴扎:可予以I形贴布呈U形、螺旋贴扎(图2-39、图2-40),或采用X形贴布空间贴扎,也可采取痛点提高贴扎的方法。

➡ 第二步 淋巴贴扎:采用爪形贴布,将锚固定于跟骨,以自然拉力沿足底向跖趾关节远端延展(图2-42)。

2. 贴扎方法二
➡ 第一步 筋膜引导、震荡贴扎:采用I形贴布,将锚固定于疼痛区域,沿远端纵向引导,可配合震荡与摆动。也可用Y形贴布横向引导,配合震荡与摆动。

➡ 第二步 感觉输入、空间贴扎:同贴扎方法一。

3. 其他贴扎方法 包括局部EDF减压贴扎、空间贴扎及肌肉贴扎等。

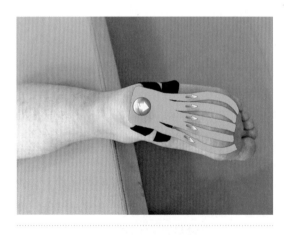

图2-42 足底筋膜炎贴扎

(鲍 捷 陈文华)

# 第十七节

# 蹬外翻

## 【疾病概要】

蹬外翻（hallux valgus，HV）为蹬趾向外倾斜、第1跖骨向内侧倾斜的畸形性疾病。正常人蹬趾可向外偏斜10°左右，蹬趾向外偏斜超过25°，常伴蹬囊炎和第1跖骨头内侧疼痛，则称为蹬外翻。

造成蹬外翻的原因可分为先天因素与后天因素两类。先天因素包括扁平足、遗传及足底压力降低和不平衡等；后天因素为穿不合适鞋具，如果鞋跟过高、过尖及过窄，脚跟不易固定，会对脚趾造成挤压摩擦及压迫，不但影响脚趾的伸展与活动，造成不适及疼痛，还打破原本负重点的功能，行走时全身重量落在足部前端，脚趾会因身体重量压迫而逐渐变形，造成蹬外翻现象。

蹬外翻的可逆阶段为蹬外翻10°～20°以内，可影响美观，但没有疼痛感，脚掌有轻微胖胀，不直接影响行走，穿高跟鞋会引起疼痛。进一步可发展为蹬趾外翻20°～40°伴挛缩，关节及韧带有炎症，第1、2趾明显受挤压，脚掌明显变宽，足底胖胀明显，长时间行走易引起蹬趾关节疼痛及脚掌疼痛。蹬外翻40°以上时，蹬趾严重重叠，脚趾不受力，足弓塌陷，难以行走，脚掌直接承受脚趾部分压力，各关节难以协调运作，导致人体行走力线改变，严重影响站立和行走。

纠正蹬外翻解剖畸形并不简单，其治疗受多种临床因素影响，主要方法包括理疗、健康宣教、支具及手术等。

## 【临床评估】

### （一）解剖与生物力学特征

蹬外翻多表现为第1趾外翻（少数伴旋转）、第1跖骨内翻（部分伴旋前）、第1跖骨头内侧骨刺，部分形成蹬囊炎、腓侧籽骨外移、外侧关节囊挛缩及内侧关节囊松弛，其他包括第2趾跖侧关节变化等。患者蹬长屈、伸肌腱常外移，使第1跖趾关节外侧关节囊、韧带、蹬内收肌、蹬短屈肌腱外侧头等发生适应性挛缩，后者又加重蹬长伸肌腱外侧移位，形成弓弦样牵拉机制，产生恶性循环。

### （二）临床诊查方法

X线检查可了解足负重状态下正位、斜位和侧位蹬外翻角度。一般而言，蹬外翻程度有三种：轻度：蹬外翻角≤19°，第1、2跖骨间夹角≤13°；中度：蹬外翻角20°～40°，第1、2跖骨间夹角14°～20°；重度：蹬外翻角>40°，第1、2跖骨间夹角>20°。

## 【贴扎方法】

### （一）贴扎目的

纠正力线，促进循环，肌肉筋膜引导，改善感觉输入。

### （二）贴扎策略

1. 贴扎方法一

➡ 第一步　淋巴贴扎：采用灯笼形贴布，两端分别固定于𢙢趾背面与跖面，中间可施加中度拉力包覆𢙢囊处（图2-43）。

➡ 第二步　肌肉贴扎：采用Y形贴布，将锚固定于𢙢趾近端内侧缘，两尾沿足内侧下缘延展至足跟（图2-44）。

2. 贴扎方法二

➡ 第一步　淋巴贴扎：同贴扎方法一。

➡ 第二步　筋膜引导：采用Y形或I形贴布，将锚固定于第1跖趾关节的下方，向踝背延展，可加震荡方法（图2-45）。

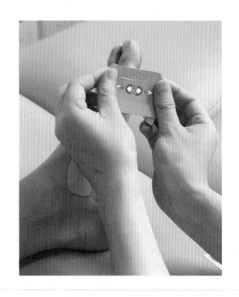

图2-43　𢙢外翻灯笼形淋巴贴扎

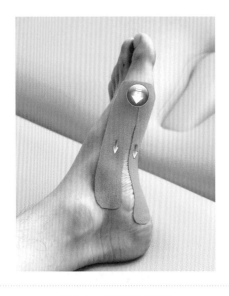

图2-44　𢙢外翻肌肉贴扎

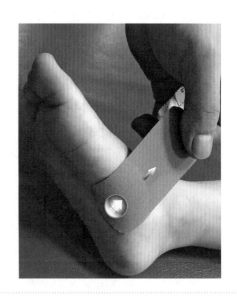

图2-45　𢙢外翻筋膜引导贴扎

（鲍　捷　刘合建）

# 第十八节

# 脊柱侧弯

## 【疾病概要】

脊柱侧弯或称脊柱侧凸,为多病因疾病,不良姿势、遗传和内分泌或生理问题都可能导致脊柱向侧方弯曲,程度随着生长而逐步发展。青少年特发性脊柱侧弯(adolescent idiopathic scoliosis,AIS)主要表现为冠状面脊柱侧弯、矢状面胸椎后凸减少及水平面椎体旋转的三维畸形,多发生于青春期来临和骨骼发育成熟前这段时间。一般来说,侧弯弧度越大或存在双弧者,其进展风险也越大。

脊柱侧弯严重程度和进展风险决定了究竟应该采取保守治疗还是手术治疗。AIS的保守治疗包括理疗和支具治疗两种方式,治疗期间要密切观察进展。侧弯角度低于20°的骨骼发育未成熟儿童一般被认为其畸形并不严重,通常每6个月复查1次,评估其进展程度。对于每6个月进展达5°~10°者,或弧度达25°~45°的骨骼发育未成熟者,应给予支具治疗。一般情况下,对侧弯角度超过50°的骨龄未成熟患儿以及侧弯角度超过60°的骨龄成熟患者应考虑手术干预。如果由于严重的脊柱侧弯而导致支具治疗无效和(或)患者不能耐受支具时,也应考虑手术矫形。对于进展性脊柱侧弯患者,不治疗的结果将导致明显畸形、疼痛、肺功能降低和(或)心理障碍。

## 【临床评估】

### (一)解剖与生物力学特征

在特发性脊柱侧弯中,颈、胸、腰段可以分别视为椎体旋转的3个平面,当其中一个平面发生改变而不稳定时,其他平面也将随之调整而使整个脊柱重新获得平衡。脊柱复杂的组合运动又称为联结运动(coupling motions),最大的联结运动为侧屈和旋转,在脊柱进行1°~2°运动后,侧屈总伴有旋转而旋转总伴有侧屈。在病理性脊柱侧屈患者中能看到脊柱联结运动的效应。例如,严重的胸右、腰左侧弯患者(主胸弯),驼背峰见于右侧胸后部而凹陷的胸廓在左侧,这是由于脊柱向侧弯的凸边旋转,肋骨也随椎骨旋转而形成驼背。轻微脊柱侧凸的患者,在站立时驼背不明显,当向前弯腰时,就可看到在胸区脊柱两边的不对称。

主胸弯(右侧侧凸)患者的右侧上肢通常比左侧上肢长,右侧髋关节外展挛缩。骨盆也可被视为脊柱侧弯的第4个旋转平面("骨盆椎"),即脊柱在躯干末端解剖和功能的延续,能够协同其他节段或平面维持AIS躯干的平衡。大部分主胸弯患者的骨盆旋转方向与胸弯方向相同(约75.8%

患者,向凸侧旋转),其腰弯的柔韧性也明显好于骨盆向凹侧旋转的患者,前者腰椎活动度较大,因此骨盆容易向腰椎侧弯的相反方向(主胸弯的凸侧)进行代偿性旋转,以维持整个脊柱的平衡。如果腰弯僵硬活动受限,将限制骨盆反向代偿性旋转,则骨盆只能伴随腰弯继续保持向凹侧旋转。

### (二)临床诊查方法

姿势异常评定可参见附录四。

Cobb测量法:选择弧度内两端最倾斜的椎体作为终椎,分别做上终椎、上终板延长线和下终椎、下终板延长线的垂线,两条垂线的交角即Cobb角。

## 【贴扎方法】

### (一)贴扎目的

促进躯干控制,调节肌肉,改善感觉输入与姿势控制。脊柱侧弯Cobb角小于15°且不伴有旋转者的疗效更好;Cobb角超过20°或渐进发展者应配合其他矫正治疗。

### (二)贴扎策略

#### 1. 贴扎方法一

➡ 第一步 肌肉贴扎:以胸右弯(凸侧向右)、腰左弯(凸侧向左)为例。患者抱胸,脊柱前屈摆位。采用I形贴布,在脊柱侧弯凹侧将锚固定于上部,尾以自然或中度拉力向下延展。在脊柱侧弯凸侧将锚固定于下部,尾以自然拉力或中度拉力向上延展(图2-46)。

➡ 第二步 筋膜引导:采用Y形贴布,将锚固定于脊柱侧弯凹侧,以自然或中度拉力向脊柱侧弯凸侧延展(图2-47)。

#### 2. 贴扎方法二

➡ 第一步 肌肉贴扎、筋膜引导:患者抱胸,脊柱前屈摆位。采用I形贴布,以胸左弯、腰右弯为例,在脊柱侧弯凹侧将锚固定于上部,以自然拉力向下延展;在脊柱侧弯凸侧将锚固定于下部,以自然或中度拉力向上延展。

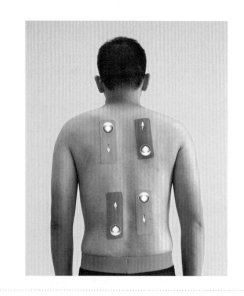

图2-46 脊柱侧弯贴扎方法一:肌肉贴扎

➡ 第二步 空间贴扎:以腰右弯(凸侧向右)、腰椎棘突轻度顺时针旋转为例,将I形贴布的中间一段施加最大拉力固定于棘突旋转中心,沿上、下椎体棘突方向延展(图2-48)。

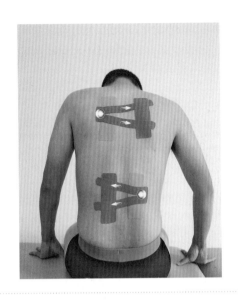

图2-47 脊柱侧弯贴扎方法一：筋膜引导

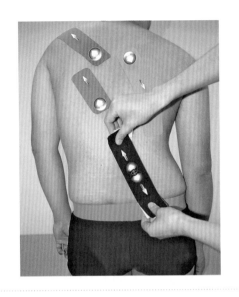

图2-48 脊柱侧弯贴扎方法二

另外，如果是主胸弯（伴或不伴腰弯）患者，可在脊柱凸侧加腹外斜肌、凹侧加腹内斜肌贴扎（锚在肌肉下固定点）或在脊柱凹侧加腹外斜肌、凸侧加腹内斜肌（锚在肌肉上固定点）贴扎。也可辅以局部EDF/水母减压贴扎、漂流贴扎等。

（陈文华　余　波）

### 第十九节

# 颞下颌关节紊乱病

## 【疾病概要】

颞下颌关节紊乱病（temporomandibular disorders，TMD）又称颞下颌关节紊乱综合征，是指累及颞下颌关节和（或）咀嚼肌系统的、具有相关临床问题（如疼痛、弹响、开口受限等）的一组疾病的总称。TMD是普通人群口腔颌面部的多发病和常见病。国外抽样调查显示，人群中约33％存在面部疼痛等自觉症状，约5％需要医疗干预。我国的临床检查功能紊乱率和既往功能紊乱率分别为54.2%和18.3%。致病因素包括外伤、错位咬颌、磨牙症、情绪紧张、焦虑、抑郁等，目前尚无统一定论。

TMD通常包括嚼肌紊乱类型（咀嚼肌处持续性疼痛，开口困难）、关节结构紊乱类型（可复性关节盘前移位：弹响，疼痛；不可复性关节盘前移位：无弹响，急性期开口受限，慢性期缓解）、炎性疾病及骨关节病类型。其发展一般分为3个阶段：早期功能变化阶段、中期结构变化阶段及晚期关节器质性破坏阶段。

TMD以保守治疗为主，包括各类理疗，可以松弛肌肉痉挛，降低神经兴奋性，改善局部血液循环，以解痉、镇痛、促进损伤韧带的修复，同时应对患者进行健康教育，宣传纠正不良咀嚼习惯等。存在牙殆紊乱者可去口腔专科诊疗。

## 【临床评估】

### （一）解剖与生物力学特征

颞下颌关节由下颌骨髁突、颞骨关节面、居于两者之间的关节盘、关节周围的关节囊和关节韧带（颞下颌韧带、蝶下颌韧带、茎突下颌韧带）组成。其运动与开口、闭口、咀嚼相关。正常成人自然开口度平均约3.7 cm，开口型不偏斜，呈"↓"型。咀嚼肌群功能紊乱实际是关节外疾患，以开口度减小、开口型异常及受累肌疼痛为主，关节盘、髁状突和关节窝之间的正常结构紊乱导致的TMD最常见，可在开口运动中的各种不同时期产生弹响，并伴有不同程度的疼痛和开口度变大或变小、开口型偏斜异常。

### （二）临床诊查方法

TMD的病因复杂，身心表现多样，其康复评定包括了疼痛、活动、心理及生活质量评定等，专用量表包括Helkimo指数和Fricton指数等。全面而有针对性地应用这些评定量表，对该病的诊断、康复治疗、疗效评定和进一步临床研究起至关重要的作用。

## 【贴扎方法】

### （一）贴扎目的
减轻疼痛，改善感觉输入，放松肌肉。

### （二）贴扎策略
1. 贴扎方法一

➡ 第一步　X形痛点提高贴扎：将贴布对半裁剪（约为2.5 cm宽），中间为锚，固定于颞下颌关节疼痛处，尾施加中度拉力向各端延展。

➡ 第二步　肌肉贴扎、筋膜引导：将贴布对半裁剪成2.5 cm宽的Y形，将锚固定于下颌

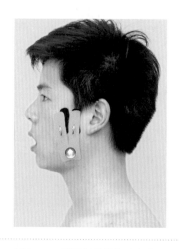

图2-49　颞下颌关节紊乱病贴扎

骨,尾沿咀嚼肌两侧延展至颧骨处(图2-49)。

2. 贴扎方法二

➡ 第一步　空间贴扎:将上述X形痛点提高贴布换为I形贴布,参照相应技术原则,中间一段以较大拉力贴于局部疼痛不适处,各尾预留两指左右的长度,不施加拉力贴上。

➡ 第二步　肌肉贴扎:同贴扎方法一。

(周　钰　朱　宁)

## 第二十节

# 骨 折 后 水 肿

## 【疾病概要】

局部肢体肿胀是骨折及其术后早期常见症状。其主要原因:一是由于外力及骨折断端对患肢组织、血管、肌肉及神经等软组织的损伤;二是手术时的创伤应激反应。骨折后肿胀、疼痛可诱发反射性肌肉痉挛,肌泵作用消失,造成静脉及淋巴淤滞,毛细血管通透性增加。

另外,患者若长时间肢体被固定或缺乏必要的康复治疗,肢体活动减少将导致肌肉萎缩、肌力下降、弹性降低,静脉及淋巴回流缓慢或淤滞,其管壁扩张、通透性增加,造成组织间水肿,伴下肢深静脉瓣膜功能下降,血管神经调节功能失调,最终引起肢体局部长期肿胀不退。

严重损伤者可发生部分软组织坏死,皮肤发亮,产生张力性水疱,或形成骨筋膜室综合征,使骨折的治疗复杂化,可能迫使医生更改最佳的治疗方案、延迟手术时间,亦可能引起伤口感染、延迟愈合等并发症,并最终妨碍患者的痊愈过程。因此,尽早消除患肢肿胀是骨折术前、术后治疗的重要环节。

防治骨折后肿胀发生的基本措施包括患处制动和固定,防止发生继续损伤和避免局部异常活动刺激骨折断端;抬高患肢,促进回流,防止水肿和血液淤滞。合理的康复治疗手段也能起到作用。

## 【临床评估】

对肿胀的评估方法很多,一些常用的方法包括周径测量、体积测量等,可以将患肢体积与健肢比较,或患肢干预前后比较。最常用的分级方法为Tracy分级和Stillwell分级(1969)等,鉴定的标

准为体积增加 ≥ 200 ml 或体积增加 ≥ 10%。容器排水测量法一直被认为是测量肿胀程度的金标准,有一定的可靠度,但在临床仍然很少应用。因其根据浮力原理设计的装置体积巨大、易碎,如果有皮肤问题或切口等有感染传播的危险。对于开放性伤口患者不能应用,且体积测量必须考虑肢体本身的差异。

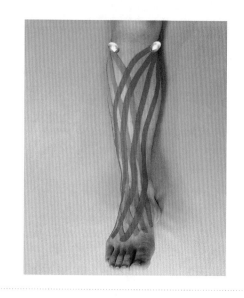

图 2-50    骨折后水肿贴扎

## 【贴扎方法】

### (一)贴扎目的

预防或消除骨折后引起的肢体肿胀,保护肢体,避免出现张力性水疱。

### (二)贴扎策略

淋巴贴扎:以胫腓骨骨折后肿胀为例,可采用两条爪形贴布,或裁剪成窄条的 I 形贴布,将锚各自固定于小腿中上段后侧,以自然拉力将尾分别向内、外踝延展,呈网状尽量覆盖肿胀区域(图 2-50)。

(周文强    瞿    强)

# | 第二十一节 |

# 肌 肉 拉 伤

## 【疾病概要】

骨骼肌损伤可分为急性损伤、慢性损伤、慢性损伤急性发作和无临床症状损伤 4 种类型,也可划分为延迟性肌肉酸痛(见下文)、直接损伤(如挫伤)及间接损伤(如拉伤)3 种类型。其中肌肉拉伤是最常见的骨骼肌损伤类型。

肌肉拉伤是由于肌肉主动收缩所产生的张力、重力对抗过度牵拉所致。其实质是肌肉组织过载。从理论上分析,任何导致肌肉超过弹性范围的牵拉都可造成肌肉拉伤。牵拉类型包括单纯被动牵拉及肌肉主动收缩时被动牵拉。

目前临床报道的肌肉拉伤多以腘绳肌、股四头肌、小腿三头肌、长收肌、三角肌、胸大肌、肱三头肌、髂腰肌、腓骨长短肌等拉伤为主,其中腘绳肌拉伤较常见。临床手术探查证实,肌肉断裂部位多位于靠近肌肉-肌腱连接处且靠近肌肉端,而不是真正的肌肉和肌腱的交界处,可能与该部位具有特殊的结构、功能有关。

## 【临床评估】

### (一)解剖与生物力学特征

易被拉伤的肌肉通常具有以下特点:① 跨两个或多个关节,如"双关节"肌肉等。这些肌肉在静息状态时,由于其固有的硬度而常处于被动牵拉状态,运动时多为离心收缩,而肌肉离心收缩较向心收缩更容易被拉伤,主要是由于肌肉离心收缩时先被拉长,粗、细肌丝间距增大。即在相同运动强度下,离心收缩时单位数量肌纤维所承受的张力大于向心收缩,故离心收缩易导致肌肉拉伤。以腘绳肌为例,屈髋时,由于其自身紧张性可限制膝关节伸直;当机体屈髋、伸膝时,腘绳肌则处于被动牵拉位。在机体跑跳过程中,腘绳肌的主要作用不是屈膝关节,而是降低膝关节伸直速度,防止膝关节运动超过正常生理范围,因而是离心收缩。② 参与离心收缩的肌肉快肌纤维含量较高,与慢肌纤维相比,快肌纤维线粒体较少,收缩速度较快,持续时间较短(约25毫秒),故容易疲劳。快肌纤维含量高的肌肉多位于肢体表层,跨两个或多个关节,兼有"双关节"肌肉特征,故容易发生拉伤。

### (二)临床诊查方法

根据患者肌肉、肌腱是否完全断裂,可将肌肉拉伤分为部分断裂与完全断裂。根据肌纤维损伤程度,可将肌肉拉伤划分为:Ⅰ度拉伤,即轻度损伤,肌肉结构连续性破坏不超过5%,静息时无痛或轻微疼痛,关节活动无受限或轻微受限。Ⅱ度拉伤,即中度损伤,肌肉部分断裂,静息时有明显疼痛,肌肉主动收缩或被动牵拉时疼痛加剧,关节活动功能明显受限。Ⅲ度拉伤,即重度损伤,肌肉完全断裂,收缩时可见局部肌肉隆起,无法进行关节活动。

## 【贴扎方法】

### (一)贴扎目的

放松拉伤的肌肉,加强肌肉本体感觉的输入。

### (二)贴扎策略

1. 贴扎方法一 肌肉贴扎:以腘绳肌拉伤为例,患者取伸膝摆位。采用两条Ⅰ形贴布,将锚分别固定于腘绳肌下部靠近膝关节的内、外侧,尾以自然拉力沿内、外侧腘绳肌走向向近端延展,止于臀部坐骨结节处。参见第一章相关内容及图1-102、图1-104,但锚、尾方向相反。

2. **贴扎方法二** 空间贴扎:参照相应技术操作原则,损伤局部以I形或米字形贴布进行贴扎。

3. **贴扎方法三** 筋膜矫正:用Y形贴布横向引导,将锚固定于疼痛区域,引导区域为正常的筋膜区。可配合筋膜震荡与摆动贴扎技术。

其他常见肌肉贴扎技术的摆位、具体贴扎方法与原则请参见第一章相关内容。

(瞿 强 周文强)

## 第二十二节

# 延迟性肌肉酸痛

### 【疾病概要】

延迟性肌肉酸痛(delayed onset muscle soreness,DOMS)是运动结束12～48小时后感觉到的肌肉酸痛不适,通常发生在刚开始一项新运动、运动项目改变或锻炼持续时间或强度显著提高时,或由于进行不习惯的运动或高强度的离心收缩导致的肌肉酸痛,以迟发为特征,一般在24小时内出现,24～48小时达到疼痛高峰,持续5～7天。DOMS多可以自愈,但相应症状仍可影响运动成绩、妨碍康复训练。

DOMS的原因常无定论,倾向于认为其与乳酸堆积不太相关,而与运动机械刺激损伤及炎症浸润有关,如细胞坏死,组胺、钾离子及氧自由基等生成,刺激肌肉感受器而产生症状。DOMS常伴肌肉纤维的细微撕裂,撕裂(酸痛)程度取决于运动强度及持续时间。

研究DOMS的预防措施、尽快消除运动后DOMS、加速肌肉的恢复对科学地指导患者运动训练具有非常重要的意义。治疗的内容包括牵伸训练、超声波理疗、深层肌肉刺激等。肌内效贴在诸如马拉松、长跑及爬山等运动前、后的应用,可防治DOMS,有较多的循证依据与实践经验。

### 【临床评估】

#### (一)解剖与生物力学特征

进行任何不经常做的运动都可能导致DOMS,但当肌肉抵抗重力而离心性拉长时,如放下重物或缓冲跑步着地时的冲击力,更易导致DOMS。异常肌肉收缩(令肌肉在伸展时被迫收缩的动作)会引起更强烈的酸痛感,包括下楼梯、跑步下山、放下重物、下蹲和俯卧撑等导致离心力产生的动作,股四头肌、小腿三头肌尤其容易受累。

**(二)临床诊查方法**

无太多特异性检查,主要为运动史(尤其是离心运动)问询及症状、体征检查,临床与科研中也可选择半定量评估方法如VAS评分等。

## 【贴扎方法】

**(一)贴扎目的**

运动前预防性贴扎目的:力学促进,改善功能,增加感觉输入,改善筋膜流动。运动后治疗性贴扎目的:改善循环,缓解肿胀疼痛,放松肌肉。

**(二)贴扎策略**

1. 贴扎方法一　可应用于运动前贴扎。

肌肉贴扎:① 以股四头肌贴扎为例。患者取屈膝摆位。将I形贴布或Y形贴布的锚固定于近固定起点,基底沿肌腹以自然或中度拉力向远端延展,尾不施加拉力止于髌骨。必要时可在股内侧肌用I形贴布加强,将锚固定于膝关节内侧缘,沿肌腹向髌骨内上缘延展。② 以小腿三头肌贴扎为例。患者取踝背屈伸膝摆位。采用I形贴布或Y形贴布,将锚固定于跟骨,基底沿肌腹以自然或中度拉力向近端延展,尾不施加拉力止于腘窝下。参见股四头肌贴扎(图1-100)、髌骨力学矫正贴扎(近似股内侧肌贴扎)(图1-130)及小腿三头肌肌肉、肌腱贴扎(图1-114、图2-37)等。

2. 贴扎方法二　可应用于运动后贴扎。

以淋巴贴扎、空间贴扎为主:参照各技术操作原则。前者主要为爪形贴布,用于肿胀明显区域;后者主要用I形贴布,常用于疼痛明显,但无明显肿胀时。

EDF减压贴扎、漂流贴扎及筋膜矫正贴扎等也可应用。

### 附:(运动性)肌肉痉挛

**(一)贴扎目的**

缓解疼痛,放松肌肉,改善循环。

**(二)贴扎策略**

1. 贴扎方法一

淋巴贴扎:用一条或数条爪形贴布以自然拉力覆盖痉挛区域,或裁剪成窄条的I形贴布给予相应贴扎。

2. **贴扎方法二** 肌肉贴扎：痉挛肌肉放松贴扎。

3. **贴扎方法三** EDF/水母贴减压贴扎：在局部痉挛区域，以自然拉力的爪形贴布减压，并辅以外圈筋膜引导。

（余 波 王人卫）

# 第二十三节

# 瘢 痕

## 【疾病概要】

瘢痕是由于外伤或其他伤病的病变造成组织缺损后，局部组织再生、修复、重建及修补的一系列病理生理过程中产生的必然产物，任何创伤的愈合均伴有不同程度的瘢痕形成。

常见导致皮肤损伤与应激的原因有外伤、烧伤、手术、免疫接种、痤疮、带状疱疹等。一般引起增生型瘢痕与瘢痕疙瘩多为侵及真皮及真皮以下组织的损伤。烧伤后如果10天可以愈合，瘢痕增生的发病率约为4%；而如果21天愈合，有70%的患者可能出现瘢痕疙瘩；深达真皮及真皮以下的烧伤需要更长时间愈合，因此发生瘢痕疙瘩的概率更高。较常见于身体易受到拉伸的部位是三角肌、胸部、耻骨上、下腹部。据统计华人的增生性瘢痕的发病率达74.67%，而白种人约为38%。增生性瘢痕与瘢痕疙瘩不仅影响外形美观，还可以引起痒、痛、挛缩，导致畸形及功能障碍。

瘢痕增生的预防首先以缩短伤口的愈合时间为主，其次因真皮的愈合时间比表皮慢，因此表面伤口愈合后，伤口局部采取弹力贴布、绑带对局部进行支持，可减轻未恢复正常牵伸应力的真皮的张力，以减少瘢痕疙瘩产生。

目前对于增生性瘢痕与瘢痕疙瘩的治疗主要有硅酮类凝胶与贴布、类固醇类激素注射与贴布、压力疗法、放射性疗法、激光及手术等。不同的治疗方法各具优缺点，如硅酮类贴布要优于普通贴布，因其除了减少伤口的张力以外，还可以保湿；手术、激素疗法有其适应人群等。可根据患者特点、不同的瘢痕类型等分阶段联合采用两种或三种方法。

## 【临床评估】

瘢痕的形成与成熟是一个过程,损伤的部位、原因、程度等都会对这一过程产生影响,一般来说瘢痕的修复在180～270天趋于成熟稳定。而在瘢痕成熟的过程中应分阶段对患者进行评估。瘢痕形成后,临床评估主要包含瘢痕的面积、颜色、血管分布、硬度、厚度、痒、痛等。

温哥华瘢痕评估量表包含色素沉着、血液循环、柔顺性、高度四个方面的内容,总分15分。得分越低说明瘢痕增生程度越轻,瘢痕越成熟;反之,说明瘢痕增生程度越严重,越趋于活跃。其他还有一些测试,如颜色光学仪、超声仪、硬度测试仪等测试,可从某一侧面客观地评定瘢痕情况。

## 【贴扎方法】

### (一)贴扎目的
防治瘢痕异常增生。

### (二)贴扎策略
瘢痕区域示意见图2-51。

1. 贴扎方法一　韧带贴扎、空间贴扎:第一步,采用数条I形贴布,根据瘢痕大小裁剪成窄条。中间段以最大拉力纵横交错贴于瘢痕上(与瘢痕成45°)(图2-52)。第二步,另用一至数条不经裁剪的I形贴布,用最大拉力将贴布垂直贴于瘢痕上,使其覆盖整个瘢痕(图2-53)。

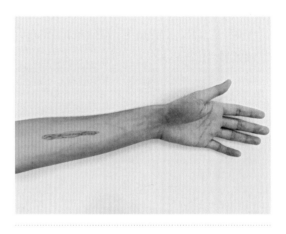

图2-51　瘢痕区域

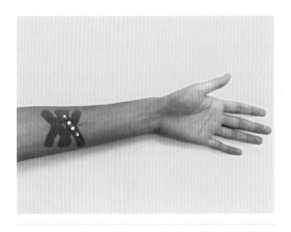

图2-52　瘢痕贴扎方法一之韧带、空间贴扎第一步

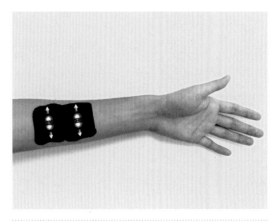

图2-53　瘢痕贴扎方法一之韧带、空间贴扎第二步

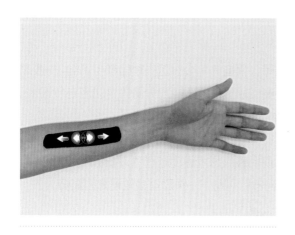

图2-54　瘢痕贴扎方法二之韧带贴扎

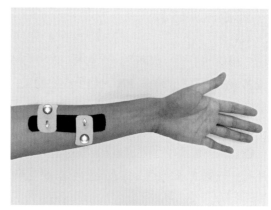

图2-55　瘢痕贴扎方法二之引导贴扎

2. 贴扎方法二

➡ 第一步　韧带贴扎：取一条I形贴布，中间以最大拉力纵向覆盖整个瘢痕区域（图2-54）。

➡ 第二步　引导贴扎：取两条I形贴布，将锚分别固定于瘢痕内、外侧，尾以自然拉力向瘢痕纵轴延展（图2-55）。

（缪　芸　陈文华）

# 第三章

# 常见成人神经疾患贴扎

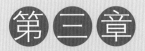

## 第一节

## 脑 卒 中

【疾病概要】

脑卒中又称脑中风、脑血管意外，是一种突然起病的、由脑血管病变引起的局限性或全脑功能障碍，并持续时间超过24小时或引起死亡的临床综合征。它包括脑梗死、脑出血和蛛网膜下腔出血。其中缺血性脑卒中大约占脑卒中的80%，出血性脑卒中约占20%。脑卒中后出现的主要症状有偏瘫、偏身感觉障碍、偏盲及失语等。脑卒中存活者中70%以上有不同程度的功能障碍，40%为重度残疾，主要表现为运动障碍、感觉障碍、言语障碍及认知障碍等，若病后处理不当还可导致废用综合征和误用综合征。

目前我国采用的脑卒中康复模式主要是"脑卒中三级康复网络""卒中单元"管理模式。多项较高级别的循证证据显示脑卒中的康复治疗是改善功能障碍最有效的方法，也是"卒中单元"管理模式中不可缺少的关键环节。

脑卒中康复治疗技术包括Bobath技术（常有演进）、PNF技术、Rood技术及Brunnstrom技术等神经生理学方法，以及强制性运动疗法、运动再学习、机器人辅助训练与丰富环境下训练等。局灶痉挛肌的肉毒毒素注射、神经肌肉电刺激、功能性电刺激及踝足矫形器等的综合应用已较成熟。

尽管脑卒中康复的基础与临床研究较多，但脑卒中患者出现的各种功能障碍与并发症依然是目前康复治疗的重点和难点。

## 【临床评估】

### （一）解剖与生物力学特征

脑卒中后患者常出现相应功能区域损害症状，其引起的偏瘫多为痉挛性瘫痪，出现肌群之间协调异常、联合反应、共同运动和异常运动模式等。患者往往伴有肌张力增高或痉挛，其痉挛模式上肢包括肩关节内收内旋、肩过伸、屈肘、屈腕及握拳痉挛；下肢包括马蹄内翻足、纹状体趾、膝关节过伸或屈曲痉挛、屈髋及内收肌痉挛等。可参考附录一、附录五。

脑卒中患者除了以上阳性症状外，还存在肌无力、活动不能、感觉缺失等阴性症状。若姿势不当和肩关节周围肌肉无力，患者可出现肩胛骨下旋、内收或后缩、盂肱关节半脱位等，或由于肩手综合征而出现肩关节活动度下降，在外展、屈曲、外旋时出现疼痛，腕关节伸展时疼痛，手背肿胀，皮纹消失，掌指关节和指间关节活动受限等。而患者核心肌群控制不足常是影响步态、平衡及手功能的重要因素。

### （二）临床诊查方法

脑卒中偏瘫的检查包括常规的体格检查和康复评定。常用的康复评定方法有Brunnstrom六阶段分级法、Fugl-Meyer评定法、Ashworth评定法、改良Barthel指数等，常用的神经科卒中评定方法包括美国国立卫生研究院卒中量表（national institute of health stroke scale，NIHSS）、简易精神状态检查表（minimum mental state examination，MMSE）等。国际功能、残疾和健康分类（International Classification of Functioning, disability and health，ICF）是应用的新趋势，包括身体功能、身体结构、活动和参与、环境与个体因素等多维度分析，ICF可以应用于临床医学各个方面，有利于疾病的功能、预后判断、疗效评估、治疗方案制订与纵向、横向比较。

## 【贴扎方法】

### 肩关节半脱位

### （一）贴扎目的

改善感觉输入，促进肌肉收缩，支持肩关节。

### （二）贴扎策略

➡ 第一步　肌肉贴扎：肩关节内收、内旋摆位，采用I形贴布，将锚固定于肩胛上角内侧，以自然拉力或中度拉力沿冈上窝经肱骨大结节，并延展至三角肌粗隆。

➡ 第二步　感觉输入贴扎、筋膜引导：将I形贴布进行螺旋贴扎，将锚部分重叠于上一贴布，以自然拉力将尾从肩胛上角内侧沿肩峰上方，向前包绕肩关节，并螺旋向患肢远端环绕，延展于上臂中下段(图3-1)。

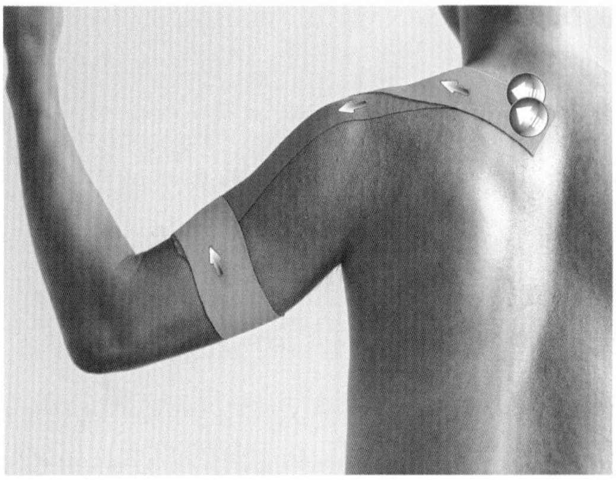

## 肩手综合征

### (一)贴扎目的

减轻水肿,改善感觉输入,抑制手腕过度屈曲,促进手功能康复。

### (二)贴扎策略

淋巴贴扎及肌肉贴扎:手屈曲摆位。采用爪形贴布,将锚固定于肱骨外上髁,以自然拉力沿腕伸肌群,从手背向手指远端延展,也可绕过指间到掌侧(图3-2)。

促进手功能康复还可辅以核心肌群激活贴扎、肩胛区稳定贴扎。

## 核心肌群不足

### (一)贴扎目的

激活核心肌群,稳定骨盆,增加感觉输入。

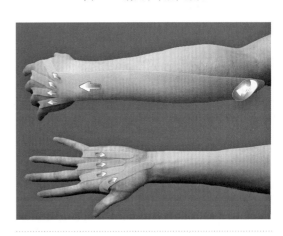

图3-1　肩关节半脱位贴扎

图3-2　肩手综合征贴扎

### (二)贴扎策略

肌肉贴扎:① 腹直肌促进贴法,腰后伸摆位。采用I形贴布共两条,左右各一,将锚固定于腹中线两侧肋弓下缘,尾以自然拉力延展至下腹部。可参见图1-35。② 竖脊肌促进贴法,腰前屈摆位。采用I形贴布、Y形贴布或三爪形贴布,左右各一条,将锚固定于髂嵴,尾以自然拉力延展至颈项部。可参见图1-45。③ 腹横肌促进贴法,将Y形贴布的锚固定于$L_{3\sim4}$横突,上方沿肋弓下缘延展至脐,下方贴布从髂嵴高度延展至腹白线,将另一条I形贴布的锚固定在Y形贴布上方,延展至脐,对侧以相同方法贴扎。可参见图1-41。④ 其他贴法,包括腰方肌贴扎、腹内外斜肌贴扎等。

## 躯干运动功能不足

### (一)贴扎目的

诱导躯干旋转肌群协调收缩,促进躯干分离;增加胸背部、腰背部正确感觉输入,易化肌肉收缩。

**（二）贴扎策略**

1. 贴扎方法一　引导翻身的感觉输入、筋膜贴扎：患者取健侧卧位，患侧下肢屈曲，转向健侧，患侧手臂上举反向伸展躯干。采用两条Y形贴布，一条贴布的锚固定于脐下靠近腹中线处，尾以自然拉力或中度拉力沿腹外斜肌走形斜向外上延展，贴于胸椎旁第11、12肋骨；另一条Y形贴布，将锚固定于第4肋骨水平腋中线处，尾以自然拉力或中度拉力沿肋骨走向分别延展于肋弓下缘和剑突（图3-3）。

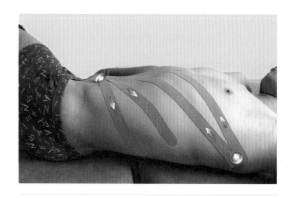

图3-3　引导翻身贴扎

2. 贴扎方法二　引导躯干挺直的感觉输入、筋膜贴扎：以一侧引导为例，采用三条Y形贴布，一条贴布的锚固定于$L_5$水平，将Y形贴布的尾延展于腰椎两侧$L_1$水平；将另两条Y形贴布的锚固定于$T_{12}$或$L_1$水平，Y形贴布的尾分别延展于两侧肩胛提肌、斜方肌后部及肩峰下（图3-4）。

3. 其他贴扎方法　可配合核心肌群肌肉促进贴扎、肩胛稳定贴扎等。

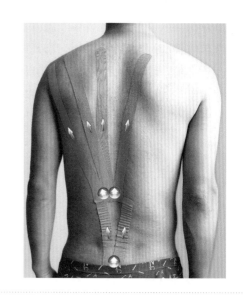

图3-4　引导躯干挺直贴扎

# 偏 瘫 步 态

**（一）贴扎目的**

改善髋关节屈曲角度不足及骨盆旋转角度，改善膝关节过伸（伸肌张力增高）、髋关节内收内旋，改善足下垂、足内翻。

**（二）贴扎策略**

1. 贴扎方法一　改善膝关节过伸（伸肌张力增高）、髋关节内收内旋。

➡ 第一步　肌肉贴扎：① 放松股四头肌，屈膝摆位。采用一条Y形贴布，将锚固定于胫骨粗隆，尾从髌骨两侧，沿股骨长轴延展贴扎（图3-5）。② 另可辅以腘绳肌促进贴扎，伸膝摆位。采用

Y形贴布,将锚固定于坐骨结节下方腘绳肌肌腹,以自然拉力将尾分别沿内、外侧肌走向延展至胫骨内、外侧髁及腓骨小头上方。参见第一章肌肉贴扎技术的相关内容。

➡ 第二步 感觉输入贴扎、螺旋引导:采用一条I形贴布,将锚固定于腰骶部,尾向前下环绕大腿延展于髌骨内侧(图3-6)。

2. 贴扎方法二 改善足下垂、足内翻。

肌肉贴扎:① 胫骨前肌促进贴法,踝跖屈摆位。采用一条I形贴布,将锚固定于胫骨外侧上1/3处,向内、外踝间延展,尾贴在足背处

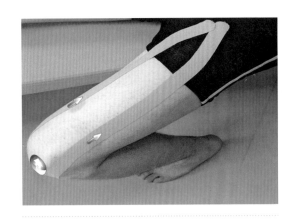

图3-5 偏瘫步态肌肉贴扎

(因要适度避免胫前肌的足内翻作用,故尾并不完全在止点)。② 腓骨长短肌促进贴法,采用一条I形贴布,将锚固定于腓骨小头,以自然拉力将尾延展至外踝(图3-7)。

另可辅以放松小腿后侧肌群贴扎方法:踝背屈摆位。采用一条Y形贴布,将锚固定于足底近足跟处,以自然拉力将尾从足跟后侧或外踝,沿小腿两侧延展于股骨内、外侧髁水平。参见图1-114。

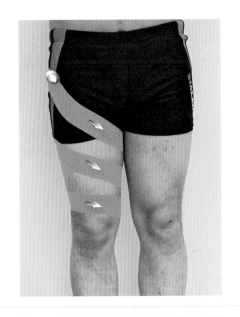

图3-6 偏瘫步态感觉输入贴扎、螺旋引导贴扎

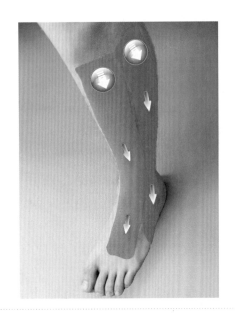

图3-7 胫骨前肌、腓骨长短肌改良贴扎

(陈文华 郭钢花 陆亮 祁奇 吴伟 余波)

| 第二节 |

# 吞咽障碍

## 【疾病概要】

吞咽障碍(dysphagia)是由于下颌、双唇、舌、软腭、咽喉、食管括约肌或食管功能受损,不能安全有效地把食物由口送到胃而取得足够营养和水分的进食困难。按发生部位可分为口咽吞咽障碍和食管吞咽障碍。口咽吞咽障碍指患者颈部存在问题,引发吞咽动作较困难;食管吞咽障碍的发生部位在近端和远端食管,分别称为"高位"和"低位"吞咽障碍。按有无解剖结构异常可分为功能性吞咽障碍和器质性吞咽障碍。功能性吞咽障碍指口、咽、食管的解剖结构无异常,但因运动控制异常引起相应障碍,此为本节的主要内容。

吞咽障碍为脑卒中常见的临床并发症,也是脑卒中后3个月患者死亡率判断的独立预测指标,同时可增加患者发生吸入性肺炎、营养不良、脱水、窒息等一系列并发症的风险。脑卒中患者的吞咽障碍主要表现在口腔期和咽期,表现为随意性舌运动的开始时间延迟、吞咽相关肌肉的运动协调性减低,所以应加强舌及下颌的运动控制、力量及协调,以提高进食、咀嚼及吞咽的功能。

吞咽障碍的康复治疗方法包括直接训练、间接训练和补偿策略等。具体为改善食物的物理性状,面部及咽肌的功能康复训练,咽肌的电刺激和黏膜的冷、热刺激,进食体位调整,中西药物治疗,针灸治疗及心理治疗等。

## 【临床评估】

### (一)解剖与生物力学特征

吞咽涉及口腔、咽、喉和食管等结构,包括面部相关的多达25对肌肉的兴奋和抑制的协调运动,及至少6对脑神经的调控。且由于语言和呼吸系统的参与而使吞咽活动更加复杂化。

参与吞咽的主要肌群包括舌骨上、下肌群:① 舌骨上肌群,当舌骨固定时,下颌舌骨肌、颏舌骨肌和二腹肌前腹均能拉下颌骨向下而张口。吞咽时,下颌骨固定,舌骨上肌群收缩上提舌骨,使舌升高,推挤食团入咽,并关闭咽峡。② 舌骨下肌群,固定、压低舌骨,协助舌骨上肌群张口。辅助吞咽的肌群有颈阔肌、头夹肌、斜方肌、颈夹肌及头半棘肌等。具体可参见附录一。

### (二)临床诊查方法

根据患者的主诉,诊断吞咽障碍并不困难,但确定吞咽障碍的部位和性质则需要仔细的临床评估与仪器检查。吞咽障碍临床评估包括反复唾液吞咽试验、饮水试验和摄食-吞咽功能等级评定等。

## 【贴扎方法】

### 吞咽肌群迟缓

**（一）贴扎目的**

改善感觉输入，促进迟缓吞咽肌群收缩，辅助完成吞咽动作。

**（二）贴扎策略**

1. 贴扎方法一

➡ 第一步 肌肉贴扎、感觉输入贴扎：仰头位。采用I形或Y形贴布，将锚固定于一侧下颌缘，尾部以自然拉力经颈前向胸骨延展。另一侧以相同方法贴上（图3-8）。

➡ 第二步 感觉输入贴扎：采用一条或数条爪形贴布，将锚固定于患侧外耳前方，尾以自然拉力分别贴至前额、上颌及下颌（图3-9）。

2. 其他贴扎方法 评估头夹肌、斜方肌、颈夹肌及头半棘肌的迟缓或紧张情况，予以相应肌肉贴扎。

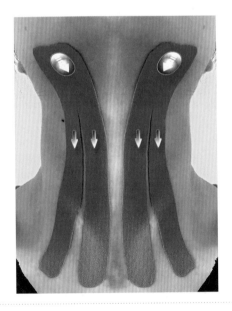

图3-8 吞咽肌群迟缓肌肉贴扎

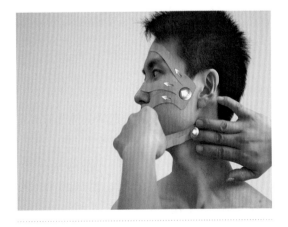

图3-9 吞咽肌群迟缓感觉输入贴扎

## 吞咽肌群紧张

**（一）贴扎目的**

改善感觉输入，缓解紧张吞咽肌群过度收缩，辅助完成吞咽动作。

**（二）贴扎策略**

1. **贴扎方法一** 肌肉贴扎、感觉输入贴扎：仰头位。采用I形贴布或Y形贴布，将锚固定于一侧胸骨端，尾部以自然拉力经颈前向上延展至下颌缘。另一侧以相同方法贴上（图3-10）。

2. **其他贴扎方法** 评估头夹肌、斜方肌、颈夹肌及头半棘肌的迟缓或紧张情况，予以相应肌肉贴扎。

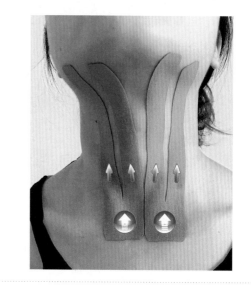

图3-10 吞咽肌群紧张肌肉贴扎

（乔 蕾 陈 亮）

# 第三节

# 头痛及偏头痛

【疾病概要】

头痛的原因有颈源性、肌紧张性及偏头痛等，排除明显的进展性、器质性头痛后，可参照肌紧张性头痛的处理方法，以部分缓解症状。颈源性、肌紧张性头痛可并发颈椎综合征、姿势不良综合征等。偏头痛也是一种常见的慢性神经血管性疾患，多起病于儿童和青春期人群，中青年期达发病高峰，女性多见，人群中患病率为5%～10%，多有遗传背景。偏头痛表现为单侧、周期性、反复发作的搏动性头痛。常伴有恶心、呕吐，光、声刺激或日常活动均可加重头痛，安静环境、休息可缓解头痛，其确切原因尚不清楚。家族性倾向偏头痛，由遗传缺陷决定，但环境的影响和生活方式似乎也起到一定的作用。

## 【临床评估】

常见的紧张肌肉包括头半棘肌、肩胛提肌、前斜角肌、胸锁乳突肌、上斜方肌、三角肌、冈上肌、胸大肌、胸小肌等。

评估方法参见颈椎病相关章节及附录一、附录四。

## 【贴扎方法】

### （一）贴扎目的

减轻头颈部肌肉紧张疲劳，缓解头痛，姿势矫正。

### （二）贴扎策略

#### 1. 贴扎方法一

➡ 第一步　空间贴扎、筋膜引导：采用2.5 cm宽的I形贴布，贴布中间以最大拉力固定于头额部痛点，尾不施加拉力延展贴扎。也可用多条贴布交叉呈十字形、米字形贴扎（图3-11）。

➡ 第二步　肌肉贴扎：根据评估情况选取头半棘肌、肩胛提肌、前斜角肌、胸锁乳突肌、上斜方肌、三角肌、冈上肌、胸大肌、胸小肌等进行放松（引导伸展）贴扎。具体方法参见第一章相关章节，也可参见上、下交叉综合征贴扎方法一（图2-12）。

#### 2. 贴扎方法二

➡ 第一步　痛点提高贴扎：采用2.5 cm宽的I形贴布，贴布中间为锚，固定于太阳穴痛点，尾以中度拉力向两端自然延展贴扎。

➡ 第二步　肌肉贴扎：同上，参见上、下交叉综合征贴扎方法一（图2-12）。

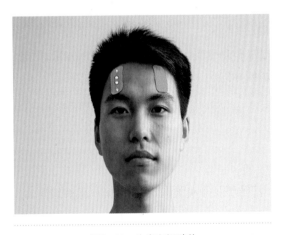

图3-11　头痛空间贴扎

（何晓宏　刘　群）

# 第四节

# 周 围 性 面 瘫

## 【疾病概要】

周围性面瘫又称Bell麻痹或面神经炎,指一侧面神经周围性损害引起的该侧面肌瘫痪,多为面神经管内面神经非特异性炎症引起的周围性面肌瘫痪。主要表现为不能皱额、闭眼、鼓腮、露齿、吹哨等。其预后大多良好,约70%患者可完全恢复,20%部分恢复,10%恢复不佳。年轻患者的预后好,老年患者伴乳突疼痛或合并糖尿病、高血压、动脉硬化、心肌梗死等预后较差,后遗症为面肌痉挛等。

周围性面瘫的病因包括受寒、病毒感染(如带状疱疹、单纯疱疹、流行性腮腺炎、巨细胞病毒等)和自主神经功能紊乱等,可引起局部神经营养血管痉挛,导致面神经缺血、水肿。

对周围性面瘫急性期患者可用超短波等治疗消除神经炎症水肿,还可选用激素、营养神经药物等治疗;恢复期可采用面部肌肉电刺激、主动运动等方法,促进瘫痪肌肉恢复。由于面神经管为骨性腔隙,容积有限,如果面神经水肿明显,则使面神经受压,可致不同程度轴突变性,这可能是部分患者恢复不良的重要原因。若经久不愈,应行神经电生理检查,以排除神经病变,或者局部探查了解神经卡压情况。

## 【临床评估】

查体可见一侧面部额纹消失,睑裂变大,鼻唇沟变浅变平,病侧口角低垂。示齿时口角歪向健侧。做鼓腮和吹口哨动作时,患侧漏气。不能抬额、皱眉,眼睑闭合无力或闭合不全,闭目时眼球向上外方转动,显露白色巩膜,称Bell征。需与中枢性面瘫相鉴别,后者常无额纹消失,并伴有中枢神经系统疾患相应的其他功能障碍。

## 【贴扎方法】

### (一)贴扎目的
增加感觉输入,促进局部循环及瘫痪肌肉收缩,减轻局部神经压力。

### (二)贴扎策略
➡ 第一步　肌肉贴扎、感觉输入贴扎:采用两条Y形贴布,将一条贴布的锚固定于太阳穴,尾以自然拉力分别延展至眉弓上方和眼睑下方。将另一条贴布的锚部分重叠于上一条Y形贴布的锚处,尾向面部延展至鼻翼旁。

➡ 第二步　淋巴贴扎、EDF减压贴扎:采用爪形贴布,将锚固定于患侧乳突,尾以自然拉力向颈前延展至下颌角下方(图3-12)。

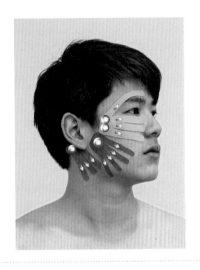

图3-12　周围性面瘫贴扎

(郭学军　陈文华)

# 第五节

# 腕 管 综 合 征

## 【疾病概要】

腕管综合征(carpal tunnel syndrome)指腕管内容积减少或压力增高,使正中神经在腕管内受压,以桡侧3～4个手指麻木、疼痛,有时拇指外展、对掌无力,动作不灵活为主要表现的综合征,又称迟发型正中神经麻痹和腕管狭窄症。

腕管综合征的常见发病原因为外伤、慢性炎症改变、占位性病变、慢性劳损等。多见于30～60岁女性,女性发病人数为男性的5～6倍,可能因为女性手腕比男性细小,腕部正中神经易受压；同时女性相对而言较多从事烦琐、需要手部频繁劳动的工作。现代社会愈来愈多的人每天长时间使用电脑，腕关节长期密集、反复和过度地活动，由此引起的这种病症也迅速成为一种日渐普遍的现代文明病——"鼠标手"。

腕管综合征是最常见的周围神经卡压性疾患，也是手外科医生最常手术治疗的疾患。治疗原则为解除腕部正中神经压迫，增加腕管空间，促进神经功能恢复。非手术治疗方法包括支具制动、皮质类固醇注射、口服非甾体类抗炎药物及理疗等。如果保守治疗不能较好地缓解症状，则需考虑行腕管松解术。

## 【临床评估】

### （一）解剖及生物力学特征

腕管为腕掌侧一个骨性纤维管道，其桡侧为舟状骨及大多角骨，尺侧为豌豆骨及钩状骨，背侧为头状骨、舟状骨、小多角骨及覆盖其上的韧带，掌侧为腕横韧带。腕管内有拇长屈肌腱、指浅屈肌腱、指深屈肌腱及正中神经通过。正中神经入掌后发出鱼际支（返支）和3条指掌侧总神经。鱼际支（返支）支配拇短展肌、拇短屈肌外侧头、拇对掌肌和第1、2蚓状肌，3条指掌侧总神经支配桡侧3个半手指掌面和近侧指间关节以远背侧的皮肤。

### （二）临床诊查方法

患者的大鱼际肌群即拇对掌肌、拇短展肌及拇短屈肌外侧头瘫痪，因此拇指对掌无力，不能向前与手掌平面形成90°，大鱼际萎缩、拇指内收形成"猿手"畸形。特殊诊查方法如神经干叩击试验（Tinel征）和屈腕试验（Phalen征）阳性。

1. Tinel 征　检查者在腕部正中神经处轻叩4～6次，若患者诉正中神经分布区出现麻木或疼痛为试验阳性，提示腕管综合征。也可让患者取坐位，肘关节屈曲约30°，前臂旋后，腕关节呈中立位。检查者使用叩诊锤从约15 cm高处落下叩击腕横纹近端肌腱间的正中神经，若患者主诉正中神经走行处酸麻为试验阳性。其敏感性0.23～0.74，特异性0.56～1.0。

2. Phalen 征　检查者嘱患者双腕同时屈曲90°，两手背接触并相对，保持60秒，若患者出现正中神经支配的至少一根手指麻木或疼痛即试验阳性，提示腕管综合征。或要求患者腕关节完全屈曲，肘关节伸展，前臂旋前，保持60秒。也可让患者将肘部置于桌面，前臂旋前，检查者使患者腕部屈曲90°，保持60秒。其敏感性0.68～0.88，特异性0.47～1.0。

## 【贴扎方法】

### （一）贴扎目的

减轻疼痛，增加腕管空间，放松腕屈肌群。

### （二）贴扎策略

1. 贴扎方法一

➥ 第一步　肌肉贴扎：肘关节伸直，前臂旋后，腕背伸。采用Y形贴布，将锚固定于掌跟处，尾以自然拉力沿桡侧和尺侧腕屈肌延展至肱骨内、外侧髁。

➥ 第二步　空间贴扎：前臂旋后，腕背伸位。采用I形贴布，贴布中部以较大拉力固定于腕横纹中点，尾以自然拉力向两侧延展（图3-13）。

2. 贴扎方法二

➥ 第一步　感觉输入贴扎、漂流贴扎：将锚交叉固定于肘关节内侧，沿着正中神经走向以自然拉力交叉下行至腕掌部（图3-14）。或采用爪形贴布，将锚固定于肘关节内侧，沿着正中神经走向以自然拉力在腕掌尺侧延展。

➥ 第二步　空间贴扎：同贴扎方法一。

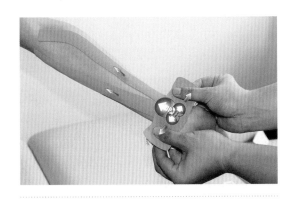

图3-13　腕管综合征贴扎方法一

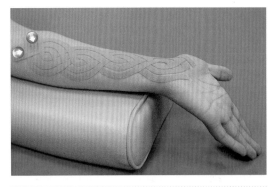

图3-14　腕管综合征漂流贴扎

（郗淑燕　林冠廷）

# ｜第六节｜
# 尺 神 经 损 伤

## 【疾病概要】

尺神经易在腕部和肘部受损伤，常见于刺伤、切割伤，或者受碾压、牵拉等直接暴力所损伤，也可因肘管和腕管狭窄、骨纤维管道管壁增厚等致慢性神经卡压。另外,存在颈肋或前斜角肌综合征时,也可导致尺神经损伤。

目前对于尺神经损伤的治疗,临床研究多集中在不同类型损伤的手术方式及晚期畸形的矫正。在保守治疗或术后康复方面,主要为低频电疗、磁疗和光疗等,以促进神经肌肉的功能恢复,并预防软组织粘连。

## 【临床评估】

### (一)解剖及生物力学

尺神经起自臂丛内侧束,由 $C_7$、$C_8$ 及 $T_1$ 神经纤维组成,在肘部经过肱骨内上髁与尺骨鹰嘴之间的尺神经沟,沿尺侧腕屈肌和指深屈肌间下行,在前臂远侧较表浅,位于豌豆骨外侧、腕横韧带浅面,经腕尺管进入手掌,分成两个终末支。浅支分布于手部尺侧和尺侧一个半手指的皮肤;深支为运动支,与掌深弓伴行,支配小鱼际肌、全部骨间肌、第3、4蚓状肌、拇内收肌及拇短屈肌内侧头。

### (二)临床诊查方法

患者手部尺侧和尺侧一个半手指的皮肤感觉障碍,第1背侧骨间肌和拇收肌萎缩最明显,其次是小鱼际肌群,手指不能外展与内收,手指夹力减弱或消失,小指常处于外展位,不能与环指并拢,可呈爪形手畸形(掌指关节过伸,指间关节屈曲)。

特殊诊查方法包括Froment征:尺神经损伤后,拇收肌及拇短屈肌部分麻痹,做拇、示指用力相捏动作时,拇长屈肌的作用代偿性增强,拇指掌指关节过伸,指间关节屈曲。

## 【贴扎方法】

### (一)贴扎目的

改善感觉输入,提高肌肉运动表现,促进神经功能恢复。

### (二)贴扎策略

1. 贴扎方法一　肌肉贴扎:前臂旋后,腕关节背屈位。采用I形或Y形贴布,将锚固定于肱骨内上髁,以自然拉力沿尺侧腕屈肌走向,向第5掌骨延展(图1-72)。也可分出一条贴布向拇内收肌区域延展。

2. 贴扎方法二　感觉输入贴扎:肘关节屈曲,前臂中立位。采用爪形贴布,以自然拉力将锚固定于尺侧腕横纹近端,尾向手部尺侧延展至掌指关节(图3-15)。

3. 贴扎方法三　感觉输入贴扎、漂流贴扎:前臂旋后,腕关节背屈位。采用爪形贴布,以自然拉力将锚固定于肱骨内上髁,沿尺侧腕屈肌交叉下行,两尾在腕关节处分别沿大、小鱼际肌止于第1和第5掌骨远端(图3-16)。

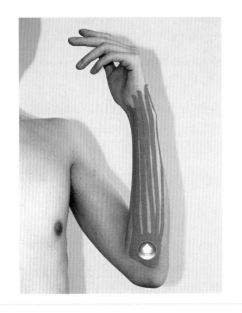

图3-15　尺神经损伤感觉输入贴扎

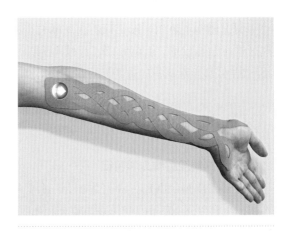

图3-16　尺神经损伤漂流贴扎

（郗淑燕　林冠廷）

| 第七节 |

# 股外侧皮神经炎

## 【疾病概要】

股外侧皮神经炎又称感觉异常性股痛,是一种较常见的周围神经性疾病。其临床表现为一侧或双侧大腿前外侧皮肤疼痛及感觉异常,也称为Roth综合征。

此病多见于20～50岁较肥胖的男性或糖尿病患者,也见于孕妇及劳动者,发病过程缓慢,患者自觉大腿前外侧皮肤呈针刺样疼痛,同时伴有异常感觉,如蚁走感、烧灼感、寒凉感、麻木感等。

开始发病时疼痛呈间断性，逐渐变为持续性，有时疼痛十分剧烈。衣服摩擦、动作用力、站立或行走时间过长都可使感觉异常加重。该病无肌萎缩或运动障碍。

目前对于股外侧皮神经炎的研究多集中在治疗方面。首先需探明原发病，并积极治疗原发病，解除其对神经的刺激。对症治疗可给予B族维生素、皮质类固醇激素或物理治疗，以营养神经和消除炎症。疼痛剧烈者，也可给予镇痛剂或局部封闭。病情严重难以缓解且病因不明者，可施行手术，切断神经或施行神经松解术。研究表明，约85%的患者给予保守治疗有效，疼痛可在4～6个月消失，然而有超过15%的患者转为慢性，或需要手术治疗。

有文献报道软组织贴扎技术对此病有很好的疗效。Leonid Kalichman研究发现，在股外侧疼痛区进行贴扎治疗，每星期2次，连续4星期后患者自我感觉异常程度下降50%，感觉异常区域缩小到25%，且生活质量较前明显提高。

## 【临床评估】

### （一）解剖及生物力学特征

股外侧皮神经由$L_{2～3}$神经发出，通过腰大肌外侧缘，斜过髂肌，沿骨盆经腹股沟韧带之深面，在髂前上棘以下10 cm处穿出阔筋膜至股部皮肤。在该神经行程中，如果受到压迫、外伤、挤压等，即可能发生股外侧皮神经炎。此外全身性疾病如痛风、糖尿病、肥胖，或多发性硬化、神经根炎等神经系统病变及腹部盆腔炎症、肿瘤、结石等也可导致本病。

### （二）临床诊查方法

查体发现大腿前外侧（下2/3）皮肤有程度不等的浅感觉障碍，主要是痛、温、触觉减退或消失。患处皮肤轻度菲薄，但肌肉无萎缩，腱反射正常，也无运动障碍。组胺试验及毛果云香碱出汗试验正常。本病常数年不愈，症状时轻时重。

## 【贴扎方法】

### （一）贴扎目的

改善感觉输入，减轻局部麻木及其他感觉异常。其他非开放性损伤的感觉异常部位，可参照该处进行感觉输入贴扎法。

### （二）贴扎策略

1. 贴扎方法一　感觉输入贴扎：患侧下肢取自然舒适体位，充分暴露感觉异常区域。采用爪形贴布，将锚固定在股骨大转子处，以自然拉力向前下延展包覆大腿前外侧感觉异常部位（图3-17）。

2. **贴扎方法二**　感觉输入贴扎、漂流贴扎：患侧下肢取自然舒适体位，充分暴露感觉异常区域。采用漂流贴扎，将两条爪形贴布的锚固定在股骨大转子处，以自然拉力向前下交叉包覆大腿前外侧感觉异常部位（图3-18）。其他贴法可参见第一章中的相关内容及图1-127。

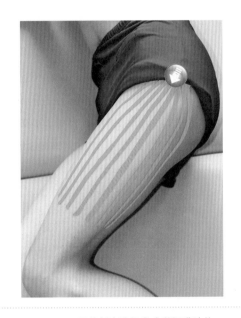

图3-17　股外侧皮神经炎感觉促进贴扎

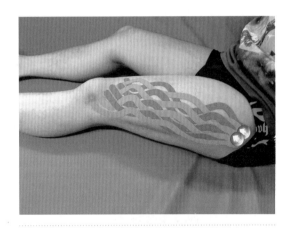

图3-18　股外侧皮神经炎漂流贴扎

（郗淑燕　陈文华）

| 第八节 |

# 腓总神经损伤

## 【疾病概要】

腓总神经损伤主要表现为足下垂、踝关节不能背伸及外翻，足趾不能背伸；小腿外侧及足背皮肤感觉减退或缺失；胫前及小腿外侧肌肉萎缩。因行走时踝关节不能背伸，患者往往用力提高下肢，致髋关节、膝关节过度弯曲，成跨阈步态。其病理基础为神经轴突病变和脱髓鞘病变。

腓总神经损伤可由外伤（锐器或钝器伤、牵引、骨折、撕脱）等引起，也可由医源性损伤造成，如夹板、石膏压伤，或下肢静脉曲张手术造成腓总神经全部或部分断裂。另外，膝关节韧带损伤合并腓总神经损伤亦非罕见，危重患者长期卧床，下肢在外旋位该神经也可被压伤。临床观察表明，腓总神经较胫神经更容易受损伤，其发生率约为13.7%，这与其解剖位置相关，因为腓总神经在腓骨颈部，位置表浅，周围软组织少，移动性差。

对于腓总神经损伤应尽早手术探查。多数可通过神经直接吻合进行修复，如果神经缺损过大，可考虑选用自体腓肠神经移植修复。临床治疗表明，伤后3个月以内手术的效果最好。闭合性腓总神经损伤尽管有自行恢复的可能，但也应尽早手术探查，行松解术、吻合术或神经移植术。对于功能不恢复者，晚期可行肌腱移位术或踝关节融合术矫正足下垂畸形。

腓总神经损伤患者在早期常规药物、运动康复治疗的同时，予以超短波、神经肌肉电刺激等物理因子治疗，能够加快神经损伤恢复的进程。Marqueste T等对外周神经损伤进行研究，发现神经肌肉电刺激有助于肌肉功能的恢复。Bannaga A等研究发现磁刺激可以加快外周神经损伤的恢复，是外周神经损伤的有效治疗措施。物理因子治疗可以改善损伤组织的血液循环及营养代谢，使神经肌肉兴奋性和生物电活动升高，促进水肿消散和炎症产物吸收，利于神经恢复。佩戴踝足矫形器，可避免在行走过程中足尖下垂而导致异常的步态。

## 【临床评估】

### （一）解剖与生物力学特征

腓总神经是坐骨神经的分支，于腘窝沿股二头肌内侧缘斜向外下，经腓骨长肌两头之间绕腓骨颈，分为腓浅、腓深神经。前者于腓骨长、短肌间下行，在小腿下1/3处穿出深筋膜至足背内侧和中间。后者于趾长伸肌和胫骨前肌间，贴骨间膜下降，与胫前动、静脉伴行，于姆、趾长伸肌之间至足背。支配腓骨长短肌、胫骨前肌、姆长伸肌、趾长伸肌、短伸肌、趾短伸肌及小腿外侧和足背皮肤的感觉。

腓总神经为混合神经，损伤后引起足下垂、踝关节不能背伸、足趾不能伸直和背伸、小腿外侧和足背皮肤感觉消失，足呈马蹄内翻畸形。踝关节是步行姿势及稳定性的一个微调枢纽，其背伸能否完成，对下肢运动功能、步态有着极其重要的意义。通过提高胫骨前肌肌力和踝关节背伸角度，能改善踝关节背伸功能。

### （二）临床诊查方法

腓总神经损伤多由外伤所致，常合并四肢骨折或关节损伤。临床表现为小腿的胫前肌，姆长短伸肌，趾长短伸肌和腓骨长、短肌瘫痪，出现患足下垂、内翻。感觉支分布于小腿外侧和足背，损伤后表现为该区域深、浅感觉减退或消失。

电生理检查是腓总神经损伤后最常用的辅助检查方法。表现为患侧腓总神经传导速度减慢，波幅下降，F波或H反射潜伏期延长；腓总神经支配肌肉的肌电图检查多表现为失神经电位。

## 【贴扎方法】

### （一）贴扎目的

改善感觉输入，提高肌肉运动表现，促进神经功能恢复。

### （二）贴扎策略

1. **贴扎方法一**　肌肉贴扎：膝关节屈曲或伸直，辅助的踝关节为中立位。采用I形贴布，将锚固定于胫骨外侧上1/3处，尾以自然拉力或中度拉力向内、外踝间延展于足背处（因要适度避免胫前肌的足内翻作用，故尾并不完全在止点）。参见第一章的胫骨前肌贴扎（图1-106）和第三章的胫骨前肌、腓骨长短肌改良贴扎（图3-7）。

2. **贴扎方法二**　肌肉贴扎：患侧下肢自然舒适体位，踝关节取内外翻中立位。采用I形贴布，将锚固定于腓骨小头或略下，尾以自然拉力或中度拉力沿腓骨长短肌肌腹，经外踝后延展至足底（避免过度跖屈，尾可止于第5跖骨粗隆）。参见第一章的腓骨长短肌贴扎（图1-112）和第三章的胫骨前肌、腓骨长短肌改良贴扎（图3-7）。

3. **贴扎方法三**　感觉输入贴扎、漂流贴扎：患侧下肢取自然舒适体位。采用两条5cm宽贴布分别剪成四爪，将锚固定于小腿外侧上1/3处，尾以自然拉力沿小腿前外侧交叉向下，延展于足背处（图3-19）。

也可采用淋巴贴扎（爪形贴布）、EDF/水母贴减压贴扎方式。

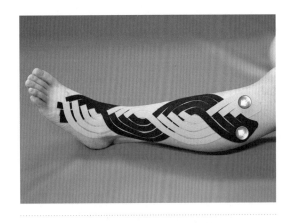

图3-19　腓总神经损伤漂流贴扎

（郗淑燕　郭学军）

# 第四章

# 常见儿童疾患贴扎

## 第一节

## 脑 性 瘫 痪

【疾病概要】

脑性瘫痪（简称"脑瘫"）是一组持续存在的中枢性运动和姿势发育障碍、活动受限症候群。这种症候群是由于发育中的胎儿或婴幼儿脑部非进行性损伤所致。

诊断脑瘫患儿的必备条件包括中枢性运动障碍持续存在、运动和姿势发育异常、反射发育异常、肌张力及肌力异常等；参考条件包括引起脑瘫的病因学依据、头颅影像学佐证等。

脑瘫的现代康复治疗，较强调要改变以往治疗中重功能、少参与、轻环境的治疗方式，采取生物–心理–社会模式下，将个体、任务和环境相结合的康复策略，认为功能只有通过主动的活动和参与才能体现其价值，而辅具及心理支持、改善物理与人文环境，也能有效提高脑瘫患儿的参与度，从而减轻残疾。

脑瘫多采用中西医结合康复、医疗康复和教育康复的综合方案。可结合常规的检查及康复评估，确定以患儿及家长现实性愿望和需求为康复目标，来制定康复方案和实施康复治疗。治疗过程中要强调父母参与的重要性。将"活动"和"参与"作为评价功能的尺度，同时考虑环境对参与度的影响。在应对功能障碍时，不仅要提高患儿活动与参与的能力，更要寻求某种方法，让其在活动和参与中不受障碍的影响，或将这种影响降到最低，给患儿可忽略障碍的环境，以提高其在生活、学习、工作、娱乐中的满意度。

就具体的治疗技术，除配合康复训练外，考虑到脑瘫患儿肌肉产生的绝对力矩较小，肉毒毒素注射解决肌肉局灶痉挛为较高的循证推荐，而肌内效贴的循证依据日渐增多，近年有不少正性结果,其他诸如高分子绷带、矫形鞋(垫)、矫形衣等也屡被应用。

本节主要介绍小儿脑瘫伴各类异常姿势、畸形等的贴扎治疗方法。

## 【临床评估】

### (一)解剖与生物力学特征

动态核心肌肉稳定性对于提高运动能力十分重要,通过腹肌、脊柱的肌力或其他肌肉良好的协调和中枢系统对腹内压的控制来实现核心稳定性的提高。悬吊训练、振动训练及使用平衡板、Bobath球、气垫和震动杆等,可一定程度提高患儿非稳态下的控制能力,更好地训练人体深层的小肌肉群。头部控制、肩胛区肌肉的稳定、协调功能与核心肌群的稳定性也是手功能整体恢复的重要考虑因素。

脑瘫有着较复杂的症候群,单一考虑某块肌肉进行对症治疗常不能达到预期效果。如拇内收痉挛时,单独松解拇对掌肌、拇收肌往往疗效不佳,因为患儿不仅腕屈曲、掌腱膜紧张、拇指内收,同时桡侧腕伸肌、尺侧腕伸肌必然过弱而无力伸腕。所以增强桡侧腕伸肌、尺侧腕伸肌的收缩力,松解掌腱膜,松解拇对掌肌、拇收肌等整体考虑的治疗才是解决相应症状必不可少的环节。

### (二)临床诊查方法

临床评估的原则是要把患儿看成是一个整体来进行全面评定,不仅要评定运动功能障碍情况,而且要评定患儿整体发育、智能、语言等方面的表现;不仅要评定其存在的缺陷,而且要注意患儿现有的能力和潜能,并结合患儿所处的家庭状况和社区情况进行评定。

## 【贴扎方法】

### 腕 下 垂

### (一)贴扎目的

促进腕关节背伸,放松腕屈肌群。

### (二)贴扎策略

1. 贴扎方法一

➡ 第一步 肌肉促进贴扎、感觉输入贴扎:促进背伸,腕关节呈屈曲摆位。采用爪形贴布,将锚固定于肘关节外侧,沿前臂、手背多尾以自然或中度拉力延展至手指根部(图4-1)。

➡ 第二步 肌肉放松贴扎:放松腕屈肌群,腕关节呈背伸摆位。采用I形贴布,将锚固定于掌根部,尾沿前臂以自然或中度拉力延展至肘关节内侧(图4-2)。

2. 贴扎方法二　功能矫正:腕关节置于尽量背伸摆位。采用I形贴布,贴布的两端为锚,分别固定于手背掌指关节处和前臂。然后将腕关节掌屈,将中间部分贴扎,贴扎中可施加拉力。参见第二章的网球肘慢性损伤功能矫正贴扎(图2-19)。

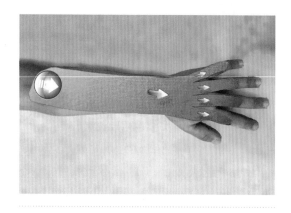

图4-1　腕下垂肌肉促进贴扎

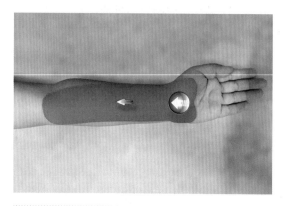

图4-2　腕下垂肌肉放松贴扎

## 拇 指 内 收

**(一) 贴扎目的**

抑制拇指内收,促进拇指外展。

**(二) 贴扎策略**

1. 贴扎方法一

⇒ 第一步　肌肉贴扎:拇指屈曲、内收摆位。将I形贴布对半裁剪(宽2.5 cm),锚固定于尺桡骨近端中间,尾以自然拉力或中度拉力沿前臂背侧延展至拇指远节(图4-3)。

⇒ 第二步　肌肉贴扎、筋膜引导:拇指伸展位。采用I形贴布,中间镂空,将锚固定于手背外侧,拇指沿"镂空"的洞穿过,尾以自然拉力或中度拉力延展至掌心(图4-3、图4-4)。

2. 贴扎方法二　筋膜引导:采用X形贴布,贴布的中点为锚,固定于拇指外侧,尾端贴

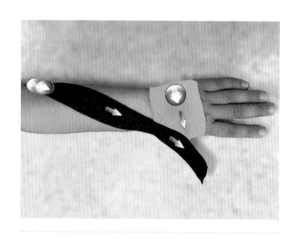

图4-3　拇指内收肌肉贴扎

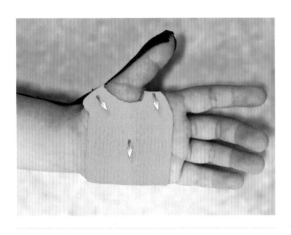

图4-4　拇指内收肌肉贴扎、筋膜引导贴扎

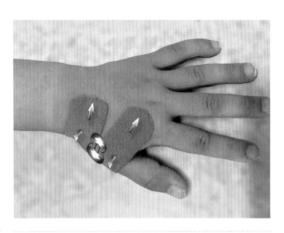

图4-5　拇指内收筋膜引导贴扎

布分别贴于第2掌骨的背面、掌面（图4-5）。

3. 其他贴扎方法　以上介绍的贴扎方法在实践中常常可合并使用，也可配合感觉输入、引导贴扎（I形螺旋贴扎等）。

## 腰椎过度前凸

### （一）贴扎目的

通过诱发腹直肌、腹内外斜肌的收缩，激活核心肌群，纠正腰椎过度前凸。

### （二）贴扎策略

1. 贴扎方法一

➡ 第一步　肌肉贴扎、感觉输入贴扎：腰背伸摆位。采用Y形贴布或I形贴布，将锚固定于耻骨上方，尾以自然拉力或中度拉力分别沿脐两侧延展至剑突下方。

➡ 第二步　肌肉贴扎：促进腹内、外斜肌收缩，一侧腹内斜肌及对侧腹外斜肌贴扎时，向对侧旋转摆位。采用两条I形贴布，将锚固定于髂前上棘，尾以自然拉力或中度拉力沿一侧腹内斜肌、对侧腹外斜肌的走向延展至对侧肋弓下缘与腋中线的交点处。两侧的贴法相同（图4-6）。

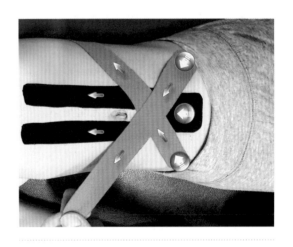

图4-6　腰椎过度前凸肌肉贴扎

➡ **第三步** 感觉输入、筋膜引导贴扎：采用I形贴布，贴布中间为锚，固定于$L_{4\sim5}$棘突位置，其余贴布以自然拉力或中度拉力沿两侧髂嵴贴至两侧髂前上棘（图4-7）。

2. **其他贴扎方法** 可配合放松斜方肌下部和背阔肌的贴法。

## 髋关节内（外）旋

### （一）贴扎目的

改善感觉输入，纠正髋关节内、外旋。

### （二）贴扎策略

感觉输入贴扎、筋膜引导贴扎：以纠正髋关节内旋为例（若为纠正髋外旋，将锚固定于髋关节内侧，螺旋方向相反），髋、膝关节伸展。采用I形螺旋贴布，将锚固定于髋关节外侧，其余贴布以自然拉力环绕大腿贴上，尾以轻度或中度拉力延展于胫骨中部内侧（图4-8）。

## 剪 刀 步

### （一）贴扎目的

改善感觉输入，放松髋内收肌群。

### （二）贴扎策略

肌肉贴扎、感觉输入贴扎：髋关节外展。采用I形或Y形贴布，将锚固定于胫骨内侧髁的内下方，尾包覆髋内收肌群，延展于腹股沟下方（图4-9）。

应配合核心肌群激活贴扎、小腿三头肌放松贴扎等。

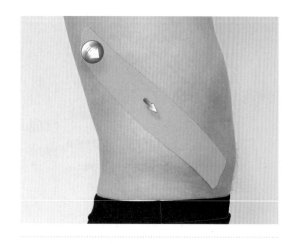

图4-7　腰椎过度前凸筋膜引导贴扎

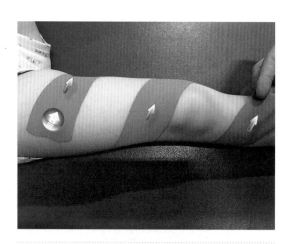

图4-8　髋关节内（外）旋贴扎

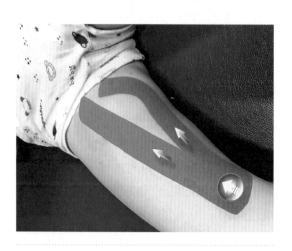

图4-9　剪刀步贴扎

## 膝关节过伸

### （一）贴扎目的

稳定膝关节，促进肌群协调，改善感觉输入。

### （二）贴扎策略

功能矫正：呈俯卧位，下肢屈曲至腘窝角135°。采用I形贴布，贴布两端为锚，固定于小腿及大腿中部。首先使贴布中段悬空，再将小腿拉至伸展位，展平贴布，中间段可施加中度拉力（图4-10）。

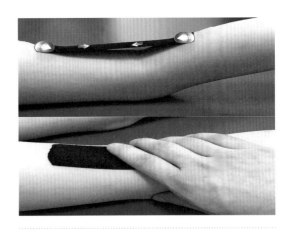

图4-10 膝关节过伸贴扎

## 膝关节伸展不充分

### （一）贴扎目的

改善感觉输入，稳定膝关节，促进股四头肌收缩。

### （二）贴扎策略

➡ 第一步 肌肉贴扎：股四头肌促进贴扎，采用I形贴布或Y形贴布。参见股四头肌贴扎（图1-100）。

➡ 第二步 韧带贴扎或空间贴扎：采用I形贴布，中间为锚，固定于胫骨粗隆，两尾施加较大拉力向膝关节内、外侧延展。或中间一段以最大拉力固定于胫骨粗隆处，两尾不施加拉力向膝关节内、外侧延展（图4-11）。

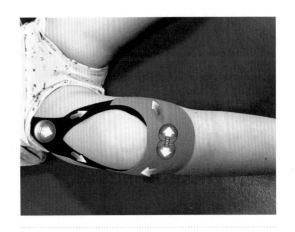

图4-11 膝关节伸展不充分贴扎

## 下肢伸肌痉挛

### （一）贴扎目的

下肢伸肌痉挛模式常以维持姿势为主。贴扎以改善感觉输入、放松肌肉为主。

**（二）贴扎策略**

肌肉贴扎：针对小腿后群肌肉、股四头肌紧张痉挛等。在反向牵伸摆位情况下，可以远固定点为锚，以自然拉力向近固定点延展。

应配合核心肌群促进贴扎、姿势引导贴扎等。

## 足 下 垂

**（一）贴扎目的**

改善感觉输入，矫正足踝位置，促进足背屈。

**（二）贴扎策略**

功能矫正：足背屈摆位。采用I形贴布，两端为锚，分别固定于胫骨中上段及足背处。首先使贴布中段悬空，再将足踝置于充分跖屈姿势，展平贴布，中间段可施加中度拉力（图4-12）。

其他可辅以小腿三头肌放松、胫骨前肌促进贴扎（改良贴法，止于足背区）。

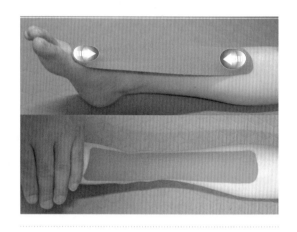

图4-12　足下垂贴扎

## 足 内（外）翻

**（一）贴扎目的**

改善感觉输入，稳定踝关节，纠正足外（内）翻。

**（二）贴扎策略**

➡ 第一步　空间贴扎：稳定踝关节，以足内（外）翻伴扁平足患儿为例。采用I形贴布，中间给予最大拉力贴于足底，两端以自然拉力呈U形向内、外踝延展。

➡ 第二步　感觉输入贴扎、筋膜引导贴扎：采用I形螺旋贴布，将锚固定于外踝上方或小腿中段腓侧，尾向下延展包绕踝关节至足背（纠正足内翻，则锚放于内踝上方）（图4-13）。

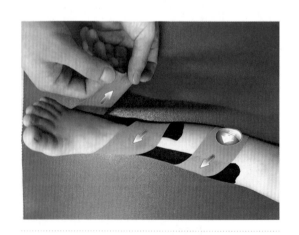

图4-13　足内（外）翻贴扎

可配合胫骨前肌促进（纠正足外翻）、腓骨长短肌促进（纠正足内翻）的改良贴扎。参见胫骨前肌贴扎（图1-106）、腓骨长短肌贴扎（图1-112）及胫骨前肌、腓骨长短肌改良贴扎等（图3-7）。

## 运动启动障碍

### （一）贴扎目的

促进核心稳定性，改善肩胛区稳定性，改善感觉输入。

### （二）贴扎策略

感觉输入贴扎、肌肉贴扎：① 竖脊肌引导，腰前屈摆位。采用I形贴布、Y形贴布或三爪形贴布，左右各一条，将锚固定于髂嵴，尾以自然拉力延展至颈项部（图4-14）。也可用多条Y形贴布，从脊柱中线向上重叠，另可参见竖脊肌贴扎（图1-45）。② 腹直肌引导，腰后伸摆位。采用I形贴布两条，左右各一，将锚固定于腹中线两侧肋弓下缘，尾以自然拉力延展至下腹部。也可用一条I形贴布沿腹中线贴扎（脐部镂空）。可参见腹直肌贴扎（图1-35）。

肩胛区稳定贴扎可参见三角肌贴扎（图1-49）等。

其他贴扎方法包括腹横肌贴扎、腰方肌贴扎、腹内外斜肌贴扎等。

小儿脊柱侧弯的贴扎处理参见第二章的相关内容。

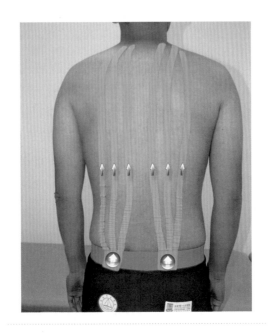

图4-14　竖脊肌引导贴扎

（陈文华　吕智海　刘合建　沈　敏　范艳萍　余　波）

# 第二节

## 运动发育迟缓

### 【疾病概要】

发育迟缓(生长发育迟缓)是指在生长发育过程中出现速度放慢或顺序异常等现象,发病率为6% ～ 8%。在正常的内、外环境下儿童能够正常发育,但一切不利于儿童生长发育的因素均可不同程度地影响其发育,从而造成儿童生长发育迟缓。一般临床上落后于正常儿童生长发育3个月及以上者可诊断为发育迟缓。

引起发育迟缓的原因较多,正常生长变异占80% ～ 90%,如家族性矮身材、体质性发育延迟以及低出生体重性矮小,这些与先天遗传因素或宫内发育不良有关,其生长速度基本正常,不需要特殊治疗。病理性原因如染色体异常(唐氏综合征、特纳综合征)、代谢性疾病、骨骼疾病(骨软骨发育不全)、慢性疾病、慢性营养不良性疾病、内分泌疾病(如生长激素缺乏症、甲状腺功能低下症)等引起的生长迟缓,需要针对性的内、外科治疗及康复治疗。

### 【临床评估】

发育迟缓多有体格发育、运动发育及智力发育落后,但也可以某一方面为突出表现。如果身高、体重、头围的测量值都偏低的话,即表示患儿发育出现了全面的迟缓,应向儿科医师做详细咨询,以确认是否需要做进一步的检查。如果只是身高、体重、头围的某一项指标偏低,表示患儿可能出现部分发育迟缓,可进一步检查脑神经或内分泌等项目,以了解孩子的生理发展是否受到了影响。

儿童神经心理发育的水平表现在感知、运动、语言和心理等过程中的各种能力,对这些能力的评价仅能判断儿童神经心理发育的水平,没有诊断疾病的意义。心理测试需由经过专门训练的专业人员根据实际需要选用,主要包括能力测试和适应性行为测试等。

### 【贴扎方法】

### 头 控 不 足

**(一)贴扎目的**

改善感觉输入,促进斜方肌、竖脊肌等肌肉收缩,提高头控能力。

**（二）贴扎策略**

感觉输入贴扎、肌肉贴扎：① 促进斜方肌远固定点收缩，对侧侧屈摆位。可采用Y形贴布，将锚固定在肩峰，尾以自然拉力或中度拉力沿斜方肌下部和上部走向贴上，对侧以同样方法贴上。可参见斜方肌贴扎（图1-19）。② 促进两侧竖脊肌收缩，腰前屈摆位。采用I形贴布、Y形贴布或三爪形贴布，左右各一条，将锚固定于髂嵴，尾以自然拉力延展至颈项部。可参见竖脊肌贴扎（图1-45、图4-14）等。

## 翻 身 障 碍

**（一）贴扎目的**

改善感觉输入，通过两个方向的剪力使躯干回旋，增加筋膜活动度，诱导翻身活动。

**（二）贴扎策略**

引导翻身感觉输入、筋膜贴扎：健侧卧位，患侧下肢屈曲，转向健侧，患侧手臂上举反向伸展躯干。采用两条Y形贴布，将一条贴布的锚固定于脐下靠近腹中线处，尾以自然拉力或中度拉力沿腹外斜肌走形斜向外上延展于胸椎旁第11、12肋。另一条Y形贴布，将锚固定于第4肋与腋中线交界处，尾以自然拉力或中度拉力沿肋骨走向分别延展于肋弓下缘和剑突。参见引导翻身贴扎（图3-3）。

## 躯干伸展不足

**（一）贴扎目的**

改善感觉输入，促进胸腔扩张，伸展躯干。

**（二）贴扎策略**

➡ 第一步 引导躯干伸展感觉输入、筋膜贴扎：采用两条Y形贴布，将一条贴布的锚固定于$L_5$水平，Y形尾延展于腰椎两侧$L_1$水平。另一条Y形贴布的锚固定于$T_{12}$或$L_1$水平，Y形尾分别延展于两侧肩胛提肌、斜方肌后部及肩峰下。参见引导躯干挺直贴扎（图3-4）。

➡ 第二步 胸腔筋膜引导：采用I形贴布，将锚固定于锁骨肩峰端，尾以中度拉力沿锁骨走向贴至胸锁联合处。将另一条Y

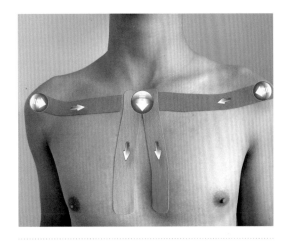

图4-15 躯干伸展不足贴扎

形贴布的锚固定于胸锁联合的凹陷处(胸骨角/柄),尾以中度拉力沿着胸骨柄两侧分别贴上(图4-15)。

## 核心稳定不足

### (一)贴扎目的

改善感觉输入,促进竖脊肌对称性收缩、腹直肌收缩、腹内外斜肌收缩,提高核心稳定性。

### (二)贴扎策略

肌肉贴扎、感觉输入贴扎:参见腹直肌贴扎(图1-35)、竖脊肌贴扎(图1-45、图4-14)及腰椎过度前凸肌肉贴扎(图4-6)等。

## 下肢稳定不足

### (一)贴扎目的

改善感觉输入,提高下肢关节的稳定性。

### (二)贴扎策略

肌肉贴扎、感觉输入贴扎:① 取俯卧位,膝关节自然伸直。采用Y形贴布或I形贴布,将锚固定于大腿后腘窝上方,尾以自然或中度拉力沿大腿向上延展至臀横纹下。对侧贴法相同。另将I形贴布的锚固定于腘窝下方,尾以自然或中度拉力沿小腿后部延展至踝关节上方。对侧贴法相同。② 髋关节轻度外展外旋。采用I形贴布,将锚固定于髋关节外侧,经臀横纹沿大、小腿内侧延展至内踝。对侧贴法相同(图4-16)。

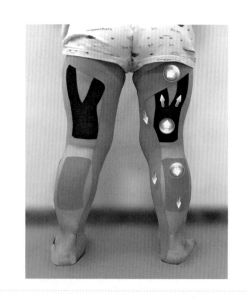

图4-16　下肢稳定不足贴扎

(刘合建　陈文华　郭钢花　沈　敏　吕智海)

# ｜第三节｜

# 其 他 疾 患

## 【疾病概要】

在儿童漫长的机构、家庭康复进程中,流涎、感觉异常(过敏或缺失)较为高发、多见。这些疾患除影响个人卫生及照护外,也是影响康复疗效的不利因素。

引起流涎的疾病较多,可分为生理性和病理性两大类。临床上常见的病理性流涎有口腔炎、面神经麻痹、嘴歪斜等。另外,唾液腺分泌功能亢进、脾胃功能失调、吞咽功能障碍、脑瘫、先天性痴呆、脑膜炎后遗症等均能引起病理性流涎。可行吞咽功能康复训练、肉毒毒素局部注射等。

手足口病后遗感觉过敏或其他原因造成的感觉过敏患儿,会因相应不适而产生抵触感,拒绝治疗师的触摸,或不喜走路、手工作业活动等,影响康复治疗的顺利进行。而感觉缺失常表现为协调障碍、步态不稳等。可应用肌内效贴的感觉输入、减压贴扎等方法。

肌性斜颈也是临床康复的常见病。小儿肌性斜颈一般为先天性斜颈,病因不明确,主要为一侧胸锁乳突肌挛缩造成头向一侧偏斜。早期诊治对预防继发性头、脸、颈椎畸形非常重要。推拿、牵伸疗法适用,外观畸形可手术矫正。

## 【临床评估】

通过病史、体格检查多能确诊。除排除某些疾患的急性感染期外,对外伤性疾患、内科疾患也需鉴别诊断。

## 【贴扎方法】

### 流　涎

**(一)贴扎目的**

改善感觉输入,引导协调相关肌群的运动。

**(二)贴扎策略**

感觉输入贴扎、筋膜引导贴扎:采用I形贴布,对半裁剪,将锚固定于下颌下缘,以自然拉力上行延展至面颊部,左右对称贴扎。头尽量后仰摆位,将另一条Y形贴布(宽2.5 cm或5 cm)的锚固定于胸锁关节胸骨端(或环状软骨下缘),内侧支以自然拉力沿前正中线两侧延展至下颌下方,外侧支沿胸锁乳突肌以自然拉力向上延展(图4-17)。

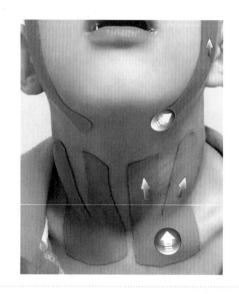

图4-17 流涎贴扎

## 手足口病后遗症、感觉异常

### (一)贴扎目的

缓解疼痛和感觉过敏,改善感觉输入。

### (二)贴扎策略

1. 贴扎方法一 以上肢前臂触觉敏感为例。

感觉输入贴扎、淋巴贴扎:自然摆位。采用两条裁剪成极窄条的爪形贴布。将第一条爪形贴布的锚固定于前臂上端,尾不施加拉力,沿前臂方向至前臂中段贴上;将第二条爪形贴布的锚固定于前臂中段,尾不施加拉力,沿前臂方向在腕关节、掌骨处贴上(图4-18)。

2. 贴扎方法二 以足底感觉缺失为例。

感觉输入贴扎、淋巴贴扎:采用爪形贴布,将锚固定于足跟下缘,以自然拉力或中度拉力向远端足趾延展(图4-19)。也可辅以踝足I形螺旋贴扎、足踝局部韧带贴扎,以改善本体感觉。

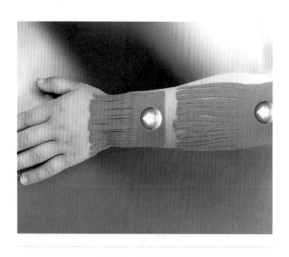

图4-18 感觉过敏贴扎

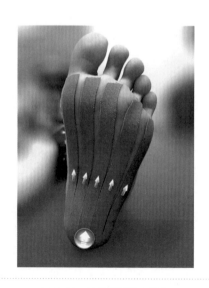

图4-19 足底感觉输入贴扎

## 肌 性 斜 颈

### （一）贴扎目的

缓解疼痛，促进肌肉收缩或放松。

### （二）贴扎策略

肌肉贴扎：贴扎对侧颈侧屈及同侧颈旋转摆位。采用Y形贴布或I形，同侧胸锁乳突肌贴扎（贴布宽2.5 cm，将锚贴于肌肉的上固定点，向肌肉下固定点延展）。参见胸锁乳突肌贴扎（图1-15）、斜方肌放松贴扎（将锚贴于肌肉近固定点，向肌肉远固定点延展）。或者为避免患儿贴扎侧的刺激反应，可予以对侧胸锁乳突肌、斜方肌促进贴扎（锚、尾方向同上述方向相反）。部分参见斜方肌贴扎（图1-19）。

（陈文华 刘合建 沈 敏 余 波）

# 第五章

## 常见内、外与妇科疾患及美容贴扎

### 第一节

### 感 冒 鼻 塞

【疾病概要】

感冒鼻塞最多见于上呼吸道感染。病毒感染是其首要病因，或在病毒感染的基础上继发细菌感染。病毒传播方式主要是经呼吸道吸入，其次是通过被污染物体进入机体。病毒感染后有一定的潜伏期、发病期、恢复期及免疫期，故列为一个独立疾病。发病时常并发咽、喉及气管等上呼吸道炎症。

感冒包括鼻、咽及喉的急性炎症，常单发，亦有综合发病，故有人称感冒为一种综合征。急性鼻炎常作为感冒的首发或继发症状，因此，常把感冒与急性鼻炎等同。严格地说，急性鼻炎应称为鼻感冒。感冒之后，仅有短暂的免疫期。所以，有易病倾向者，常反复发生。

感冒若无并发症，7～10天常可痊愈。在症状期，缓解鼻塞等常用药物较多含有抗组胺成分，引起嗜睡，影响日常工作。目前有一种通气鼻贴，不依赖任何药物，而是采用专利弹性胶片，防止鼻部软组织在呼吸时缩向鼻腔，从而治疗鼻阻塞，缓解打鼾和憋气。对因鼻炎、鼻阻塞引起的鼻塞、头痛及张口睡觉等有一定效果。肌内效贴技术部分运用了这一原理。

【临床评估】

诊断较易，有明确的上呼吸道感染史。需排除并发腺样体肥大（多见于小儿）、鼻腔实质性狭窄等，后者应去五官科诊查。

## 【贴扎方法】

### （一）贴扎目的

促进循环代谢，局部减压，缓解鼻塞症状。

### （二）贴扎策略

➡ 第一步  筋膜贴扎：采用对半裁剪的 I 形贴布，贴布的中间为锚，固定于鼻梁中间，两尾以自然拉力延展贴于鼻翼两侧（图5-1）。

➡ 第二步  淋巴贴扎：采用对半裁剪的 Y 形贴布，将锚固定于鼻根部，尾以自然拉力向下延展贴于鼻翼两侧（图5-2）。

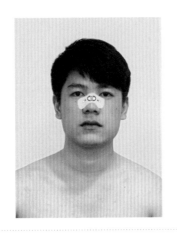

图5-1  感冒鼻塞筋膜贴扎

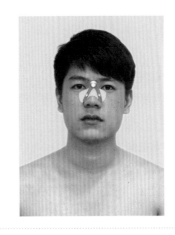

图5-2  感冒鼻塞淋巴贴扎

（乔 蕾 张 雯）

# ｜第二节｜

# 牙龈肿痛

## 【疾病概要】

牙龈肿痛主要为牙龈周围的炎症通过牙缝、牙结石及口腔死角传播，致使牙龈有牙菌斑附着而引起局部肿痛。患者往往有牙龈或牙周组织慢性炎症,当机体抵抗力下降、天气干燥、进食辛辣刺激的食物或患有全身系统性疾病,如糖尿病时,会导致原有的慢性炎症急性发作,出现牙龈肿痛症状。

由于导致牙龈感染、牙龈肿痛的致病菌90%为厌氧菌,所以可口服抗厌氧菌感染药物,如甲硝唑等抗生素治疗及非甾体消炎止痛药治疗。如果有牙结石、龋齿应及时治疗,只有消除了病因才可以防止牙龈肿痛症状再次出现。平时注意保持口腔卫生,适量锻炼并保持充足睡眠与休息,同时注意补充维生素C,避免过食辛辣刺激性食物、烟酒等。

## 【临床评估】

通过病史、症状及体征一般可明确诊断。根据临床需要,可进行血常规、口腔科X线摄片等检查。

## 【贴扎方法】

### (一)贴扎目的

促进局部循环代谢,加速淋巴回流,缓解牙痛症状。

### (二)贴扎策略

淋巴贴扎:患者头部转向健侧,张口,下颌略上抬。① 采用数条爪形贴布,分别固定于患侧颌下淋巴结处,尾以自然拉力向面颊部延展(图5-3)。② 也可采取数条爪形贴布,将锚固定于耳后淋巴结处,尾以自然拉力沿面颊、颌下三角延展(图5-4)。

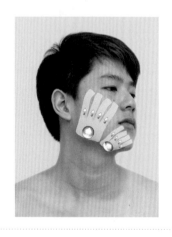

图5-3　牙龈肿痛淋巴贴扎方法一

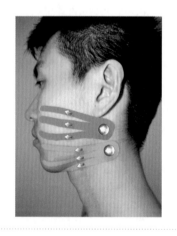

图5-4　牙龈肿痛淋巴贴扎方法二

(乔 蕾 张 雯)

# | 第三节 |

# 痛 经

## 【疾病概要】

痛经多为月经期前后或经期出现的下腹痛。根据有无器质性改变,临床将痛经分为原发性和继发性两种。

原发性痛经又称功能性痛经,常见于未婚、未产的青年妇女,年龄多为16～25岁。据以往涉及全国29个省、市、自治区13万妇女的一项普查分析发现,痛经者占人群的33.19%,其中轻度占45.73%,中度占38.81%,重度占13.55%其余为未明。其病因包括前列腺素释放过多、卵巢内分泌异常、子宫过度倾曲、子宫颈内口狭窄及心理恐惧紧张等。目前公认前列腺素(PG)和白细胞介素(IL)增高是原发性痛经的主要发病机制。PG会引起子宫平滑肌收缩、痉挛,导致子宫血流量减少,同时还提高其周围神经对疼痛的敏感性,最终引起痛经。

非甾体抗炎药(NSAIDS)及雌孕激素避孕药是临床治疗原发性痛经最常用的药物,但仍有20%～25%的患者对其无效,且雌孕激素避孕药仅适用于需节育的女性。Wang等使用高频经皮电刺激(TENS)治疗,发现止痛效果明显。Holtzman等在2个月经周期之间给13例痛经伴背部活动障碍的患者于中、下背部及盆腔区使用Thomson(汤姆森)矫正床治疗,治疗3次后痛经减轻。

## 【临床评估】

### (一)解剖与生物力学特征

成年女子子宫的正常位置在站立时位于骨盆的中央、坐骨棘水平之上,前与膀胱,后与直肠为邻。宫体前倾,宫颈与宫体成120°～150°,处于前倾前屈的位置。当存在维持子宫正常位置的某组韧带松弛、分娩后长期卧床(尤其是仰卧位)、盆腔炎症、宫体部肿瘤、先天发育不全等原因时,子宫可发生变位,其中最常见的为子宫后位。根据子宫后倒的程度不同,子宫后位分为Ⅰ、Ⅱ、Ⅲ度。轻度子宫后位(Ⅰ～Ⅱ度)一般不出现症状,无需治疗。重度子宫后位常出现症状,轻者仅为腰部酸胀不适,重者整个腰部、骶尾部及两侧髂部均感酸胀难忍,个别患者的酸胀感还会延伸到下背部和两侧腹股沟。小腹部酸胀和肛门坠胀感往往同时并存,劳累和月经期症状往往加重。若得不到及时矫正,还可继发痛经等。

### (二)临床诊查方法

对痛经程度的判定,一般根据疼痛程度及对日常活动的影响、全身症状、止痛药应用情况综合判定。轻度：有疼痛，但不影响日常活动，工作很少受影响，无全身症状，很少需用止痛药；中度：疼痛使日常活动受影响，工作能力亦受一定影响，很少有全身症状，需用止痛药，且有效；重度：疼痛使日常活动及工作明显受影响，全身症状明显，止痛药的效果有时欠佳。

## 【贴扎方法】

### （一）贴扎目的

放松肌肉，支持腰背部韧带、子宫圆韧带，减轻子宫倾曲程度，改善循环，提升子宫及下腹部，减轻坠感。围绕脐的环状筋膜技术可用以刺激迷走神经张力，能一定程度舒缓痉挛性疼痛。

### （二）贴扎策略

1. 贴扎方法一　筋膜引导：采用 I 形螺旋贴布（裁剪成 1.25 cm 宽），将锚固定于脐部右下方，以中等强度拉力绕脐延展数圈，贴于腹部，尾部不施加拉力贴上（图5-5）。

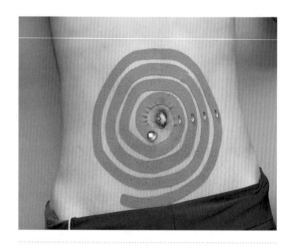

图5-5　痛经筋膜引导贴扎

2. 贴扎方法二　韧带贴扎、空间贴扎：① 采用 I 形贴布，以最大的张力将贴布的中间一段整块贴于骶骨处（也可用米字形贴布空间贴扎于腰骶区），预留的尾部 2 ～ 3 指宽，不施加拉力（图5-6）。② 或者用一条 I 形贴布，将中间一段以最大的张力纵向贴于耻骨以上，预留的尾部不施加拉力，再用另一条 I 形贴布，中间一段以最大的张力横向贴于耻骨以上，预留的尾部不施加拉力（图5-7）。

3. 贴扎方法三　淋巴贴扎或EDF减压贴扎、感觉输入贴扎：可用数条爪形贴布，将锚固定于耻骨区，不施加任何拉力左右交叉，呈网状向上逐渐延展，覆盖下腹不适处（图5-8）。

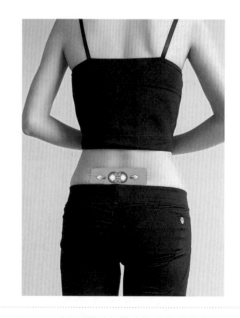

图5-6　痛经骶骨处韧带贴扎、空间贴扎方法一

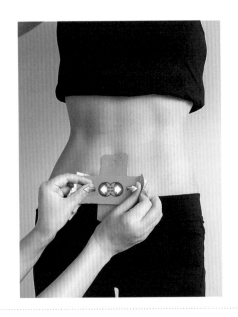

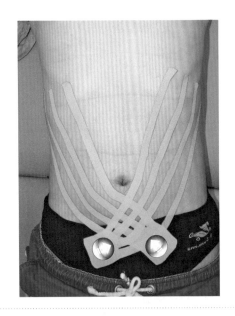

图5-7 痛经耻骨处韧带贴扎、空间贴扎方法二 图5-8 痛经淋巴贴扎或EDF减压贴扎

**小贴士**：贴扎方法并非唯一，建议针对个体化评估选择（如是否喜按或拒碰，据此选择诸如空间韧带贴扎或减压贴扎）。

（乔 蕾 陈文华）

| 第四节 |
| :---: |

# 消 化 不 良

## 【疾病概要】

消化不良表现为胃肠张力减退、餐后上腹饱胀不适、嗳气、反酸、恶心和无食欲等，肠道易激综合征（结肠痉挛性腹痛或无痛性腹泻）或便秘均可发生。

功能性消化不良（functional dyspepsia，FD）较多见，是指有消化不良症状而无溃疡或其他器质性疾病如慢性胃炎、十二指肠炎或胆道疾病者。该病有时症状酷似十二指肠溃疡，但X线及胃镜检查却无溃疡发现，服用制酸剂不能缓解，但服用甲氧氯普胺（胃复安）或多潘立酮（吗丁啉）后可获改善。FD好发于年轻女性，患者可有神经官能症表现，诸如焦虑失眠、神经紧张、情绪低落、忧郁等,心理治疗或镇静安定剂有时也可奏效。

## 【临床评估】

除病史、体格检查外,可行X线钡餐造影检查、胃十二指肠镜、结直肠镜及胃液分析等明确是否有胃肠道器质性问题。

## 【贴扎方法】

### (一)贴扎目的
引导筋膜,促进括约肌调节功能恢复。

### (二)贴扎策略
1. 贴扎方法一 适用于缓解结肠痉挛性腹痛。

筋膜贴扎:采用I形螺旋贴布(裁剪成1.25 cm宽),将锚固定于脐部右下方,以中度拉力绕脐延展数圈贴于腹部,尾部不施加拉力(图5-5)。

其他可用EDF减压贴扎(将数条爪形贴布无拉力覆盖下腹不适处,配合外圈筋膜引导)。

2. 贴扎方法二 适用于痉挛性腹痛、腹泻等。

空间贴扎、韧带贴扎:采用四条I形贴布,中间以最大拉力在腰背部肠区($T_{12}$水平)行米字形贴扎(图5-9);然后,用另一条I形贴布,在患者大腿位于屈曲内收位时,将锚固定于骶骨边缘,以最大拉力沿骶骨延展至股骨大转子,尾固定于大腿外侧,不施加拉力(图5-10)。对侧可行相同方法贴扎。

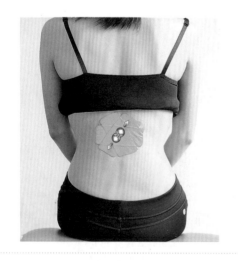

图5-9 痉挛性腹痛、腹泻空间贴扎

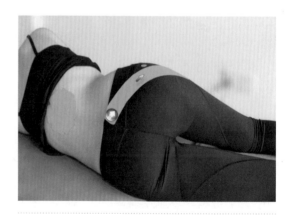

图5-10 痉挛性腹痛、腹泻韧带贴扎

3. 贴扎方法三　适用于结肠功能不足等。

筋膜引导贴扎：采用一条或多条对半裁剪的I形贴布，将锚固定于右侧腹股沟，沿着肋弓下结肠部分到左侧腹股沟，整体按照结肠走形（升结肠、横结肠、降结肠、乙状结肠）延伸。同时可行筋膜震荡（图5-11）。

其他还可采用爪形贴布淋巴引流等方法。

**小贴士**：贴扎方法并非唯一，其他可针对个体化评估选择（如是否喜按或拒碰，据此选择诸如空间韧带贴扎或减压贴扎）。

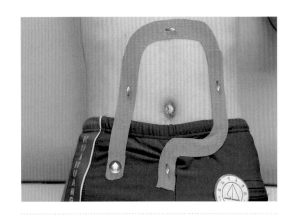

图5-11　结肠功能不足筋膜引导贴扎

（缪　芸　余　波）

# ┃第五节┃

# 乳癌根治术后淋巴水肿

## 【疾病概要】

乳癌根治术后因淋巴被清扫切除，患肢被制动、疼痛、瘢痕粘连而容易导致患肢肿胀。一般采用抬高患肢、运动疗法等消除肿胀。贴扎可在术后早期全程介入，以改善症状，辅助增强运动疗法的疗效。

患者进行日常活动时，通过淋巴贴扎拎起皮肤，使皮下组织空间增大，结缔组织得到松解。同时贴扎区域和相邻组织之间产生压力差，液体沿着压力差方向引流，从而确保淋巴液沿所希望的方向快速流动。

一般而言，淋巴结链完整时，贴扎技术在大多数情况下有一个共同的锚，贴布从远端到近端贴扎，形成压力差向心引流。若淋巴通道受损，淋巴结不完整，可剪切成小窄条的贴布更密集地整体缠绕螺旋贴扎。后法在乳癌根治术后更常用。另外，淋巴水肿有多种原因，可分为高容量性功能障碍、低容量性功能障碍及淋巴瓣（阀）功能不全。若存在器质性病变，使用肌内效贴的同时仍需解决原发疾病。

## 【临床评估】

淋巴引流区域、方向及临床分析可参见附录三。

## 【贴扎方法】

### （一）贴扎目的

增加组织间隙，促进血液、淋巴回流，减轻肿胀。

### （二）贴扎策略

1. 贴扎方法一　适用于淋巴通道受损时。

淋巴贴扎：肩后伸，肘伸直，手掌屈摆位。采用裁剪成 1.25 cm 宽的四条窄的 I 形贴布，将锚固定于肩和锁骨下之间的区域，螺旋环绕肢体四五圈，延展至手背（图 5-12）。

2. 贴扎方法二　适用于逐部位引流时。

上臂掌侧淋巴引流贴扎：肘伸直，肩关节呈外展位。采用爪形贴布，将锚固定于锁骨下肩峰端，尾以自然拉力沿上臂掌侧延展至肘关节（图 5-13）。

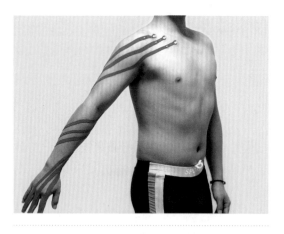

图 5-12　乳癌根治术后淋巴贴扎方法一

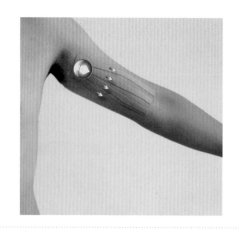

图 5-13　乳腺癌根治术后上臂掌侧淋巴引流贴扎

前臂掌侧淋巴引流贴扎：肘关节伸直，腕关节呈背伸位。采用爪形贴布，将锚固定于腕关节内侧，尾以自然拉力沿前臂掌侧延展至掌心（图 5-14）。

上臂背外侧淋巴引流贴扎：肩前屈，肘关节呈屈曲位。采用爪形贴布，将锚固定于肩关节后部，尾以自然拉力沿上臂背侧、外侧延展至肘部（图 5-15）。

前臂、掌背侧淋巴引流贴扎：肘关节伸直，腕关节、掌指关节呈屈曲位。采用爪形贴布，将锚固

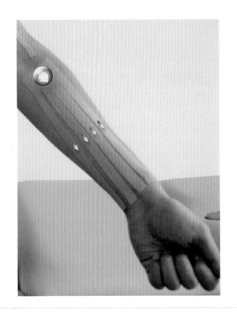

图5-14　乳腺癌根治术后前臂掌侧淋巴引流贴扎

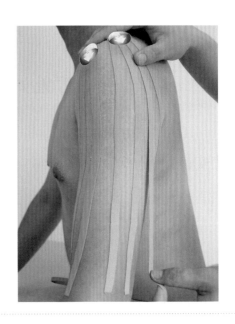

图5-15　乳腺癌根治术后上臂背外侧淋巴引流贴扎

定于肱骨外侧髁上方,尾以自然拉力沿前臂背侧(或加一条贴布)延展至手背(图5-16)。

最终完成图见图5-17。

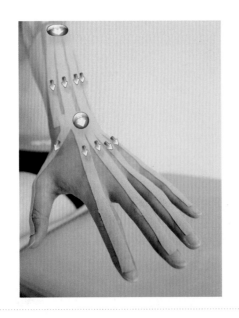

图5-16　乳腺癌根治术后前臂、掌背侧淋巴引流贴扎

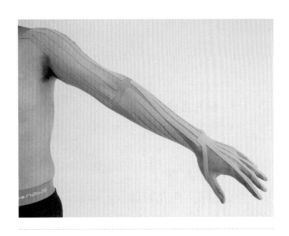

图5-17　淋巴引流最终完成图

（陈文华　缪　芸）

# 第六节

# 常见妇产科疾病贴扎

## 【疾病概要】

本节主要概述孕期腹部支持、防止产后并发症、促进产后恢复、避免子宫脱垂等的软组织贴扎方法。

随着胎儿体重的增加,孕妇腹部负荷增大,腰椎、上腹部肌肉应力增加,重心转移;孕期腹部横纹肌处于极度拉伸状态,产后无法恢复正常以维持躯干稳定性;产前、产后背部、肩、颈肌紧张疼痛通常也由于孕期身体状态改变以及产后哺乳、怀抱孩子等造成。

子宫脱垂与支持子宫的各韧带松弛及骨盆底托力减弱有关,分娩,尤其是难产、第二产程延长或经阴道手术助产,易造成宫颈、宫颈主韧带、子宫骶韧带及盆底肌肉损伤。子宫脱垂的发病率为1% ~ 4%。盆底肌及部分核心肌肉的锻炼较为重要。

## 【临床评估】

相应盆底肌解剖参见附录一,姿势异常及评估参见附录四。

## 【贴扎方法】

### 孕 期 贴 扎

#### (一)贴扎目的
提供腹部支持,减轻腹部、脊柱负荷。

#### (二)贴扎策略
空间贴扎:采用I形贴布,中间一段以较大拉力固定在孕妇下腹部,呈U形托起增大的子宫,向两侧延展至肋下(图5-18)。可辅以背部核心肌群贴扎。

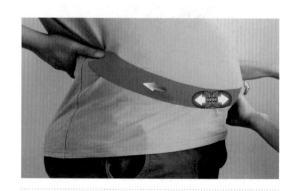

图5-18　孕期空间贴扎

## 产 后 贴 扎

### （一）贴扎目的
促进排乳,改善乳房肿胀不适症状与姿势不良综合征等。

### （二）贴扎策略
1. 贴扎方法一　针对乳腺管堵塞。

筋膜引导:将数条X形贴布或灯笼形贴布,中间为锚,分别固定于乳头上方,以自然或中度拉力延展(图5-19)。

也可采用EDF减压贴扎、淋巴贴扎等。

2. 贴扎方法二　针对乳房肿胀、乳腺炎等。

淋巴贴扎:采用爪形贴布,将锚固定于腋窝下,以自然拉力经乳房上、下方延展至胸骨旁(图5-20)。

3. 贴扎方法三　针对产后颈肩酸痛、下腰痛及姿势不良等,可参见第二章相关章节。

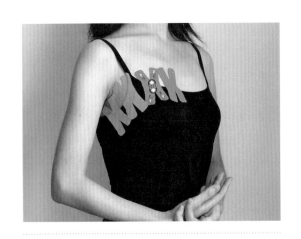

图5-19　乳腺管堵塞贴扎

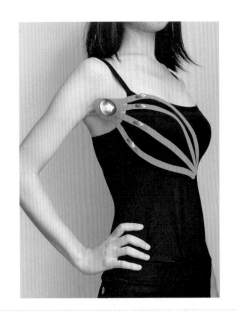

图5-20　乳房肿胀淋巴贴扎

## 子 宫 脱 垂

### （一）贴扎目的
给予局部支持,促进核心肌群。

### （二）贴扎策略

空间贴扎：参见孕期贴扎（图5-18）。

肌肉贴扎：腹横肌贴扎，参见图1-41。

（王于领　余　波）

| 第七节 |

# 肢 体 塑 身

## 【疾病概要】

肢体塑身主要针对的问题是肥胖。肥胖是体内脂肪堆积过多和（或）分布不均匀，体重增加，为遗传因素和环境因素共同作用的结果。

由于脂肪细胞的分布特点，脂肪容易囤积于腰腹处，又因为现代人长时间在办公室工作，缺少运动，腰腹肌肉更容易松弛。故腰腹部位塑身一直为各种减肥塑身方式的重中之重。蝴蝶袖是指上臂后缘松垮下垂的赘肉像蝴蝶展翅时的模样，故得名。多见于成年女性。

肢体塑身需要健康的生活方式、合理饮食、长期规律的运动锻炼，并配合针对性的塑身训练。肌内效贴并不妨碍运动的进行，可全程介入。其塑身治疗的原理可能如下：通过增加皮下组织的间隙，促进淋巴及血液循环，增强淋巴液回流，减轻水肿所致的外观肥胖；加强或对抗肌肉收缩，促进局部脂肪燃烧，在整体减脂的前提下加强局部塑形作用；通过作用于人体浅筋膜，使脂肪细胞有序排列，从而在不改变脂肪细胞体积的前提下达到塑身、改变形体的目的。

## 【临床评估】

### （一）解剖与生物力学特征

Gasperoni等（1989）将皮下脂肪层命名为浅筋膜系统（superficial fascial system，SFS）。浅筋膜系统的脂肪分为两层：蜂窝层；板状层。蜂窝层脂肪组织位于真皮下浅层，广泛分布于全身，由小的脂肪球组成，紧密地嵌在表浅筋膜纤维隔内。肥胖时此层将增厚。板状层脂肪组织位于深层，在浅筋膜层和肌肉筋膜之间，比蜂窝层脂肪更疏松。它仅出现在某些区域，如腹部、髂腰区、大转子区、大腿上1/3的内侧面、上臀部等。

浅筋膜层是脂肪细胞沉淀的框架，为结缔组织形成的纤维隔样框架，其脂肪细胞堆积在框架的间隔内，将脂肪细胞分成浅、深两层。浅层脂肪和浅筋膜系统最主要的功能是对身体起保护作用。其次是保持一定位置和状态及深部脂肪的局限化，如出现在髂嵴和大粗隆区，也常出现于乳房下皱褶、腹股沟、臀部皮肤皱褶、关节皱褶区等。因此该系统可起到预防脂肪移动，或抵御由于年龄因素引起另一区域脂肪堆积的作用。

### （二）临床诊查方法

人体四肢、躯干塑身的美学标准（体形美或曲线美）是：以发育正常的骨骼为支架，各关节粗细适中，肌肉发达均匀，皮下脂肪适当。双侧肩部对称，女性肩稍圆，男性略宽。脊柱正面观垂直，侧视有生理性弯曲。胸廓隆起，女性乳房丰满而不下垂，侧视有明显的曲线。腰部稍细呈圆柱形。腹部平卧时扁平，有少量的皮下脂肪，男性皮下脂肪更薄。胸腹部肌肉隐约可见。臀部圆满适度。女性骨盆较宽，下肢修长，站立时双膝关节能自然靠拢，大腿线条柔和，小腿肌肉发达而外观突出，踝部细，足弓高。男性四肢肌肉发达，轮廓清楚。

## 【贴扎方法】

### 蝴 蝶 袖

#### （一）贴扎目的

引导筋膜，促进肌肉收缩。引导脂肪分布，促进运动时燃烧脂肪。

#### （二）贴扎策略

1. 贴扎方法一

➥ 第一步 筋膜引导：手臂上举过头，身体向对侧旋转。采用爪形贴布，将锚固定于 $T_{12}$ 旁，尾以自然拉力沿背阔肌走行，延展至肩胛骨（图5-21）。

➥ 第二步 肌肉贴扎：手臂上举至最大角度，肘关节屈曲。采用Y形贴布，将锚固定于肩关节后侧下方，尾以自然拉力沿肱三头肌走行，延展至肘关节下方（图5-22）。

➥ 第三步 筋膜引导：手臂斜向上举起。采用I形贴布，将锚固定于肩关节后侧下方，尾

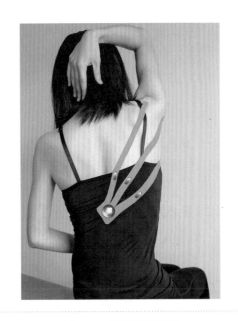

图5-21 蝴蝶袖筋膜引导

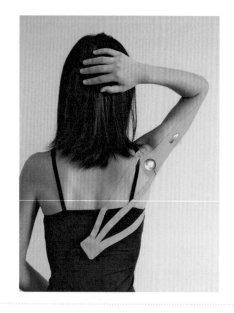

图5-22　蝴蝶袖肌肉贴扎

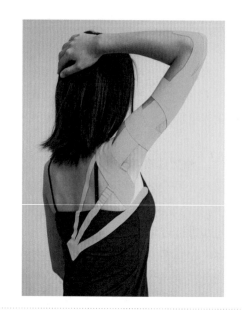

图5-23　蝴蝶袖贴扎完成图

以自然拉力向肩关节前方延展,螺旋形环绕在上臂。完成效果图见图5-23。

2. 贴扎方法二

➡ 第一步　筋膜引导:同蝴蝶袖贴扎方法一。

➡ 第二步　肌肉贴扎:同蝴蝶袖贴扎方法一。

➡ 第三步　空间贴扎:手臂上举至最大角度,肘关节弯曲。采用I形贴布,贴布中段的锚以较大拉力固定于手臂后侧软组织处,其余贴布以自然拉力平贴于两侧。

## 腰 腹 塑 身

### (一) 贴扎目的

配合腰腹部肌肉强化训练,促进腰腹部肌肉收缩,增加能量消耗以重塑腰线条。

### (二) 贴扎策略

1. 贴扎方法一　肌肉贴扎:采用I形或Y形贴布(自然拉力)。上方贴布的锚固定于腹外斜肌肋段,尾沿侧腰向下腹中线延展。下方贴布的锚固定于$L_4$棘突旁,尾端延展方向同上条贴布(图5-24)。对侧以同样摆位后用同样方法贴上。

2. 贴扎方法二　肌肉、筋膜贴扎:仰卧位,吸气,使腹部膨隆。采用I形贴布,将贴布裁剪后(1.25 ～ 2.5 cm宽),锚固定于脐旁,然后以自然拉力按顺时针方向绕脐延展数圈,外圈可覆盖内圈

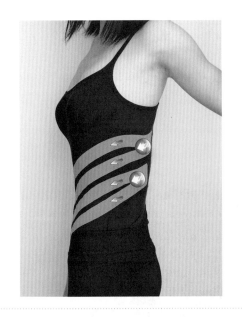

图5-24　腰腹塑身肌肉贴扎

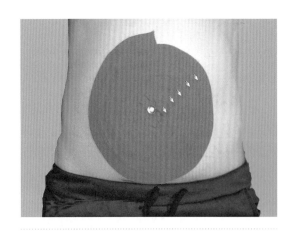

图5-25　腰腹塑身"点蚊香"贴法一

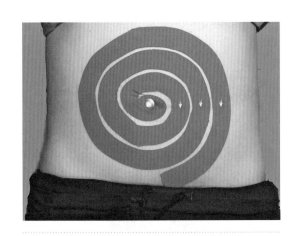

图5-26　腰腹塑身"点蚊香"贴法二

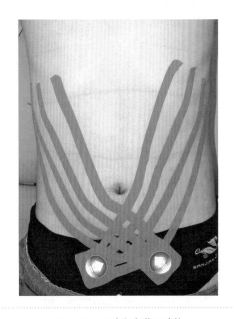

图5-27　腰腹塑身淋巴贴扎

外侧缘1/3。俗称"点蚊香"贴法(图5-25)。

另一种I形贴布的"点蚊香"贴法是,外圈与内圈不予重叠(图5-26)。

3. 贴扎方法三　淋巴贴扎:采用两条或三条爪形贴布,将锚固定于脐旁,尾覆盖整个小腹区域(图5-27)。

## 瘦腿塑身

### （一）贴扎目的

配合大腿部肌肉强化训练，促进腰腹部肌肉收缩，增加能量消耗以重塑腿线条；促进循环、代谢，引导筋膜，强化肌肉，改善局部肥胖。

### （二）贴扎策略

➡ 第一步　肌肉贴扎：促进臀大肌收缩。侧卧。取髋关节屈曲位。采用Y形贴布，将锚固定于骶尾部，髋关节屈曲至最大角度，尾以自然拉力沿臀大肌上、下缘走行，延展至股骨大转子处（图5-28）。

➡ 第二步　肌肉贴扎：促进腘绳肌收缩。侧卧，取髋关节屈曲、膝关节伸直位。采用Y形贴布，将锚固定于坐骨结节下方腘绳肌肌腹处，尾以自然拉力沿腘绳肌延展至腘窝内、外侧（图5-29）。

➡ 第三步　筋膜引导：采用I形螺旋贴布，将锚固定于髂骨外侧，尾向大腿内侧方向延展，螺旋形环绕大腿。瘦小腿的贴法是，将锚固定于膝关节外侧，尾向小腿内侧方向延展，螺旋形环绕小腿（图5-30）。

可辅以髂胫束引导贴扎：采用I形贴布，将锚固定于臀部外上方髂嵴处，尾沿髂胫束走向贴至膝外侧下方。

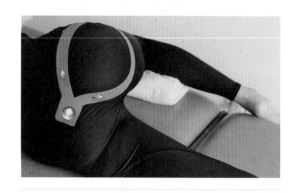

图5-28　瘦腿塑身促进臀大肌收缩贴扎

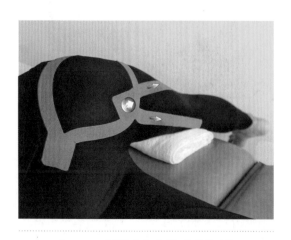

图5-29　瘦腿塑身促进腘绳肌收缩贴扎

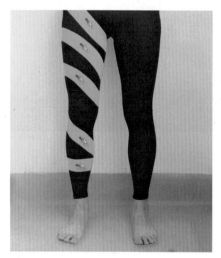

图5-30　瘦腿塑身筋膜引导

提　臀

### （一）贴扎目的

促进感觉输入，矫正姿势，提升臀部肌肉。

### （二）贴扎策略

以下示例为经验性贴扎，具体机制有待阐明，可能与肌筋膜链、感觉输入有关。

感觉输入贴扎、筋膜引导：采用I形贴布，将锚固定于外踝下方，尾以自然拉力沿小腿外侧延展于小腿下1/3处。若在接近腓骨长短肌下固定伸展引导贴扎时，则尾略下移。

（李天骄　祁　奇）

# ｜第八节｜

# 静 脉 曲 张

## 【疾病概要】

静脉曲张常见于下肢，原因多为下肢静脉瓣薄弱或久站久坐、肥胖、重体力活或负重运动、遗传因素等，女性还与怀孕有关。由于以上因素，使静脉腔内保证血液单向回流的瓣膜遭受破坏，血液沿重力方向向下倒流。下肢静脉曲张可见明显的静脉凸起，腿部常伴有酸胀、针刺、麻木等不适感。

原发性下肢深静脉瓣膜功能不全往往合并大隐静脉瓣膜功能不全，多表现出浅表静脉的迂曲扩张，是由于下肢深静脉血栓形成后，血液回流不畅，发生浅静脉代偿性迂曲扩张。下肢动静脉瘘、静脉畸形骨肥大综合征也可有下肢浅静脉曲张表现；下腔静脉回流受阻，如巴德-吉亚利综合征，也可导致下肢静脉曲张。

静脉曲张的一般处理原则为改善生活方式，避免久站、久坐等。可行踝泵运动、穿弹力袜、药物及血管外科手术治疗。贴扎可作为辅助疗法，早期全程介入。

## 【临床评估】

静脉曲张具有明显的形态特征，通过体格检查即可以明确诊断。但仍需鉴别导致静脉曲张的内在原因，为临床诊治提供依据。必要时需进行血管超声或造影检查。

## 【贴扎方法】

### （一）贴扎目的

消除肿胀，放松肌肉，促进淤积血液、淋巴液向心回流，矫正凸起血管处的筋膜。

### （二）贴扎策略

&#10132; 第一步　淋巴贴扎：可采用I形贴布螺旋贴扎。将锚固定于膝关节后方，尾向小腿外侧方向延展，螺旋形环绕小腿。远端可施加大于近端的拉力，近似阶梯式压力泵。图5-31所示的贴扎反映了整个下肢的淋巴引流路径。也可采用爪形贴布贴扎，见图5-32。

&#10132; 第二步　肌肉贴扎：如腓肠肌放松贴扎，参见小腿三头肌贴扎（图1-114）、小腿三头肌肌肉、肌腱贴扎（分别示Y形、I形贴布）（图2-37）等。

其他可采用筋膜引导、震荡贴扎等。

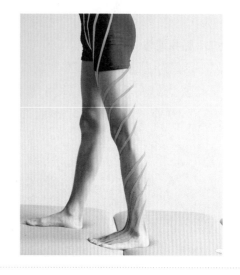

图5-31　静脉曲张螺旋贴扎

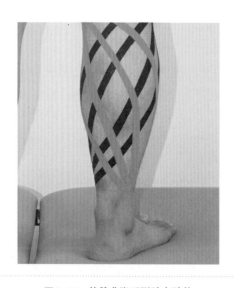

图5-32　静脉曲张爪形贴布贴扎

（李天骄　余　波）

# | 第九节 |

# 丰 胸 塑 身

## 【疾病概要】

乳房是哺乳器官,也是女性特有的美的象征。丰满匀称的乳房可以显示女性健美的体形与曲线。

姚榛祥等人在1958年对16～40岁共210例女性乳房进行测量,结果发现青年女性的乳头位于第5肋间隙锁骨中线外1 cm处,中年女性位于第6肋间隙锁骨中线外1～2 cm处。冷永成等人1986年对17～43岁共77名女性乳房进行测量,认为乳头位置不仅与体型、胖瘦和乳房发育程度有关,且与身高的关系密切。但乔群1986年对125名未婚年轻女性的乳房体积测量后认为,乳头位置虽受乳房体积的影响,但与身高并无明显相关。

## 【临床评估】

尽管东、西方人的体型各有不同,但其身体各部的彼此关系或比例较一致,塑身美体的要求都较符合黄金分割律。

从美容整形外科医生的角度认为:乳峰(锁骨中点至乳头的连线)与躯干高度之比为0.618;乳头位置不位于圆锥形的中央,而是稍偏向外侧,其外侧半的宽度与内侧半的宽度之比是3:5,等于0.618。

## 【贴扎方法】

### （一）贴扎目的
促进循环,引导筋膜,支持软组织,消除副乳。

### （二）贴扎策略
筋膜引导方法一:站立位,双肘屈曲,肩关节外展。采用X形贴布,中间为锚,固定于胸骨约第4肋骨水平处,尾以自然拉力沿两侧乳房上、下缘延展(图5-33)。

筋膜引导方法二:支持软组织。采用I形贴布,将锚固定于乳房下缘,尾以自然拉力沿乳房外侧缘向外上延展至腋窝前缘(图5-34)。

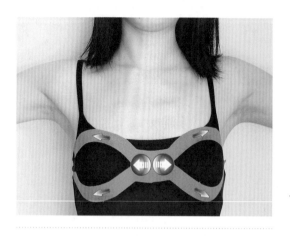

图5-33　丰胸塑身筋膜引导方法一

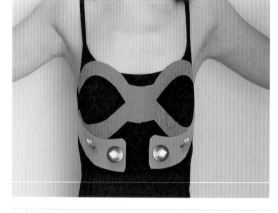

图5-34　丰胸塑身筋膜引导方法二

　　筋膜引导方法三：采用两条Y形贴布或爪形贴布，将锚分别固定于肩峰及锁骨前端下方，尾以自然拉力包覆胸部外上侧肥胖区域（如副乳区）；对侧以同法贴上（图5-35）。

　　还可辅以改善姿势贴扎，许多女性因为姿势不良，形成圆肩驼背，而使体态不美观，借由贴布引导正确姿势，既可改善体态，在视觉上起到"丰胸"的作用，又可防治脊柱疾病。具体贴扎方法可见第二章的第一节。

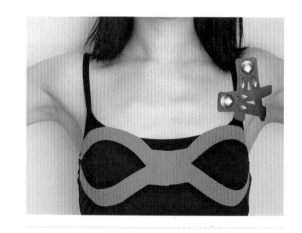

图5-35　丰胸塑身筋膜引导方法三

（李天骄　缪　芸）

# 附录一
## 肌肉功能解剖、神经解剖及临床分析

1. 头颈肌：头肌

| 类别 | 名 称 | | 起 点 | 止 点 | 主 要 功 能 | 神经支配及节段 | 临 床 分 析 |
|---|---|---|---|---|---|---|---|
| **表情肌** | 枕额肌 | 枕肌 | 枕骨上项线外侧及乳突 | 枕部皮肤、帽状腱膜 | 后牵头皮 | 面神经颞支 | ■ 表情肌又称面肌<br>■ 眼轮匝肌过度收缩使眼角产生皱褶，即俗称的"鱼尾纹"<br>■ 眼皮跳即眼轮匝肌紧张产生的"肌肉小颤动症"<br>■ 若连同半侧面部肌肉、眉毛及口角皆抽动的话，则可能是颜面神经受到刺激所引起的痉挛<br>■ 口轮匝肌与颊肌共同作用可完成吹口哨的动作，又称"吹奏肌"<br>■ 主要运动终板：**眼轮匝肌**于上睑部可选择内、外侧缘睑部两点，若严重可加上眼眶部阻滞，下睑处为外侧及中下部；**颧大肌**为眼眶外侧缘至口角外侧肌肉汇集点连线的中点；**颧小肌**为睑裂外侧缘至口角连线中点(颧大肌稍内侧)<br>注：表情肌的贴扎以自然拉力提供感觉输入为主，对于痉挛、除皱者可配合肉毒毒素(上眼睑中部及眉弓正上方1 cm处应避免肉毒毒素直接注射，以防影响提上睑肌，造成眼睑下垂)，对于面肌麻痹伴轴索损伤经久不愈者还可配合鼠神经生长因子肌注等 |
| | | 额肌 | 额状缝附近的颅顶腱膜 | 额眉部皮肤 | 皱额，提眉 | 面神经耳支 | |
| | 眼轮匝肌 | 脸部 | 环绕眼裂 | | 眨眼，闭眼 | 面神经颞支与颧支 | |
| | | 眶部 | 环绕眼眶 | | | | |
| | | 泪部 | 泪囊部 | 脸部 | 扩大泪囊，流泪 | | |
| | 皱眉肌 | | 额骨鼻部 | 眉内侧半皮肤 | 收缩时牵眉间皮肤向下内，产生皱眉表情，左右联合作用形成鼻上前额部的垂直皮纹 | 面神经颞支 | |
| | 降眉间肌 | | 鼻骨下部的筋膜和鼻外侧软骨上部 | 前额下部两眉间的皮肤 | 下拉眉内侧角，参与皱眉及双眉集中动作，产生鼻背上的皮肤横纹 | 面神经颞支、颧支下部 | |
| | 鼻肌(鼻孔压肌) | | 横部：上颌骨尖牙及侧切牙的牙槽突 | 以括约肌形式缩小鼻孔，开大鼻孔 | | 面神经颊支 | |
| | | | 翼部：鼻翼软骨的外侧面 | | | | |
| | 口轮匝肌 | | 环绕口裂周围 | | 闭合口裂，参与咀嚼、发音等 | 面神经颊支、下颌缘支 | |
| | 提上唇肌 | | 上唇上方骨面 | 口角或唇皮肤(部分与口角肌、口轮匝肌融合成更深的束状肌肉) | 提上唇 | 面神经颧支、颊支 | |
| | 提口角肌 | | | | 提口角 | 面神经颊支 | |
| | **颧大肌** | | 颧骨 | | 牵拉口角向外上 | 面神经颧支、面颊支 | |
| | 颧小肌 | | | | 能提起上唇，暴露上颌牙，上提口角，加深鼻唇沟 | 面神经颧支、唇支 | |
| | 笑肌 | | 腮腺咬肌筋膜 | | 牵拉口角向外侧 | 面神经颊支、下颌缘支 | |

（续表）

| 类别 | 名称 | 起点 | 止点 | 主要功能 | 神经支配及节段 | 临床分析 |
|---|---|---|---|---|---|---|
| 表情肌 | 降口角肌 | 下唇下方,下颌骨前面 | | 降口角 | 面神经下颌缘支 | |
| | 降下唇肌 | | | 降口角与下唇 | 面神经颊支 | |
| | 颊肌 | 面颊深面 | | 使唇颊紧贴牙齿,助咀嚼与吮吸,牵拉口角向外 | | |
| | 颏肌 | 下颌骨侧切牙和中切骨的牙槽突 | 颏部皮肤 | 上提颏部皮肤,使下唇前送 | 面神经下颌缘支 | |
| 咀嚼肌 | 咬肌 | 浅层:上颌骨的颧突和颧弓下缘的前2/3 深层:颧弓深面 | 下颌支外侧咬肌粗隆 | 颞肌前部纤维(接近垂直)、咬肌、翼内肌上提下颌骨(闭口),颞肌后部纤维(接近水平)使下颌骨后退,翼内肌(包括翼外肌)前伸下颌骨、侧向活动,以复合完成咀嚼与食物研磨等动作 | 三叉神经下颌神经前主干的咬肌支 | ■ 咬肌是咬合动作的主要执行肌,与颊肌、颞肌,翼内、外肌,口轮匝肌等共同完成咀嚼动作 ■ 咬肌为影响面部中下部分外观的最重要因素之一 ■ 由于闭口肌的力量大于张口肌,所以下颌关节的自然姿势是闭口状态。当肌肉痉挛或下颌神经受刺激时,表现为牙关紧闭或张口困难 ■ 主要运动终板:翼外肌为面颊外侧颧骨颧突下方,颞下颌关节前方(外耳道前方约3.5 cm,颧弓下方约1 cm),可触及伴随张口动作的肌肉收缩位点,略向上偏斜进入;翼内肌于口内定位,张口做咬合动作时于磨牙旁的口腔内壁可触及的纵行肌肉;咬肌为咬合时于下额角上方及其略前点可触及与咬合动作一致的隆起 |
| | 颞肌 | 呈扇形起于颞窝及颞深筋膜 | 下颌骨喙突(冠突)下颌支前缘 | | 三叉神经下颌神经的颞深神经支 | |
| | 翼内肌 | 浅头:腭骨锥突和上颌结节 深头:翼外板的内面和腭骨锥突 | 呈较厚的四边形,止于下颌支及下颌角内侧面 | | 三叉神经下颌神经的翼内肌分支 | |
| | 翼外肌 | 上头:蝶骨大翼的颞下面和颞下嵴 下头:翼外板的外侧面 | 上头:关节盘前缘及部分关节囊 下头:下颌颈 | 双侧收缩:牵引下颌头与关节盘向前,张口 单侧收缩:下拉颌骨移向对侧 | 三叉神经下颌神经颊神经翼内肌分支 | |

## 2. 头颈肌：颈肌

| 类别 | | 名 称 | | 起 点 | 止 点 | 主 要 功 能 | 神经支配及节段 | 临 床 分 析 |
|---|---|---|---|---|---|---|---|---|
| 颈浅层肌群 | | 颈阔肌 | | 胸大肌、三角肌筋膜 | 下颌骨下缘、口角 | 紧张颈部皮肤，牵引口角，使下颌向下，产生皮肤皱褶，促进颈部静脉血液回流 | 面神经颈支 | ■ 皮肌，位于颈部浅筋膜内<br>■ 参与惊讶、恐怖等表情<br>■ 较少一部分人可完全随意控制 |
| | | 胸锁乳突肌 | | 胸骨柄前面，锁骨、胸骨端 | 颞骨乳突及上项线外侧 | 单侧收缩头向同侧侧屈并转向对侧（如射箭动作）双侧收缩头向后仰（如头顶球动作） | 副神经（第 XI 对脑神经）颈支 | ■ 若为上固定时（即与主要功能的起止点相反，为颞骨乳突端固定时），上提胸廓，助吸气<br>■ 与斜方肌等都是痉挛性斜颈的常见受累肌肉，锁骨部肌束痉挛多发生于成人<br>■ 主要运动终板：胸骨起点至乳突中点，肌腹位置 |
| 颈中层肌群 | 舌骨上肌群 | 二腹肌 | 前腹 | 下颌骨二腹肌窝 | 以中间腱附舌骨体 | 上固定时，上提舌骨<br>下固定时，降下颌骨<br>（另见临床分析注释） | 三叉神经（下颌舌骨神经） | ■ 多以起止点命名，主要配合吞咽与发音的肌肉群<br>■ 二腹肌前腹斜向后下方，后腹斜向前下方，两肌腹以中间腱相连，并借筋膜形成滑车系于舌骨<br>■ **舌骨上肌群的作用**：当舌骨固定时，下颌舌骨肌、颏舌骨肌和二腹肌前腹均能拉下颌骨向下而**张口**。吞咽时，下颌骨固定，舌骨上肌群收缩，上提舌骨，使舌升高，推挤食团入咽，并关闭咽峡<br>■ 舌骨上肌群主要运动终板：一般为舌骨上中线外侧 10 mm 左右各 1 点（易造成吞咽困难较少注射）<br>■ **舌骨下肌群的作用**：固定舌骨，协助舌骨上肌群张口 |
| | | | 后腹 | 乳突切迹 | | | 面神经 | |
| | | 下颌舌骨肌 | | 下颌体内面 | 舌骨体前面 | | 三叉神经 | |
| | | 茎突舌骨肌 | | 茎突根部 | 舌骨体侧面 | | 面神经 | |
| | | 颏舌骨肌 | | 下颌骨颏棘 | 舌骨体前面 | | $C_1$ 神经前支经舌下神经 | |
| | 舌骨下肌群 | 肩胛舌骨肌 | | 肩胛上横韧带、肩胛骨上缘 | 舌体外侧部 | 下降舌骨和喉，甲状舌骨肌在吞咽时还可提喉，使之靠近舌骨 | 脊神经颈丛 $C_{1\sim3}$ 神经支配颈襻（$C_{1\sim3}$） | |
| | | 胸骨舌骨肌 | | 胸骨柄、胸锁关节囊及锁骨内侧端的后面 | 舌骨体内侧部 | | | |
| | | 胸骨甲状肌 | | 胸骨柄、第 1 肋软骨后面 | 甲状软骨板斜线 | | | |
| | | 甲状舌骨肌 | | 甲状软骨板斜线 | 舌骨外侧部、舌骨大角 | | 舌下神经（第 XII 对脑神经还支配除舌腭肌以外所有舌肌，另颏舌肌为唯一由对侧单侧神经支配）$C_1$ | |

(续表)

| 类别 | 名称 | 起点 | 止点 | 主要功能 | 神经支配及节段 | 临床分析 |
|---|---|---|---|---|---|---|
| 颈深层肌群 / 颈外侧群 | 前斜角肌 | $C_{3\sim6}$横突前结节、$C_{3\sim4}$横突后结节 | 第1肋斜角肌结节 | **颈椎稳定时：**上提肋骨，助吸气<br>**第1、2肋被稳定时：**颈侧屈、适度前屈<br>注：由于肌肉力线几乎穿过垂直旋转轴，故轴向旋转能力有限（**仍有争议**，有研究认为可能在起始时有适度的同侧旋转功能，可能取决于姿势，可将颅颈区从全旋位回归至中立位） | 颈神经前支（$C_{4\sim6}$或$C_{5\sim7}$） | ■ **前、中斜角肌**之间称斜角肌间隙，内有锁骨下动脉和臂丛通过<br>■ **前斜角肌**肥厚或痉挛，可压迫锁骨下动脉和臂丛，引起前斜角肌综合征：表现为缺血性跳痛、臂丛神经受压或类似颈肋的症状，在锁骨上窝可扪及前斜角肌紧张、压痛<br>■ **主要运动终板：**在斜方肌及肩胛提肌前、胸锁乳突肌后及肩胛舌骨肌后区域，主要可直接触及**中、后斜角肌**共同肌腹，在胸锁乳突肌的锁骨头稍后靠近锁骨处为前斜角肌 |
| | 中斜角肌 | $C_{2\sim7}$或$C_{3\sim7}$横突后结节及部分前结节 | 第1肋中部上面 | | 颈神经前支（$C_{2\sim8}$或$C_{3\sim8}$） | |
| | **后斜角肌** | $C_5$、$C_6$横突后结节 | 第2肋外侧的肋粗隆，常被认为是中斜角肌的一部分 | | 颈神经前支（$C_{5\sim6}$或$C_{6\sim7}$）以上斜角肌群神经支配均有臂丛成分 | |
| 颈内侧群 | 颈长肌 | **上外侧部：**$C_{3\sim6}$横突结节<br>**下内侧部：**$T_{1\sim3}$及$C_{5\sim7}$ | 颈椎体直至寰椎前结节 | 颈前屈及侧屈 | 颈神经前支（$C_{3\sim8}$） | ■ 颈长肌、头长肌位于气管、食管深部、颈椎前，起**动态前纵韧带**作用<br>■ 颈长肌肥大可能需要B超检查，与甲状腺肥大区别<br>■ 在长期伏案工作的人群中，发生胸锁乳突肌、**斜角肌**、颈长肌、头长肌及头直肌筋膜炎（劳损）较多见 |
| | 头长肌 | 颈长肌上方，$C_{3\sim6}$横突前结节 | 枕骨底部 | | 颈神经前支（$C_{1\sim6}$） | |
| | 头前直肌 | 寰枕关节前，寰椎横突 | 枕骨底部 | | 颈神经前支 | |
| | 头侧直肌 | 头前直肌外侧，寰椎横突 | 枕骨外侧下面 | | | |
| 附：枕骨下部肌群 | 头后直肌（大直肌、小直肌）：头后大直肌起自枢椎棘突，止于下项线的外侧部。头后小直肌起自寰椎后结节，止于下项线的内侧部。作用为伸展及旋转寰枕关节 | | | | | ■ **本体感觉受体丰富，**为控制头颈姿势、维持眼球水平的重要调节肌<br>■ 椎动脉位于头下斜肌后，肌肉痉挛紧张时可能更易失代偿产生椎动脉供血不足症状 |
| | 头斜肌（下斜肌、上斜肌）：头上斜肌起自寰椎横突尖部，止于枕骨下项线侧骨面；头下斜肌起自枢椎棘突，斜向外上方，止于寰椎横突，均起调节寰枕关节、寰枢关节作用 | | | | | |

（续表）

| 类别 | 名称 | 起点 | 止点 | 主要功能 | 神经支配及节段 | 临床分析 |
|---|---|---|---|---|---|---|
| 附：颈椎的运动 | | | | ■ 上颈椎前屈：颈长肌上外侧部（上斜束）、头长肌、头前直肌<br>■ 下颈椎前屈：颈长肌下内侧部（下斜束和垂直束）、胸锁乳突肌、前斜角肌<br>■ 上颈椎后伸：头后大直肌、头后小直肌、头上斜肌、头夹肌，胸锁乳突肌也起到部分作用<br>■ 下颈椎后伸：肩胛提肌、颈夹肌、上斜方肌、竖脊肌<br>■ 上述肌肉协同形成颈交叉。上颈椎后伸肌群、下颈椎前屈肌群紧张缩短，上颈椎前屈肌群、下颈椎后伸肌群拉长变弱临床多见<br>■ 深层肌群多为耐力肌、姿势调节肌，若相应损伤，可使表层动作肌群持续静力性收缩，而后者多耐力较差，且对枕部调节不如深层肌群，易造成相应不适 | | | | |

### 3. 躯干肌：背肌

| 类别 | 名称 | 起点 | 止点 | 主要功能 | 神经支配及节段 | 临床分析 |
|---|---|---|---|---|---|---|
| 背浅层肌 | 斜方肌 | 上项线、枕外隆凸、项韧带、全部胸椎棘突 | 锁骨外1/3、肩峰、肩胛冈 | **整体收缩**拉肩胛骨向中线靠拢<br>**上部纤维**提以及上回旋肩胛骨<br>**中部纤维**使肩胛骨后缩<br>**下部纤维**降肩胛骨 | 副神经（第 XI 对脑神经） | ■ 远端固定时（即肩胛骨固定时），**一侧上部肌束收缩**，可使头向同侧屈，向对侧旋转；**两侧同时收缩时**，使头后仰与脊柱伸直<br>■ 此肌瘫痪可发生塌肩<br>■ 前锯肌合并斜方肌损伤时，表现为更典型的翼状肩<br>■ 主要运动终板：上部纤维为颈肩转角处；中部纤维为肩胛冈与同水平棘突间中点；下部纤维于胸椎中段，偏棘突外侧3～4 cm处 |
| | 背阔肌 | $T_{7\sim12}$棘突、全部腰椎棘突、髂嵴后部和第10～12肋外面 | 肱骨小结节嵴 | 使肩关节后伸、内收、旋内 | 胸背神经（以前称为中间肩胛下神经）$C_{6\sim8}$神经→上、中、下干→后束→胸背神经 | ■ 在肱骨位置不变的情况下，背阔肌收缩尚可使骨盆升高。部分下肢失用的患者可通过这一动作代偿来支起拐杖或辅助行走<br>■ 连接骨盆及上肢的"桥肌"<br>■ 远端固定时（即上肢上举后固定），可拉引躯干向上臂靠拢<br>■ 提肋助力吸气<br>■ 主要运动终板：于肩胛骨下角向外与腋后皱褶交点，距腋后缘约3指 |
| | 肩胛提肌 | $C_{1\sim4}$横突 | 肩胛上角与内侧缘上部 | 上提肩胛骨，并下回旋 | 颈丛的$C_{3\sim4}$神经前支及臂丛的$C_5$直接分支→肩胛背神经（$C_3$或$C_4$至$C_5$或$C_6$） | ■ 远端固定时（即肩胛骨固定时），**一侧收缩使头颈向同侧侧屈、后伸、下回旋，两侧同时收缩使颈伸直**<br>■ 肩胛提肌的颈部附着点与**颈夹肌**相似<br>■ 头颈部前倾姿势造成肌肉失衡时，易受牵拉。同时，为使头、眼达到所需水平，需长期后伸，可造成**枕下肌群、头半棘肌**与肩胛提肌疲劳。相应肌肉产生的疼痛触发点或向头顶或面部放射<br>■ 主要运动终板：① 项线与肩胛上角内侧缘连线中点。② 肩胛上角上方2指，颈外侧缘偏内侧1指，穿过斜方肌 |

（续表）

| 类别 | 名称 | 起点 | 止点 | 主要功能 | 神经支配及节段 | 临床分析 |
|---|---|---|---|---|---|---|
| 背浅层肌 | 菱形肌 | $C_{6\sim7}$、$T_{1\sim4}$棘突 | 肩胛骨内侧缘 | 上提和内牵肩胛骨，后缩肩胛骨，并下回旋 | 肩胛背神经及$C_{2\sim5}$神经前支（$C_{2\sim5}$或$C_{2\sim6}$） | ■ 菱形肌远端固定时（即肩胛骨内侧固定时），两侧收缩使脊柱颈、胸段伸直<br>■ 可分为大、小菱形肌（小菱形肌起于$C_6$、$C_7$棘突，也有称$C_7\sim T_1$棘突），与大菱形肌间隔较薄的蜂窝组织层，常合并损伤<br>■ 主要运动终板：大菱形肌为肩胛内侧缘肩胛冈与下角的中点，小菱形肌恰于内侧缘 |
| 背中肌群 | 上后锯肌 | $C_{6\sim7}$、$T_{1\sim2}$棘突 | 第$2\sim5$肋骨角的外方 | 提肋，助深吸气 | 肋间神经$T_{1\sim4}$神经前支 | ■ 上后锯肌位于菱形肌深层，与下后锯肌并非相邻<br>■ 用力呼吸时参与<br>■ 常有激痛点 |
| 背中肌群 | 下后锯肌 | $T_{11\sim12}$、$L_{1\sim2}$棘突 | 第$9\sim12$肋骨角的外方 | 拉肋向后和向下，协助躯干转动和伸展，并有助于用力呼气 | 肋间神经$T_{9\sim12}$神经前支 | ■ 下后锯肌多分成4束<br>■ 用力呼吸时参与<br>■ 常有激痛点 |
| 背深肌群 | 夹肌 — 头夹肌 | $T_{4\sim7}$、$T_{1\sim3}$棘突（也有称$C_7$及$T_{1\sim4}$）、项韧带 | 乳突及上项线的外侧半 | 头后仰、使头向同侧旋转 | $C_{2\sim5}$神经后支（头夹肌主要为颈中部脊神经背支，颈夹肌主要由下颈、上胸部背支的内侧分支支配） | ■ 头夹肌等颈项部肌肉、项筋膜在枕骨和颈椎棘突附着处的原发性损害引起的疼痛经久不愈，会常继发所属肌肉本身和筋膜的变性和挛缩<br>■ 颈夹肌在颈椎的止点与肩胛提肌的附着点相似<br>■ 头夹肌主要运动终板：乳突直下，胸锁乳突肌上端后缘，$1\sim2.5$ cm深处 |
| 背深肌群 | 夹肌 — 颈夹肌 | $T_{4\sim6}$棘突棘上韧带 | $C_{1\sim3}$或$C_{2\sim3}$横突后结节 | | | |
| 背深肌群 | 竖脊肌 — 髂肋肌 | 腰髂肋肌：骶骨后面总肌腱，腰椎横突、髂嵴后部<br><br>胸髂肋肌：肌纤维接续腰髂肋肌肋部纤维，下6根肋骨角 | 向上及略向外移行，附着于下6根肋骨角的下缘<br><br>垂直向上移行于上6根肋骨角的下缘 | 竖立躯干，后伸脊柱，侧屈脊柱，降肋，头后仰，可助用力吸气<br>■ 总结：向右旋转动作由左侧胸锁乳突肌、左斜方肌、右头夹肌、右颈夹肌、右上方竖脊肌如头最长肌、左横突棘肌共同完成 | 脊神经后支（$C_8$至$L_1$?）<br><br>脊神经后支（$C_8$至$L_1$?） | ■ 即骶棘肌<br>■ 通过命名学大体记忆分布：由外向内的背深肌群为骶髂→下位肋角→上位肋角→颈椎横突（髂肋肌），横突→肋角，横突→乳突（最长肌），棘突→棘突（棘肌）<br>■ 竖脊肌内、中、外部各有三段肌肉，每段肌肉走向、起始点如"麻花"一般分别交错，总体产生较大的伸展力矩<br>■ 上固定时，使骨盆前倾，此时伸展的髂腰肌也可加大前倾角度<br>■ 棘肌一般较小，且界限不清。头棘肌常缺如，或与头半棘肌汇合<br>■ 最长肌多为竖脊肌中最大最发达的肌肉<br>■ 单侧收缩时，髂肋肌为侧屈的最有效肌肉<br>■ 最长肌与髂肋肌的颅颈部结构支持同侧轴向旋转，尤其当头部与颈部完全向对侧旋转时。腰髂肋肌也支持同侧轴向旋转<br>■ "?"表示具体有争议，以下同 |

（续表）

| 类别 | 名称 | | 起　点 | 止　点 | 主　要　功　能 | 神经支配及节段 | 临　床　分　析 |
|---|---|---|---|---|---|---|---|
| 背深肌群 | 竖脊肌 | 髂肋肌 | 颈髂肋肌：上6根肋骨角 | $C_{4\sim6}$横突后结节，与颈最长肌并行 | | 脊神经后支（$C_8$至$L_1$？） | |
| | | 最长肌 | 胸最长肌：骶骨后面总肌腱，全部腰椎横突、副突 | 全部胸椎横突尖端，全部肋角和肋结节之间，上部腰椎横突 | | 脊神经后支（$C_4$至$L_5$？） | |
| | | | 颈最长肌：$T_{1\sim5}$或$T_{1\sim6}$横突 | $C_{2\sim5}$或$C_{2\sim6}$上位颈椎横突 | | 脊神经后支（$C_1$至$T_4$？） | |
| | | | 头最长肌：$T_{1\sim3}$或$T_{1\sim4}$横突 | 穿过$C_{3\sim7}$颈关节突，止于颞骨乳突后缘 | | 脊神经后支（$C_4$至$L_5$？） | 注：腰部贴扎所谓的放松方法有特殊性，注意配合筋膜贴扎、空间贴扎等方法，应强调整体姿势评估与分析损伤动作的向心、离心收缩特征。另外注意贴扎时皱褶的产生 |
| | | 棘肌 | 胸棘肌：$T_{10}$至$L_2$或$T_{10}$至$L_3$棘突 | $T_{2\sim8}$棘突侧面 | | 脊神经后支（$T_2$至$L_1$？） | |
| | | | 颈棘肌：$C_6$至$T_1$或$C_6$至$T_2$棘突 | $C_{2\sim4}$棘突侧面 | | 脊神经后支（$T_2$至$L_1$？） | |
| | | | 头棘肌：$T_{1\sim6}$或$T_{1\sim7}$棘突，$C_{4\sim6}$关节突 | 附着于枕骨的上项线和下项线之间 | | 脊神经后支（$T_2$至$L_1$？） | |
| | 横突棘肌 | 半棘肌 | 头半棘肌：$C_{4\sim5}$、$C_6$，$T_{1\sim5}$或$T_{1\sim7}$横突，常融合棘肌 | 枕骨上、下项线之间，偏内侧部 | 旋转脊柱，脊柱后伸，一侧收缩时脊柱转向对侧，两侧收缩时脊柱后伸 | 脊神经后支（$T_{1\sim11}$？） | ■ 通过命名学来记忆分布：背深肌群之横突→棘突（横突棘肌）肌群<br>■ **头半棘肌、颈半棘肌**是颈部后侧最大的肌肉，尺寸较大且趋向垂直，颅颈部后伸40%依靠此肌<br>■ 横突棘肌肌群是较重要但又常被忽略的核心肌群（总结见后续），其中多裂肌为后伸力矩的最佳来源，能促进脊柱稳定<br>■ 回旋肌在腰部较发达。其中**短回旋肌**为水平走向，只跨越一个椎间连接，**长回旋肌**朝向上内侧，跨越两个椎间连接<br>■ **头半棘肌**主要运动终板：距枕骨左右最下方$2\sim4$ cm，肌腹隆起处（为半棘肌-夹肌-斜方肌复合体） |

（续表）

| 类别 | 名称 | 起 点 | | 止 点 | 主 要 功 能 | 神经支配及节段 | 临 床 分 析 |
|---|---|---|---|---|---|---|---|
| 背深肌群 | 横突棘肌 | 半棘肌 | 颈半棘肌：$T_{1\sim5}$ 或 $T_{1\sim6}$ 横突 | $C_{2\sim5}$ 棘突 | | 脊神经后支（$T_{1\sim11}$？） | |
| | | | 胸（背）半棘肌：$T_{6\sim10}$ 横突 | $T_{1\sim4}$ 和 $C_{6\sim7}$ | | 脊神经后支（$T_{1\sim11}$？） | |
| | | 多裂肌 | 骶骨背面，腰椎乳突，胸腰椎横突，$C_{4\sim7}$ 关节突 | 斜跨数个椎骨（浅层纤维跨越三四椎，中层跨越二三椎，深层于相邻椎），至 $C_2$ 以下全部棘突 | | 脊神经后支（$C_3$ 至 $S_5$？） | |
| | | 回旋肌 | 下位椎体的横突或关节突（分为长、短两类） | 上位椎体椎弓板下缘、外侧面，直至棘突根部 | | 脊神经后支（$T_{1\sim11}$？） | |
| | 短节段肌群 | 棘突间肌 | 棘间韧带两侧，起于下位椎体棘突 | 上位椎体棘突 | 协同上述横突棘肌等维持躯干姿势，稳定相邻椎体 | 脊神经后支 | ■ 通过命名学来记忆：背深肌群短节段肌群之横突→横突，棘突→棘突，肋→肋（肌群）<br>■ 为最深层的短节段肌群<br>■ 垂直走向，基本上最多只跨越一个椎间连接<br>■ 棘突间肌在颈部较发达<br>■ 横突间肌分为前、后束，中间有脊神经腹支穿行 |
| | | 横突间肌 | 下位椎体横突 | 上位椎体横突 | | | |
| | | 肋提肌 | 仅位于背部，起于上位椎体横突，上8对较短为肋短提肌，下4对较长，为肋长提肌，跨过1肋 | 下位肋骨粗隆和肋骨角上缘及内侧 | 上提肋骨，助吸气 | | |

## 4. 躯干肌：胸肌

| 类别 | 名称 | 起点 | 止点 | 主要功能 | 神经支配及节段 | 临床分析 |
|---|---|---|---|---|---|---|
| 胸上肢肌 | 锁骨下肌 | 第1肋软骨上面 | 锁骨肩峰端 | 拉锁骨向内下 | 锁骨下神经（$C_{4\sim6}$或$C_{5\sim6}$） | ■ 退化的小肌肉<br>■ 正常人此肌肉可缺如，也可有分束<br>■ 部分保护锁骨至上肢的大血管及神经干结构 |
| | 胸大肌 | 分为锁骨部、胸肋部及腹部。分别起于锁骨内侧半、胸骨、第1~6肋软骨及腹直肌肌鞘 | 肱骨大结节嵴（锁骨部与腹部肌束上下交叉） | 上臂前屈、内收、旋内 | 胸外侧神经（$C_{5\sim6}$锁骨部）胸内侧神经（$C_7$至$T_1$锁骨、胸肋部） | ■ 远端固定时，（即上肢上举后固定时），可拉引躯干向上臂靠拢，提肋助用力吸气<br>■ 引体向上，与背阔肌等为主要肌肉<br>■ 常用运动终板：于腋前褶内侧、肌块上 |
| | 胸小肌 | 第3~5肋 | 肩胛骨喙突 | 拉肩胛骨前伸、下降、下回旋 | 胸内侧神经（$C_7$至$T_1$） | ■ 远端固定时（即肩胛骨固定时），可助用力吸气<br>■ 常用运动终板：锁骨中线与第3肋交点 |
| | 前锯肌 | 第1~8肋或第1~9肋 | 呈锯齿状止于肩胛骨内侧缘及下角 | 拉肩胛骨向前伸，下部肌束可助上回旋、臂上举 | 胸长神经（$C_{5\sim7}$神经根发出，还有部分肋间神经支配） | ■ 远端固定时（即肩胛骨固定时），下部肌纤维收缩，可助吸气<br>■ 损伤时可表现为翼状肩，不能完全上举臂及向前推。合并**斜方肌**损伤时，翼状肩表现得更典型<br>■ 臂丛$C_{5\sim7}$根性受损，虽损伤了胸长神经，但其他上肢、胸部肌瘫痪，造成翼状肌不明显 |
| 胸固有肌 | 肋间外肌 | 上位肋骨下缘 | 下位肋骨上缘 | 提肋助吸气 | 肋间神经胸神经前支（$T_{1\sim11}$，胸横肌为$T_{3\sim6}$） | ■ 呼吸的主要肌肉包括**膈肌、斜角肌**与**肋间肌群等**<br>■ 用力吸气时，**上后锯肌、肋提肌**（见背部深层肌群）、**胸锁乳突肌、竖脊肌、背阔肌、胸小肌、胸大肌**（胸肋头）**及腰方肌**等均**参与**<br>■ 平静呼气通常是一个被动过程<br>■ 用力呼气时，须腹部肌肉、胸横肌下后锯肌及肋间内肌的肋间纤维等做功 |
| | 肋间内肌 | 下位肋骨上缘 | 上位肋骨下缘 | | | |
| | 肋间最内肌 | 下位肋中部上缘 | 上位肋中部下缘 | 降肋助呼气 | | |
| | 胸横肌（胸三角肌） | 胸骨内面下部 | 胸骨内面下部，第2~6肋内面 | | | |

（续表）

| 类别 | 名称 | 起 点 | | 止 点 | 主要功能 | 神经支配及节段 | 临 床 分 析 |
|------|------|-------|---|-------|---------|----------------|-------------|
| 附：膈肌 | 胸骨部 | 剑突后 | | 各部肌束均止于中央的中心腱（体表投影：中心腱在体表投影于剑突处，相当于T9处；右侧膈肌隆起最高处投影于第5肋上缘；左侧膈肌隆起最高处投影于第5肋下缘） | 为主要呼吸肌，收缩时膈穹隆下降，胸腔容积扩大，以助吸气；松弛时膈穹隆上升，恢复原位，胸腔容积减少，以助呼气 | 膈神经（C₃~₅） | ■ 是分隔胸、腹腔的扁肌，呈穹隆形<br>■ 膈的外周部属肌性部，而中央部是腱膜<br>■ **核心训练也应涉及**：① 与腰方肌、腰大肌有联合；② 与腹肌同时收缩，协同增加腹压，协助排便、呕吐、喷嚏、咳嗽、分娩等活动<br>■ 常用运动终板：腋前线与锁骨中线之间，紧贴第8或第9肋缘上进针，此处膈肌于肋软骨的附着点与胸膜反折皱褶之间的距离约为1.5 cm，可避免穿伤胸膜腔和肺 |
| | 肋部 | 下6对肋骨、软肋骨 | | | | | |
| | 腰部 | 左、右两膈脚起自上2～3个腰椎及腰大肌、腰方肌表面腱性组织 | | | | | |

## 5. 躯干肌：腹肌

| 类别 | 名称 | 起 点 | | 止 点 | 主要功能 | 神经支配及节段 | 临 床 分 析 |
|------|------|-------|---|-------|---------|----------------|-------------|
| 前外侧群 | 腹直肌 | 耻骨联合耻骨结节 | | 胸骨剑突，第5～7肋软骨 | 一侧收缩，协助脊柱侧屈；两侧同时收缩，使脊柱前屈，增加腹压，降肋助呼气 | 肋间神经胸神经前支（T₅~₁₂） | ■ 上固定时，使骨盆后倾或保持水平位，做收腹动作<br>注：进行腹直肌的放松与促进方法时应进行相应的远、近固定及向心、离心收缩的动作分析 |
| | 腹外斜肌 | 下8肋外面 | 后部肌束 | 向下止于髂嵴前部 | 增加腹压，脊柱前屈、侧屈、旋转 | 肋间神经（T₅~₁₂）及L₁神经前支（髂腹下神经、髂腹股沟神经） | ■ 肋骨附着处与前锯肌、背阔肌的肌齿互相交错<br>■ 肌肉走行如手"斜插两侧口袋"方向<br>■ 上固定时，使骨盆后倾或保持水平位<br>■ 下固定时，一侧收缩向同侧屈，向对侧旋转；两侧同时收缩可下拉胸廓，使脊柱前屈 |
| | | | 上中部肌束 | 向内移行于腱膜，经腹直肌前面并参与腹直肌鞘前层，至腹正中线止于白线 | | | |
| | 腹内斜肌 | 下6肋内面、胸腰筋膜、髂嵴中间线、腹股沟带外侧1/2 | | 第10～12肋下缘、腹白线、耻骨结节 | | | ■ 肌肉走行如扇柄在髂嵴、斜向内上的"扇子"形状<br>■ 与对侧腹外斜肌有协同作用，共同完成向同侧旋转的动作 |
| | 腹横肌 | 胸腰筋膜、髂嵴内唇、腹股沟韧带外侧1/3 | | 腹白线、耻骨结节 | | | ■ 肌肉走行如"腰带"<br>■ 为增加腹压较主要的肌肉 |

(续表)

| 类别 | 名称 | 起 点 | 止 点 | 主要功能 | 神经支配及节段 | 临 床 分 析 |
|---|---|---|---|---|---|---|
| 后群 | 腰方肌 | 髂嵴 | 第12肋、$L_{1\sim4}$横突 | 两侧收缩时降第12肋，一侧收缩时腰部脊柱向同侧侧屈 | 腰丛：$T_{12}$神经至$L_3$神经前支 | ■ 用力吸气时，可下拉肋骨，稳定膈肌附着点 |
| 附：核心肌肉 | | ■ **总结**：核心肌肉（core muscles）包括竖脊肌、腹内外斜肌、腹直肌、腹横肌、膈肌、腰大肌、腰方肌、多裂肌及回旋肌等，广义的核心肌肉还包括盆底肌、梨状肌、臀大肌等肌肉与肩胛带部分稳定肌如前锯肌等。核心力量是肌肉的运动能力，常与力量、速度、灵活性等相关，多指腰腹部表面大肌群的能力，涉及的肌肉主要包括竖脊肌（或指胸段）、腹外斜肌、腹内斜肌（前部）及腹直肌等浅层肌肉、肌群。核心稳定性主要为运动姿势控制能力，需要通过改善运动协调能力、耐力及神经系统控制能力等来提高，涉及的肌肉主要包括多裂肌、腹横肌、膈肌、腰大肌、腰方肌及腹内斜肌（后部）等深层肌肉、肌群。既往还将表浅核心肌群称为**整体稳定肌群**（global stabilizing muscles），深层核心肌群称为**局部稳定肌群**（local stabilizing muscles）。治疗、锻炼应强调核心力量与核心稳定性训练的结合 | | | | |

## 6. 四肢肌：肩肌

| 类别 | 名称 | 起 点 | 止 点 | 主要功能 | 神经支配及节段 | 临 床 分 析 |
|---|---|---|---|---|---|---|
| 浅层 | 三角肌 | 锁骨外侧1/3，肩峰，肩胛冈 | 肱骨三角肌粗隆 | 外展肩关节（中部外侧部肌束），前屈和内旋肩关节（前部肌束），后伸和外旋肩关节（后部肌束） | 腋神经（$C_{5\sim6}$或$C_{5\sim7}$）臂丛$C_{5\sim6}$神经根→上干→后束→腋神经 | ■ 肱骨外科颈骨折时常损伤腋神经而致三角肌瘫痪萎缩，使肩部失去丰满外形，呈现"方肩"畸形，类似肩关节脱位<br>■ 后部肌束为主要的水平位伸肌<br>■ 在肩关节水平外展时收缩力极大，此时需要**下斜方肌**协同收缩固定肩胛骨，以利动作的进行<br>■ 若**前锯肌**上旋力不足，无法抵抗三角肌的牵引力，其产生的力使肩胛骨相对下旋，并使肱骨头部分抬升<br>■ 主要运动终板：① 前部在肩峰前缘正下方3～4 cm。②中部在肩峰外侧缘4～5 cm。③前部在肩峰后缘正下方3～4 cm |
| 深层 | 冈上肌 | 肩胛骨冈上窝 | 肱骨大结节上部 | 外展肩关节，在盂肱关节中立和完全外旋之间的位置时，可协助外旋 | 肩胛上神经（$C_{5\sim6}$）臂丛$C_{5\sim6}$神经根→上干→肩胛上神经 | ■ 肌腱参与构成肩袖，为使用最频繁的肩袖肌，损伤率较高<br>■ 重叠的三角肌为其分担相当一部分外力，可造成合并受损<br>■ 三角肌完全受损，冈上肌可独立完成完全外展，但反之则不然<br>■ 三角肌、冈上肌及其他肩袖肌的驱动，需要前锯肌、斜方肌提供稳定的附着点，同时前锯肌、斜方肌使肩胛骨上回旋是手臂抬升的基本要素之一<br>■ 主要运动终板：冈上窝中1/3处 |

(续表)

| 类别 | 名称 | 起　点 | 止　点 | 主要功能 | 神经支配及节段 | 临　床　分　析 |
|---|---|---|---|---|---|---|
| 深层 | 冈下肌 | 肩胛骨冈下窝 | 肱骨大结节中部 | 外旋肩关节 | 同冈上肌 | ■ 两者肌腱参与构成肩袖<br>■ 旋外肌群的总体力矩均较小<br>■ 冈下肌主要运动终板：肩胛冈内侧 1/3 下 2～4 cm 处<br>■ 小圆肌主要运动终板：肩胛骨外侧缘中 1/3 靠外侧处 |
| 深层 | 小圆肌 | 肩胛骨外侧缘后面 | 肱骨大结节下部 | 外旋肩关节 | 腋神经（$C_5$ 或 $C_{5\sim6}$）臂丛 $C_5$ 神经根→上干→后束→腋神经 | |
| 深层 | 大圆肌 | 肩胛骨外侧缘和下角后面 | 肱骨小结节嵴 | 后伸、内收、内旋肩关节 | 肩胛下神经（$C_{5\sim6}$ 或 $C_{5\sim7}$）臂丛 $C_{5\sim6}$ 神经根→上干→后束→下肩胛下神经（大圆肌）及上肩胛下神经（肩胛下肌） | ■ 并非属于肩袖肌群<br>■ 与背阔肌近端走行较一致。背阔肌从后面覆盖大圆肌起点，然后在其下缘倾斜缠绕走向腹侧<br>■ 用力内旋时方启动，单独损伤少见，常有合并<br>■ 主要运动终板：肩胛骨下缘外侧下 1/3 段，沿肩胛骨外侧缘方向距肩胛下角上方约 3 指 |
| 深层 | 肩胛下肌 | 肩胛下窝 | 肱骨小结节 | 后伸、内收、内旋肩关节 | | ■ 肌腱参与构成肩袖<br>■ 主要运动终板：肩胛骨内外上部（肩胛下肌的运动终板集中区域位于肩胛冈中线略偏外的部位），多沿外侧（腋下）入路 |
| 附：肩胛骨运动 | 上回旋 | | | | | ■ **前锯肌下部和斜方肌上部（和下部），肩胛提肌？**<br>■ 肩胛骨外展是上回旋与外倾及可能部分前伸的复合动作，包括盂肱关节活动的复合动作；除上回旋肌外，还包括**三角肌、冈上肌、胸大肌、胸小肌**，起动力和（或）稳定作用；**胸大肌**虽不直接连接在肩胛骨上，但可通过肱骨运动间接支配肩胛骨运动<br>■ 注：因肩关节活动以复合动作为主，肩胛区肌肉力线走形复杂，**肩胛提肌**参与上、下回旋有部分争议（若肩胛骨在假想的重心点固定，其方向盘式地旋转可能有共同作功，使其在某些位置动态缩短、拉长），可能以下回旋为主；**斜方肌下部**参与上、下回旋也有部分争议，可能以上回旋为主；也有专著认为上回旋时**小菱形肌**缩短（即**小菱形肌**参与上回旋），下回旋时**小菱形肌**被拉长（即仅**大菱形肌**参与下回旋） |
| 附：肩胛骨运动 | 下回旋 | | | | | ■ **大小菱形肌（？）、胸小肌、肩胛下肌、肩胛提肌、斜方肌下部（？）、背阔肌**<br>■ 肩胛骨内收是下回旋与内倾及可能部分后缩，包括盂肱关节活动的复合动作<br>■ **肩胛提肌、斜方肌下部**参与上、下回旋有部分争议；**背阔肌**虽不直接连接在肩胛骨上，但可通过肱骨运动间接支配肩胛骨运动；也有专著认为仅**大菱形肌**参与下回旋 |
| 附：肩胛骨运动 | 前伸 | | | | | ■ **前锯肌**近固定点收缩，当推重物时可阻止肩胛骨后缩；**胸小肌**近固定点收缩 |
| 附：肩胛骨运动 | 后缩 | | | | | ■ **斜方肌各部纤维、大小菱形肌** |
| 附：肩胛骨运动 | 上抬 | | | | | ■ 近固定点收缩，**斜方肌的上部纤维、肩胛提肌及大小菱形肌** |
| 附：肩胛骨运动 | 下降 | | | | | ■ **前锯肌下部纤维和斜方肌下部纤维；胸小肌、锁骨下肌**起辅助作用；**背阔肌**虽不直接连接在肩胛骨上，但可通过肱骨运动间接支配肩胛骨运动 |
| 附：肩胛骨运动 | 前倾 | | | | | ■ **胸小肌** |

（续表）

| 类别 | 名称 | | 起点 | 止点 | 主要功能 | 神经支配及节段 | 临床分析 |
|---|---|---|---|---|---|---|---|
| 附：肩胛骨运动 | 后倾 | | ■ 前锯肌 | | | | |
| | 侧倾 | | ■ 参见下回旋、上回旋 | | | | |

### 7. 四肢肌：臂肌

| 类别 | 名称 | | 起点 | 止点 | 主要功能 | 神经支配及节段 | 临床分析 |
|---|---|---|---|---|---|---|---|
| 前群 | 浅层 | 肱二头肌 长头 | 肩胛骨盂上结节 | 桡骨粗隆，另腱膜止于前臂筋膜 | 屈肘，协助屈肩，当前臂处于旋前位时，能使前臂旋后 | 肌皮神经（$C_{5\sim6}$）臂丛$C_{5\sim6}$神经根→上干→外侧束→肌皮神经 | ■ 远端固定时，使上臂向前臂靠拢<br>■ 肱二头肌长头肌腱也间接参与肩袖<br>■ 屈曲、旋后时产生最大肌电信号<br>■ 固定在前臂旋前位时，并不是屈曲的主要做功肌肉<br>■ **主要运动终板**：上臂中段肌腹隆起处，可内、外注射（长头紧张可能是肩关节半脱位的部分保护因素） |
| | | 肱二头肌 短头 | 肩胛骨喙突 | | | | |
| | 深层 | 喙肱肌 | 肩胛骨喙突 | 肱骨中部内侧 | 屈肩及上臂内收，部分肩外旋作用 | 肌皮神经（$C_{5\sim7}$）臂丛$C_{5\sim7}$神经根→上干、中干→外侧束→肌皮神经 | ■ 其在肱骨内侧中段的止点与外侧三角肌止点（三角肌粗隆）内外对应<br>■ **主要运动终板**：喙突远端6～8 cm，上臂前面<br>■ 浅外侧为肱二头肌短头；浅上层为三角肌前部 |
| | | 肱肌 | 肱骨前面下1/2及臂内侧肌间隔 | 尺骨粗隆 | 屈肘 | 同肱二头肌肌皮神经 注：外侧小部分可受桡神经支配（$C_7$） | ■ 远端固定时，使上臂向前臂靠拢<br>■ 跨肘关节肌肉，其**横截面积最大**<br>■ **主要运动终板**：通过外侧路径于肘部近端4～5 cm处，不推荐内侧入路（以免伤及神经、血管） |
| 后群 | | 肱三头肌 长头 | 肩胛骨盂下结节 | 尺骨鹰嘴 | 伸肘，同时助肩关节后伸及内收（长头） | 桡神经（$C_{6\sim8}$）或（$C_5$至$T_1$）臂丛$C_{6\sim8}$神经根→上、中、下干→后束→桡神经 | ■ 远端固定时，使上臂在肘关节外伸<br>■ 位于肱骨后侧内侧头的附着点与肱肌附着点前后对应，其最先动用以对抗肱肌<br>■ **主要运动终板**：长头在上臂后面正中线、上臂中上1/3交界处；外侧头在股骨干外侧面后部臂正中水平；内侧头于鹰嘴突近端4～5 cm、肱骨干内侧 |
| | | 肱三头肌 外侧头 | 肱骨后面桡神经沟外上方的骨面 | | | | |
| | | 肱三头肌 内侧头 | 肱骨后面桡神经沟内下方的骨面 | | | | |

(续表)

| 类 别 | 名 称 | 起 点 | 止 点 | 主要功能 | 神经支配及节段 | 临 床 分 析 |
|---|---|---|---|---|---|---|
| 后群 | 肘肌（肘后肌） | 肱骨外上髁 | 尺骨后面上1/4 | 伸肘 | 桡神经（$C_{6\sim8}$）或（$C_5$至$T_1$） | ■ 不产生太大的伸肘力矩，可稳定肱尺关节，有利于伸肘<br>■ 主要运动终板：鹰嘴远端3～4 cm，尺骨桡侧缘 |

### 8. 四肢肌：前臂肌

| 类 别 | | 名 称 | 起 点 | 止 点 | 主要功能 | 神经支配及节段 | 临 床 分 析 |
|---|---|---|---|---|---|---|---|
| 前群肌 | 第一层 | 肱桡肌 | 肱骨外上髁上方近端1/3，外侧肌间隔 | 桡骨茎突底部外侧 | 屈肘 | 桡神经 $C_{5\sim6}$ 或 $C_{6\sim7}$ → 上干→后束→桡神经 | ■ 调节前臂位置到正中旋前位（即掌面成矢状位）<br>■ 肘肌中最长的肌肉<br>■ 主要运动终板：肱二头肌肌腱与肱骨外侧髁连线的中点，在二头肌肌腱外侧2～3 cm处 |
| | | 旋前圆肌 | 肱骨内上髁，前臂深筋膜 | 桡骨外侧面中部 | 屈肘，前臂旋前 | 正中神经 $C_{6\sim7}$ 或更下神经根→上、中干→外侧束→正中神经 | ■ **肱三头肌**是重要的协同肌，以拮抗旋前圆肌旋前时产生不必要的屈肘动作<br>■ 主要运动终板：肱骨内侧髁与肱二头肌肌腱连线中点远端2指处（肌腱远端2～3 cm，再向内约1 cm） |
| | | 桡侧腕屈肌 | | 第2掌骨底 | 屈肘，屈腕，腕外展 | | ■ 产生最大屈腕肌力<br>■ 主要运动终板：肱骨内侧髁与肱二头肌肌腱连线中点远端4指，内上髁远端7～9 cm，其肌腱的反向延长线上 |
| | | 掌长肌 | | 掌腱膜 | 屈腕，紧张掌腱膜 | 正中神经 $C_7$ 至 $T_1$→中、下干→外侧束→正中神经 | ■ 紧张时拉紧腱膜，可防止掌侧血管和神经过度受压，一定程度上是有利因素<br>■ 主要运动终板：前臂前面中上1/3，内上髁远端6～8 cm，其肌腱的反向延长线上 |
| | | 尺侧腕屈肌 | 肱骨内上髁、前臂筋膜和尺骨鹰嘴 | 豌豆骨 | 屈腕，腕内收 | 尺神经 $C_8$ 至 $T_1$→下干→内侧束→尺神经 | ■ 尺偏不一定是由该肌肉力量造成的，可能与其力线走向相关<br>■ 主要运动终板：① 前臂中上1/3交界处，尺骨内侧缘掌面偏向桡侧约2指。② 沿连接内上髁和豌豆骨的直线，内上髁远端5～8 cm处 |

（续表）

| 类　别 | | 名　称 | 起　点 | 止　点 | 主　要　功　能 | 神经支配及节段 | 临　床　分　析 |
|---|---|---|---|---|---|---|---|
| 前群肌 | 第二层 | 指浅屈肌 | 肱骨内上髁、尺骨和桡骨前面 | 每指各分两束止于第2～5指的中节指骨体(除小指变异率较高外,每指肌腱之间有相对独立的控制系统,是种功能上的独立) | 屈肘,屈腕,屈掌指关节和近侧指间关节 | 正中神经 $C_6$ 至 $T_1$ 或 $C_7$ 至 $T_1$ 神经根→中下干→外侧束、内侧束→正中神经 | ■ 各指的分束较指深屈肌明显,尤以**示指**上的最明显<br>■ 主要运动终板:① 前臂中间、前正中线内侧2～3 cm。② 以肱骨内上髁与豌豆骨为连线,示指在连线的72%(95% CI: 64%～80%)与连线的桡侧14 mm处(8～20 mm);中指在连线的54%(46%～62%)与连线的桡侧17 mm处(14～20 mm);环指在连线的49%(44%～54%)与连线的桡侧7 mm处(3～11 mm);小指在连线的76%(72%～80%)与连线的桡侧6 mm处(2～10 mm) |
| | 第三层 | 指深屈肌 | 尺骨上端前面和骨间膜前面 | 第2～5指的远节指骨底 | 屈腕,屈第2～5指间关节、掌指关节 | 正中神经 第2、3指,$C_{6～8}$ 或 $C_{7～8}$<br>尺神经 第4、5指,$C_8$ 至 $T_1$ | ■ 仅从横截面积而言,指屈肌群产生的屈腕肌力并**不小于**屈腕肌<br>■ 主要运动终板:屈肘,在鹰嘴突远侧3～4指(5～7 cm),尺骨体尺侧缘内侧1～1.5 cm。尺神经支配的部分肌肉(第2、3指深屈肌)位置表浅,深度1～2 cm,正中神经支配的部分肌肉(第4、5指深屈肌)位置较深,深度3～4 cm |
| | | 拇长屈肌 | 桡骨上端前面和骨间膜前面 | 拇指远节指骨底 | 屈腕,屈拇指掌指关节和指间关节 | 正中神经 $C_6$ 至 $T_1$ 或 $C_7$ 至 $T_1$→中下干→外、内侧束→正中神经 | ■ 唯一屈远端拇指肌<br>■ 有部分报道此肌在前臂部变异附于尺侧<br>■ 主要运动终板:前臂腹侧中点或中下1/3处,桡动脉近端5～7 cm偏外侧1～1.5 cm |
| | 第四层 | 旋前方肌 | 尺骨远端(约1/4)前面 | 桡骨远端(约1/4)外侧缘、前面 | 前臂旋前 | 正中神经 ($C_6$ 至 $T_1$ 或 $C_7$ 至 $T_1$) | ■ 其力线几乎垂直前臂旋转轴,最具力效比<br>■ 主要运动终板:桡骨茎突与尺骨茎突连线中点近端3指处 |
| 后群肌 | 浅层 | 桡侧腕长伸肌 | 肱骨外缘下方,外上髁嵴及肌间隔 | 第2掌骨底背面 | 伸腕,腕外展(桡偏) | 桡神经 ($C_{6～7}$ 或 $C_{7～8}$) | ■ 用力抓握物体时,腕伸肌群保持35°左右的伸展及5°尺偏位置,可优化伸、屈肌的长度/张力比,有利于达到最大握力<br>■ 与肱桡肌均未起于肱骨外上髁,而是嵴上<br>■ 主要运动终板:外上髁和第2掌骨的直线上,外上髁远端5～7 cm |
| | | 桡侧腕短伸肌 | 肱骨外上髁,桡骨环韧带 | 第3掌骨底背面 | | | ■ 轻度抓握时,为最活跃的肌肉之一,造成的背伸是屈肌腱有力抓握的必要条件 |

（续表）

| 类别 | 名称 | 起点 | 止点 | 主要功能 | 神经支配及节段 | 临床分析 |
|---|---|---|---|---|---|---|
| 后群肌 浅层 | 指总伸肌 | 肱骨外上髁，前臂深筋膜 | 第2～5指骨的指背腱膜（中远节指骨底背面） | 伸指，协助伸腕 | 桡神经深支（$C_{6\sim7}$或$C_{7\sim8}$） | ■ 受损时第1、5指更明显，因内在肌的影响，中末节可能部分伸直<br>■ 桡侧两束一般分化较好，尺侧两条腱束常在第4掌骨背侧有纤维相连<br>■ 指总伸肌神经纤维主要来源于$C_7$还是下干后股有争议，有研究认为来源于下干后股更多、更集中<br>■ 主要运动终板：前臂正中，尺骨和桡骨之间 |
| | 小指伸肌 | 肱骨外上髁 | 小指指背腱膜 | 伸小指 | 桡神经（$C_{6\sim7}$或$C_{7\sim8}$）臂丛$C_{7\sim8}$神经根→中、下干→后束→桡神经（骨间后神经分支） | ■ 大多在手背侧分为两束（肌腱与指背腱膜扩张部）<br>■ 小指伸肌常与指总伸肌融合。可在前臂正中，指总伸肌的尺侧缘发现小指伸肌 |
| | 尺侧腕伸肌 | 肱头：肱骨外上髁，桡骨副韧带；尺头：尺骨后缘 | 第5掌骨底背面 | 伸腕，腕内收（尺偏） | | ■ 与其他几块伸肌一样，EMG示手掌抓握时也有激活<br>■ 主要运动终板：前臂中、上部，于尺骨干外侧缘的桡侧 |
| 后群肌 深层 | 旋后肌 | 肱骨外上髁和尺骨外侧缘的上部 | 桡骨前面上部（近端1/3的背侧面、外侧面） | 前臂旋后，伸肘 | 桡神经（$C_{6\sim8}$或主要$C_{5\sim6}$上干来源） | ■ 按能量节约原则，旋后首先激活该肌（单关节肌），而非肱二头肌（多关节肌）<br>■ 主要运动终板：前臂旋前，在外上髁向远端直下3～5 cm |
| | 拇长展肌 | | 第1掌骨底 | 外展拇指 | 桡神经（$C_{6\sim8}$或$C_{7\sim8}$）中、下干来源为主 | ■ 拇长展肌与拇短伸肌有融合<br>■ 肌腱参与构成鼻烟窝桡侧界<br>■ 主要运动终板：前臂正中、桡骨干上 |
| | 拇短伸肌 | | 拇指近节指骨底 | 伸拇指，助手外展 | | ■ 肌腱参与构成鼻烟窝桡侧界<br>■ 主要运动终板：在腕部近端4～6 cm，桡骨尺侧 |
| | 拇长伸肌 | 桡、尺骨后面及骨间膜的背面 | 拇指远节指骨底 | | | ■ 肌腱参与构成鼻烟窝尺侧界<br>■ 主要运动终板：前臂正中、尺骨桡侧缘 |
| | 示指伸肌 | | 示指的指背腱膜 | 伸腕，伸示指掌指关节及指间关节 | | ■ 起于尺骨及尺桡骨骨间膜远端1/3处；腕背部分与指总伸肌有共同腱鞘连接指总伸肌肌腱至示指<br>■ 主要运动终板：沿肌腱向近端反向延伸至其与尺骨相交处，在尺骨茎突近端5～7 cm，尺骨干桡侧 |

## 9. 四肢肌：手部肌肉

| 类 别 | | 名 称 | 起 点 | 止 点 | 主要功能 | 神经支配及节段 | 临 床 分 析 |
|---|---|---|---|---|---|---|---|
| 外侧群肌 | 浅层 | 拇短展肌 | 屈肌支持带和舟骨及大多角骨结节 | 拇指近节指骨底外侧面 | 外展拇指 | 正中神经($C_{6\sim7}$) | ■ 构成大鱼际肌<br>■ 位于拇对掌肌内侧、浅层，位于拇短屈肌外侧<br>■ 主要运动终板：其起点倾斜朝向远端 |
| | | 拇短屈肌 | 浅头：屈肌支持带，大多角骨；深头：第1掌骨尺侧 | 浅头止于拇指近节指骨底掌面桡侧；深头止于尺侧 | 屈拇指近节指骨、掌指关节 | 浅头：正中神经；深头：尺神经($C_8$至$T_1$)下干→内侧束 | ■ 双头，构成大鱼际肌<br>■ 主要运动终板：在第1掌指关节与豌豆骨中点，浅头深度约0.5 cm，深头1～2 cm<br>■ 位于拇对掌肌浅层 |
| | 深层 | 拇对掌肌 | 屈肌支持带，大多角骨 | 第1掌骨掌侧面外侧部分 | 拇指对掌 | 正中神经($C_8$至$T_1$)下干→内侧束 | ■ 构成大鱼际肌<br>■ 主要运动终板：在腕掌关节的桡侧面，第1掌骨中点 |
| | | 拇收肌 | 横头：第3掌骨体掌面全长(或远端2/3)；斜头：头状骨掌面，第2、3掌骨底 | 拇指近节指骨底内侧、第1掌骨尺侧籽骨 | 内收拇指，屈拇指、近节指骨 | 尺神经深支($C_8$至$T_1$)下干→内侧束 | ■ 双头，部分也构成大鱼际肌<br>■ 主要运动终板：位于第一指蹼间隙，即第一骨间背侧肌边缘前方(掌侧)和第一掌指关节近侧末端<br>■ 尺神经支配的最远端肌肉 |
| 中间群 | | 蚓状肌 | 共4块，位于指深屈肌腱间，指伸屈肌腱桡侧 | 第2～5指的指背腱膜 | 屈第2～5指的掌指关节和伸指间关节 | 第1、2蚓状肌由正中神经支配，第3蚓状肌由正中神经和尺神经支配，第4蚓状肌由尺神经支配($C_8$至$T_1$)下干→内侧束 | ■ "手搭凉棚"姿势<br>■ 主要运动终板：定位于指深屈肌肌腱桡侧，掌指关节处(掌指关节近侧桡侧)<br>■ 手内在肌阳性征：手掌指关节伸直或过伸，使骨间肌和蚓状肌处于紧张位，再将指间关节被动屈曲，此时指间关节不易屈曲而弹回至伸直位 |
| | | 骨间掌侧肌 | 共3块，指深屈腱及蚓状肌的深面，第2掌骨的内侧面，第4、5掌骨外侧面 | 分别止于第2、4、5指的近节指骨和指背腱膜 | 第2、4、5指内收并屈掌指关节 | 尺神经($C_8$至$T_1$)下干→内侧束 | ■ 部分解剖学图书认为4块，将骨间掌侧肌在拇收肌与第1骨间背侧肌掌侧面掌深筋膜间的拇收肌后间隙出现的"额外独立肌束"也作为一块<br>■ 主要运动终板：第1骨间掌侧肌在第2掌骨的尺侧；而第2、3分别为第3、4掌骨的桡侧 |
| | | 骨间背侧肌 | 共4块，在4个掌骨间隙内，以2束起自掌骨的相对侧 | 分别止于第2～4指的近节指骨和指背腱膜 | 以中指为中轴使第2～4指外展并屈掌指关节 | 尺神经($C_8$至$T_1$)下干→内侧束 | ■ 单手共8束<br>■ 与小指外展肌一起，起类似动态侧副韧带作用<br>■ 主要运动终板：第1骨间背侧肌在第2掌指关节近侧；第2在第3掌骨桡侧；第3、4在相应掌骨尺侧 |

(续表)

| 类别 | 名　称 | | 起　点 | 止　点 | 主要功能 | 神经支配及节段 | 临　床　分　析 |
|---|---|---|---|---|---|---|---|
| 内<br>侧<br>群 | 浅<br>层 | 小指展肌 | 豌豆骨和屈肌支持带 | 小指近节指骨底 | 外展小指和屈小指近节指骨 | 尺神经深支（C$_8$至T$_1$） | ■ 构成小鱼际肌<br>■ 主要运动终板：第5掌指关节与豌豆骨尺侧面中点 |
| | | 掌短肌 | 掌腱膜尺侧缘 | 手尺侧缘皮肤 | 紧张掌腱膜 | 尺神经浅支（C$_8$至T$_1$） | ■ 构成小鱼际肌 |
| | | 小指短屈肌 | 钩骨和屈肌支持带 | 小指近节指骨底 | 屈小指近节指骨 | 尺神经深支（C$_8$至T$_1$） | ■ 构成小鱼际肌<br>■ 恰位于小指展肌桡侧、小指对掌肌浅层 |
| | 深<br>层 | 小指对掌肌 | 小指近节指骨 | 第5掌骨内侧缘 | 小指对掌 | | ■ 构成小鱼际肌<br>■ 主要运动终板：第5掌指关节与豌豆骨掌侧面中点，小指展肌桡侧 |

### 10. 四肢肌：髋肌

| 类别 | 名　称 | | 起　点 | 止　点 | 主要功能 | 神经支配及节段 | 临　床　分　析 |
|---|---|---|---|---|---|---|---|
| 前<br>群<br>肌 | 髂腰肌 | 髂肌 | 髂窝 | 股骨小转子（髂肌纤维在外侧；腰大肌纤维在内侧） | 髋关节前屈、外旋 | 腰丛前支后及神经根、股神经（L$_{1~4}$）注：腰大肌为前支直接分布 | ■ 远端固定时，一侧收缩躯干侧屈，两侧同时收缩使脊柱前屈和骨盆前屈（前倾）<br>■ 主要运动终板：股动脉外2指（3～4 cm），腹股沟韧带下方1指（髂肌） |
| | | 腰大肌 | L$_{1~4}$侧面、横突 | | | | |
| | 腰小肌 | | T$_{12}$和L$_1$侧面 | 髂耻隆起，阔筋膜 | 紧张阔筋膜 | 腰丛的肌支（L$_{1~2}$） | ■ 无明显屈髋关节的功能<br>■ 独立收缩可使骨盆后倾 |
| | 阔筋膜张肌 | | 髂前上棘 | 经髂胫束至胫骨外侧髁 | 紧张阔筋膜，屈髋关节，使大腿内旋 | 骶丛臀上神经（L$_{4~5}$或L$_4$至S$_1$） | ■ 起内旋作用的主要为臀中、小肌的前部与阔筋膜张肌<br>■ 主要运动终板：髂前上棘与股骨大转子中点 |
| 后<br>群<br>肌 | 浅<br>层 | 臀大肌 | 髂骨翼外面，骶骨后面，骶结节韧带 | 臀肌粗隆及髂胫束 | 髋关节伸直、外旋、外展（上半部肌束）、内收（下半部肌束） | 骶丛臀下神经（L$_4$至S$_1$或L$_5$至S$_1$，S$_2$） | ■ 远端固定时，一侧收缩使骨盆转向对侧，两侧收缩使骨盆后倾，脊柱伸直，保持站立平衡<br>■ 主要运动终板：髂后上棘与臀沟起始点连线为假想的直角三角形底边之内（可避免伤及其外下的坐骨神经） |
| | 中<br>层 | 臀中肌 | 髂骨翼外面 | 股骨大转子 | 髋关节外展、前屈、内旋（前部肌束）、后伸、外旋（后部肌束） | 骶丛臀上神经（L$_4$至S$_1$或L$_5$至S$_1$） | ■ 远端固定时，一侧收缩使骨盆向同侧倾，两侧（前部肌束）收缩使骨盆前倾（后部肌束）、后倾<br>■ 起内旋作用的主要为臀中、小肌的前部与阔筋膜张肌<br>■ 主要运动终板：髂嵴中点远端2～3 cm |

(续表)

| 类别 | 名 称 | 起 点 | 止 点 | 主 要 功 能 | 神经支配及节段 | 临 床 分 析 |
|---|---|---|---|---|---|---|
| 后群肌 中层 | 梨状肌 | 骶骨前面及骶前孔外侧 | | 外展、外旋髋关节(也有认为其在屈髋时为外展、内旋作用) | 骶丛(S₁～S₂) | ■ 远端固定时,两侧同时收缩,使骨盆后倾<br>■ 主要运动终板:肌肉略呈三角形,以髂后上棘与股骨大转子的连线为梨状肌上缘;以髂后上棘至尾骨尖作一连线,由此线中点向股骨大转子尖作一连线,为梨状肌下缘。中1/3部为主要肌腹刺激处(可参考) |
| | 闭孔内肌 | 闭孔膜内面及其周围骨面 | 股骨转子窝 | 外旋髋关节 | 骶丛分支(L₄～S₂或L₅～S₂) | ■ 均属于髋外旋肌群,功能重合,其他起外旋作用的有臀大肌后部、部分内收肌、臀中小肌的后部和缝匠肌<br>髋袖:上述臀肌皆经坐骨关节囊后,均可外旋髋关节,其作用类似上肢肩关节周围的"肌腱袖",是髋关节的固定肌 |
| | 股方肌 | 坐骨结节 | 转子间嵴 | | | |
| | 上孖肌 | 坐骨小孔的上缘坐骨棘 | 股骨转子窝闭孔内肌腱上缘 | | | |
| | 下孖肌 | 坐骨小孔的下缘坐骨结节 | 股骨转子窝,闭孔内肌腱下缘 | | | |
| 深层 | 臀小肌 | 髂骨翼外面 | 股骨大转子 | 髋关节外展、内旋(前部肌束)、外旋(后部肌) | 骶丛臀上神经(L₄～₅) | ■ 远端固定时,一侧收缩使骨盆向同侧倾,两侧(前部肌束)收缩使骨盆前倾、(后部肌束)后倾<br>■ 主要运动终板:髂嵴与股骨大转子中点,浅层为臀中肌 |
| | 闭孔外肌 | 闭孔膜外面及其周围骨面 | 股骨转子窝 | 外旋髋关节 | 腰丛闭孔神经及骶丛分支(L₂～₄或L₂～₅) | ■ 肌腱被股方肌掩盖,末端紧临其余"髋袖"联合肌腱前下方,与股方肌深面紧贴。全髋关节置换术后侧入路手术时注意保护、修补,可预防后脱位 |

附:盆底肌

■ 以女性盆底为例,其由封闭骨盆出口的多层肌肉和筋膜组成,有尿道、阴道和直肠贯穿其中。盆底肌肉群、筋膜、韧带及其神经构成了复杂的盆底支持系统,其互相作用和支持
■ 盆底外层为浅层筋膜与肌肉(包括一对球海绵体肌、一对坐骨海绵体肌、一对会阴浅横肌和肛门外括约肌);中层即泌尿生殖膈,由上下两层坚韧的筋膜及一层薄肌肉组成,覆盖于耻骨弓与坐骨结节所形成的盆底前部三角形平面上,成为三角韧带;内层即盆膈为盆底最坚韧的一层,由肛提肌及筋膜组成。盆底肌肉是维持盆底支持结构的主要成分,**广义的盆底肌肉可包括梨状肌、髂肌、腰方肌、闭孔内肌及肛门括约肌等**
■ **肛提肌**是最大的盆底肌,是成对的宽厚扁肌群,内、外面还各覆盖有一层筋膜。内层位于肛提肌上面,又称盆筋膜,为坚韧的结缔组织膜,覆盖骨盆底及骨盆壁,其某些部分的结缔组织较肥厚,上与盆腔脏器的肌纤维汇合,分别形成相应的韧带,对盆腔脏器有很强的支持作用
■ **肛提肌**作为一个整体而发挥作用,由耻骨肌、髂尾肌和尾骨肌3块肌肉组成。现代解剖学观念是把它分成两个主要部分描述:盆膈部分(尾骨肌和髂尾肌)和支持脏器部分(耻骨尾骨肌和耻骨直肠肌)。这些肌肉来源于两侧骶骨和尾骨的侧壁,肛提肌板代表尾骨肌在尾骨面的融合。肛提肌在两侧沿盆壁延伸到达耻骨联合后方,形成盆膈,其内有尿道、阴道和直肠穿过,称为生殖裂孔。盆腔肌肉功能正常时,盆腔器官保持在肛提肌板之上,远离生殖裂孔。当腹腔内压力增加,将盆腔内器官向骶骨窝推挤时,肛提肌板能防止其下降
■ 盆底肌常会与腹横肌共同收缩
注:现代解剖学还有某些研究倾向认为耻骨直肠肌不是肛提肌的一部分,且排便时与之互为拮抗肌。肛提肌的收缩方式由既往猜想的等张收缩转为等长收缩,而肛提肌、盆底、肛门可能在排便时是一同下降的,而仅当缩肛时三者才会一同上提

### 11. 四肢肌：大腿肌

| 类别 | 名称 | | | 起点 | 止点 | 主要功能 | 神经支配及节段 | 临床分析 |
|---|---|---|---|---|---|---|---|---|
| 前群肌 | 缝匠肌 | | | 髂前上棘 | 胫骨上端的内侧面（即**鹅足区**） | 屈曲、外展、外旋髋关节，屈膝关节，使已屈的膝关节内旋 | 腰丛前支后股，股神经（$L_{2\sim3}$） | ■ 远端固定时，两侧收缩使骨盆前倾<br>■ **主要运动终板**：髂前上棘至股骨内上髁连线，前者的远端 $6\sim7$ cm |
| 前群肌 | 股四头肌 | 股直肌 | | 髂前下棘 | 经髌骨及髌韧带止于胫骨粗隆 | 伸膝，股直肌有屈髋作用 | 腰丛前支后股，股神经（$L_{2\sim4}$） | ■ 远端固定时，大腿在膝关节处伸直，牵拉股骨向前，以维持人体直立姿势<br>■ **主要运动终板**：内侧肌于髌骨内上角的近端4指；中间肌于髌骨与髂前上棘的中点；外侧肌于髌骨外上约5指 |
| 前群肌 | 股四头肌 | 股内侧肌 | | 股骨粗线内侧唇 | 经髌骨及髌韧带止于胫骨粗隆 | 伸膝，股直肌有屈髋作用 | 腰丛前支后股，股神经（$L_{2\sim4}$） | |
| 前群肌 | 股四头肌 | 股外侧肌 | | 股骨粗线外侧唇 | 经髌骨及髌韧带止于胫骨粗隆 | 伸膝，股直肌有屈髋作用 | 腰丛前支后股，股神经（$L_{2\sim4}$） | |
| 前群肌 | 股四头肌 | 股中间肌 | | 股骨体的前面（最深面） | 经髌骨及髌韧带止于胫骨粗隆 | 伸膝，股直肌有屈髋作用 | 腰丛前支后股，股神经（$L_{2\sim4}$） | |
| 内侧群 | 浅层 | 耻骨肌 | | 耻骨梳附近 | 股骨耻骨肌线 | 内收、外旋或内旋髋关节（注：针对内旋或外旋，部分解剖书上仍有争议，须做动作分析） | 腰丛前支前股，闭孔神经（$L_{2\sim4}$）耻骨肌部分还有股神经支配 | ■ 远端固定时，一侧收缩使骨盆向同侧屈，两侧同时收缩，使骨盆前倾<br>■ 股薄肌尚可使膝关节屈曲及内旋<br>■ **主要运动终板**：耻骨肌于股动脉搏动内侧 $2\sim3$ cm，恰于腹股沟韧带之下（较少去刺激）；**长收肌**自耻骨结节的长收肌肌腱，在结节远端4指处（$6\sim8$ cm）；**短收肌**为该点穿过长收肌处（深度 $4\sim5$ cm）；**股薄肌** ① 大腿最内侧中上 1/3 处带状肌腹。② 或同大收肌（深度应小于1.2 cm） |
| 内侧群 | 浅层 | 长收肌 | | 耻骨支前面、耻骨结节下方 | 股骨粗线内侧唇中 1/3 部 | | | |
| 内侧群 | 浅层 | 股薄肌 | | 耻骨下支前面 | 胫骨上端内侧面（即**鹅足区**） | | | |
| 内侧群 | 深层 | 短收肌 | | 耻骨下支 | 股骨粗线内侧唇上 1/3 部 | | | |
| 内侧群 | 深层 | 大收肌 | | 分上束、最下束共两束，起自闭孔下缘、坐骨结节、坐骨支及耻骨下支 | 上束止于股骨粗线内侧唇上 2/3 部，最下束止于收肌结节 | | | ■ 远端固定时，一侧收缩使骨盆向同侧屈，两侧收缩使骨盆后倾<br>■ 肌纤维束呈扇形分散，上束几呈水平方向，最下束则几乎垂直<br>■ **主要运动终板**：股骨内侧髁和耻骨结节的连线中点 |

(续表)

| 类别 | 名 称 | | 起 点 | 止 点 | 主要功能 | 神经支配及节段 | 临 床 分 析 |
|---|---|---|---|---|---|---|---|
| 后群肌 | 股二头肌 | 长头 | 坐骨结节 | 腓骨头 | 长头可伸髋关节,屈膝关节,并微使膝关节外旋 | 骶丛坐骨神经胫骨部分（$L_5 \sim S_2$或$L_5 \sim S_3$） | ■ 统称为腘绳肌<br>■ 两侧收缩使骨盆后倾<br>■ 半腱肌上部为肌,下部为腱膜;半膜肌上部为腱膜,下部为肌<br>■ 有解剖书除了股二头肌短头,将大收肌下束并为腘绳肌<br>■ 主要运动终板:半腱肌为胫骨内上髁与坐骨结节中下1/3至中点处;半膜肌为腘窝近端半腱肌肌腱两侧;股二头肌长头为腓骨小头和坐骨结节连线的中下1/3至中点处,短头为腘窝处长头肌腱内侧 |
| | | 短头 | 股骨粗线中部 | | | | |
| | 半腱肌 | | 坐骨结节 | 胫骨上端内侧面(即鹅足区) | 伸髋关节,屈膝关节,并微使膝关节内旋 | | |
| | 半膜肌 | | | 胫骨内侧髁的后面 | | | |
| 附:骨盆运动 | 骨盆前倾 | | ■ 髂腰肌远端固定时两侧收缩;竖脊肌上固定时收缩;臀中、臀小肌远端固定时前部肌束收缩;缝匠肌远端固定时两侧收缩;长收肌、短收肌、股薄肌远端固定时两侧收缩;股直肌远端固定时两侧收缩 | | | | |
| | 骨盆后倾 | | ■ 腰小肌近端固定;臀中、臀小肌远端固定时后部肌束收缩;大收肌远端固定时两侧收缩;腘绳肌(股二头肌、半腱肌、半膜肌)远端固定时两侧收缩;腹直肌、腹外斜肌上固定时使骨盆后倾或保持水平位;臀大肌远端固定时双侧收缩 | | | | |
| | 骨盆侧倾 | | ■ 臀中、臀小肌远端固定时一侧收缩(下降、稳定骨盆);长收肌、短收肌、股薄肌远端固定时一侧收缩(下降);大收肌远端固定时一侧收缩(下降);腰方肌一侧收缩(辅助上抬、稳定骨盆) | | | | |

## 12. 四肢肌：小腿肌

| 类别 | 名 称 | 起 点 | 止 点 | 主要功能 | 神经支配及节段 | 临 床 分 析 |
|---|---|---|---|---|---|---|
| 前群 | 胫骨前肌 | 胫骨外上端$1/2 \sim 2/3$处和邻近骨间膜前面 | 内侧楔骨和第1跖骨的足底面 | 足背屈,足内翻 | 骶丛坐骨神经腓骨部分、腓深神经($L_4$或$L_5$至$S_1$或$L_2$) | ■ 拉小腿在踝关节处向前,维持足弓<br>■ 主要运动终板:胫骨干外侧中点 |
| | 姆长伸肌 | 腓骨内侧面下2/3部及骨间膜前面 | 姆趾远节趾骨底 | 伸姆指,足背屈较弱的足内翻作用 | | ■ 主要运动终板:内、外踝连线上方$3 \sim 4$指,胫骨前肌腱外侧,朝向深部及内侧进入;或内、外踝边线上$6 \sim 9$ cm,胫骨干外侧缘 |
| | 趾长伸肌 | 腓骨前棘、胫骨上端及邻近骨间膜前面 | 第$2 \sim 5$趾,趾背腱膜 | 伸第$2 \sim 5$趾,足背屈 | 骶丛坐骨神经腓骨部分、腓深神经($L_4$或$L_5$至$S_1$或$S_2$) | ■ 较弱的足外翻作用<br>■ 主要运动终板:胫骨粗隆远端$6 \sim 7$ cm,胫骨干外侧$4 \sim 5$ cm处 |

（续表）

| 类别 | 名 称 | | 起 点 | 止 点 | 主要功能 | 神经支配及节段 | 临 床 分 析 |
|---|---|---|---|---|---|---|---|
| 前群 | 第3腓骨肌 | | 腓骨前面下1/3部及骨间膜前面 | 第5跖骨底背面 | 足背屈,足外翻 | | ■ 常缺如,或为趾长伸肌之变异<br>■ 主要维持足弓<br>■ 主要运动终板:内、外踝边线上4～6 cm处,胫骨干外侧2～3 cm处 |
| 外侧群 | 腓骨长肌 | | 腓骨外侧面上2/3部 | 内侧楔骨,第1跖骨底 | 足跖屈,足外翻 | 骶丛坐骨神经腓骨部分、腓浅神经($L_5$至$S_1$) | ■ 使足在踝关节处跖屈和足外翻,并与胫前肌的肌腱共同在足底形成肌襻,维持内、外侧足弓及横足弓<br>■ 腓骨长肌对抗拉力,可稳定第1跖跗关节,若力量偏弱,更易患踇外翻<br>■ 使足在踝关节处跖屈和足外翻及维持外侧足弓<br>■ 主要运动终板:**腓骨长肌**为腓骨头下5～7 cm处;**腓骨短肌**为外踝上8～10 cm处 |
| | 腓骨短肌 | | 腓骨外侧面下1/3至2/3部 | 第5跖骨粗隆 | 足外翻 | | |
| 后群 | 小腿三头肌 | 腓肠肌 | 内侧头 股骨内侧髁 | 跟骨结节 | 屈膝关节,足跖屈 | 骶丛坐骨神经,胫神经($L_4$至$S_2$,以$S_1$、$S_2$为主,比目鱼肌从胭内接受$L_5$纤维) | ■ 远端固定时小腿三头肌整体收缩拉股骨下端和胫骨、腓骨上端向后方,使膝关节伸直<br>■ 协同维持人体直立<br>■ 主要运动终板:**比目鱼肌**在腓肠肌肌腹远端,跟腱偏内侧 |
| | | | 外侧头 股骨外侧髁 | | | | |
| | | 比目鱼肌 | 腓骨上端后面和胫骨比目鱼肌线 | | 足跖屈 | | |
| | 跖肌 | | 股骨外侧髁腘面外下及膝关节囊后 | | 屈膝关节,向后牵引膝关节囊,协助足跖屈 | 骶丛坐骨神经,胫神经($L_5$至$S_1$) | ■ 退化肌肉<br>■ 近似于上肢的掌长肌 |
| | 腘肌 | | 股骨外侧髁外侧面上缘 | 胫骨比目鱼肌线以上骨面 | 屈曲膝关节,内旋小腿 | 骶丛坐骨神经,胫神经($L_5$至$S_1$) | ■ 主要运动终板:内、外腘绳肌肌腱止点之间中点位置,进入腘窝底面 |
| | 趾长屈肌 | | 胫骨后面中1/3部 | 第2～5趾远节趾骨底 | 屈第2～5趾骨,足跖屈 | 骶丛坐骨神经,胫神经($L_5$至$S_1$或$L_5$至$S_2$) | ■ 较弱的足内翻作用<br>■ 远端固定时(即足底固定时)可保持足尖站立<br>■ 主要运动终板:胫骨干中、下1/3,胫骨后缘1～2 cm处,最先触及 |
| | 胫骨后肌 | | 胫、腓骨及骨间膜后面上2/3部 | 舟骨粗隆,内、中间和外侧楔骨 | 足内翻,足跖屈 | 骶丛坐骨神经,胫神经($L_5$至$S_1$,还可接受$L_4$纤维) | ■ 远端固定时(即足底固定时)可保持足尖站立<br>■ 主要运动终板:①胫骨干中、下1/3,胫骨后缘1～2 cm处。②胫骨粗隆远端5指,胫骨内侧1指宽处,紧贴胫骨后方 |
| | 踇长屈肌 | | 腓骨后面下2/3部 | 第2～5趾的远节趾骨底 | 屈踇趾,足跖屈(可能有较弱的足内翻作用) | 骶丛坐骨神经,胫神经($L_5$至$S_2$) | ■ 远端固定时(即足底固定时)可保持足尖站立<br>■ 主要运动终板:跟骨结节上方5指 |

## 13. 四肢肌：足肌

| 类别 | 名称 | | 起点 | 止点 | 主要功能 | 神经支配及节段 | 临床分析 |
|---|---|---|---|---|---|---|---|
| 足背肌 | 跛短伸肌 | | 跟骨前端的上面和外侧面 | 跛趾近节趾骨底 | 伸跛趾 | 骶丛腓深神经(L₄至S₁或L₄至S₂) | ■ 部分解剖专家倾向于其为趾短伸肌内侧的一部分<br>■ 手无对应结构<br>■ 主要运动终板：足背近端外侧肌肉组织小丘 |
| | 趾短伸肌 | | | 第2～4趾近节趾骨底 | 伸第2～4趾 | | |
| 足底肌 | 内侧群 | 跛展肌 | 跟骨结节内侧突 | 第1跖骨内侧籽骨，跛趾近节趾骨底下内侧 | 外展跛趾，维持足弓 | 骶丛胫神经分支，足底内侧神经(L₅至S₁或L₅至S₂) | ■ 该肌群的作用较重合<br>■ 腓骨长肌腱的止点压在跛短屈肌起点之上，跛长屈肌腱在跛短屈肌内、外侧肌腹之间的表层压过<br>■ 跛展肌为足部固有肌的第1层<br>■ 跛收肌、跛短屈肌为第3层<br>■ 主要运动终板：**跛展肌**于足舟骨正下方；**跛短屈肌**于第1跖骨头近端2 cm处；**跛收肌**于第2跖骨头近端4～5 cm处，较深(2 cm或更深) |
| | | 跛短屈肌 | 第1楔骨下面 | 内侧头：第1跖骨内侧籽骨，跛趾近节趾骨底下内侧（跛展肌起点外侧）；外侧头：第1跖骨外侧籽骨，跛趾近节趾骨底下外侧（跛收肌起点内侧） | 屈跛趾 | | |
| | | 跛收肌 | **斜头**：起于骰骨下面，第3楔骨下，第2、3跖骨底下；**横头**：起于第3、4、5跖趾关节囊下 | 第1跖骨外侧籽骨 | 内收、屈跛趾，维持足弓 | 骶丛胫神经分支，足底内侧神经(L₅至S₁或L₅至S₂) | |
| | 中间群 | 趾短屈肌 | 跟骨结节及足底腱膜 | 第2～5趾的中节趾骨底 | 屈第2～5趾 | 骶丛胫神经分支，足底内侧神经(L₅至S₁) | ■ 主要运动终板：第3跖骨头与跟骨中间位置，较表浅<br>■ 为足部固有肌的第1层 |
| | | 足底方肌 | **两头**分别起自跟骨下面内、外侧缘 | 趾长屈肌总腱和第4分腱的外侧缘 | | 骶丛胫神经，足底外侧神经(S₁至S₂) | ■ 即跖方肌<br>■ 手无对应结构<br>■ 为足部固有肌的第2层 |
| | | 蚓状肌 | 共4块，趾长屈肌腱 | 趾背腱膜 | 屈跖趾关节，伸趾间关节，维持足弓 | 骶丛胫神经，足底内、外侧神经(L₄至S₁或L₅至S₁) | ■ 为足部固有肌的第2层 |
| | | 骨间足底肌 | 共3块，第3～5跖骨内侧半（近端内面） | 第3～5趾近节趾骨底和趾背腱膜 | 内收第3～5趾 | 骶丛胫神经，足底外侧神经(S₁～₂) | ■ 即骨间跖侧肌<br>■ 为足部固有肌的第4层 |
| | | 骨间背侧肌 | 共4块，起自相邻两跖骨的相对面 | 第2～4趾近节趾骨底和趾背 | 外展第2～4趾 | 骶丛胫神经足底外侧深支(S₁～₂) | ■ 共8条肌束<br>■ 为足部固有肌的第4层 |

（续表）

| 类别 | 名称 | | 起点 | 止点 | 主要功能 | 神经支配及节段 | 临床分析 |
|---|---|---|---|---|---|---|---|
| 足底肌 | 外群 | 小趾展肌 | 跟骨结节跖侧 | 小趾近节趾骨底跖面 | 屈及外展小趾 | 骶丛胫神经分支，足底外侧神经（$S_{1\sim2}$） | ■ 主要运动终板：第5跖骨头和跟骨之间的中点，沿足外侧缘<br>■ 为足部固有肌的第1层 |
| | | 小趾短屈肌 | 第5跖骨底、足底长韧带 | | 屈及外展小趾 | | ■ 为足部固有肌的第3层 |
| 附：足部主要运动 | 足复合动作 | | ■ 踝关节、距下关节及前足的复合动作<br>■ 足旋前：近似踩足球位。当踝关节背伸时，距下关节外翻、前足外旋（背、外、外），足外侧缘抬高，内侧缘降低，足尖朝外称为旋前。发生部位主要在跗跖关节，涉及踝关节背屈、外翻的肌肉<br>■ 足旋后：近似踢足球位。当踝关节跖屈时，距下关节内翻、前足内旋（跖、内、内），足内侧缘抬高，外侧缘降低，足尖朝内。发生部位主要在跗跖关节，涉及踝关节跖屈、内翻的肌肉 | | | | |
| | 踝关节动作 | | ■ 内翻、外翻以距下、前足关节活动为主，背屈、跖屈以距上关节为主<br>■ 踝内翻：距下关节内翻，前足内旋，可同时伴足外侧连同足跟向内位移<br>■ 踝外翻：距下关节外翻，前足外旋，可同时伴足内侧连同足跟向外位移<br>■ 踝背屈、跖屈：绕冠状轴的活动 | | | | |
| | 距骨动作 | | ■ 距骨内收：距骨在冠状面水平内移<br>■ 距骨外展：距骨在冠状面水平外移<br>■ 距骨内翻：距骨绕矢状轴远端向内旋转<br>■ 距骨外翻：距骨绕矢状轴远端向外旋转 | | | | |

■ 足弓由骨性拱形为梁，连接足底韧带、筋膜、肌肉、肌腱等具有弹性收缩力的组织组成（足骨—韧带—肌肉维持足弓，构成适应行走、站立、跑跳的三道防线）
■ 分为纵弓（内侧纵弓和外侧纵弓）及横弓
■ 内侧纵弓在足的内侧缘，由跟骨、距骨、舟骨、3块楔骨和内侧第1～3跖骨构成，弓背的最高点为距骨头。于直立姿势时，在前后象两个支点，前支点为第1～3跖骨小头，后支点为跟骨结节。并由胫骨后肌腱、趾长屈肌腱、踇长屈肌腱、足底短肌、跖长韧带及跟舟跖侧韧带等结构维持。**跟舟跖侧韧带（即弹簧韧带，起自跟骨载距突，止于舟骨底部）起弓弦的作用，曲度大，弹性强，适于跳跃，并能缓冲震荡，是防止距骨头下塌或内倾的重要结构**
■ **外侧纵弓在足外侧缘由跟骨、骰骨及第4、5跖骨构成，骰骨为弓的最高点。前、后支点分别为第4、5跖骨小头及跟结节的跖面，维持此弓的结构有腓骨长肌腱、小趾侧肌群、跖长韧带及跟骰跖侧韧带等。其弓弦是跟骰跖侧韧带（跟骨跖面前份，止于骰骨跖面后份），曲度小，弹性弱，主要与直立负重姿势的维持有关**
■ 跟骨的载距突与舟骨间无关节面，其间仅有跟舟韧带相连接，故**内侧纵弓的耐力较弱。外侧纵弓跟骰关节面阔而平，站立时可稳固地接触地面，且第1、2跖骨联系不如第4、5跖骨紧密，所以内侧缘不如外侧坚固**
■ 横弓由各跖骨后部及跗骨前部构成，以第2楔骨最高。维持此弓除韧带外，还有腓骨长肌及踇收肌的横头等。一般而言纵弓塌陷，横弓随之消失，但横弓塌陷，纵弓仍可维持
■ 相关重点肌肉：包括足内在肌，但以足外在肌为主。其中**胫骨前肌通过踝关节前内方，止于第1跖骨基底和第1楔骨内侧，可增高纵弓。胫骨后肌沿弹簧韧带的底部，止于舟骨结节、楔骨、骰骨和第2～4跖骨基底，舟骨是其主要止点，可紧紧托住距骨头，加强弹簧韧带，防止距骨头下陷内倾。腓骨长肌经过踝后外方、骰骨沟至足底，止于第1跖骨基底和第1楔骨跖侧。与胫骨前肌平衡合作时，如两条坚强的悬吊带，各自从足的内、外侧绕过足底，将足弓向上提起。小腿三头肌可使跟骨前端跖屈，纵弓下降，引起足弓结构改变。因腓肠肌挛缩或短缩者，常有平足症**
■ 注：随着现代人生活出行方式的改变，足都有扁平趋势。就足部问题而言，足弓软组织弹性、收缩能力及骨性弓高都是需考虑的因素。有时足弓高低不代表足部功能的强弱，如足弓虽高但无弹性的脊髓灰质炎后遗高弓足患者，行走步态较差，而芭蕾舞演员可能足弓较平坦，但因其足内、外在肌强壮富有弹性，使得步态更好

附：足弓

**注**：标红部分为贴扎可能涉及的重点肌肉、肌群。除修正了前版总结的错漏外，还补充和完善了重点关节、肌肉的动作分析，主要运动终板（刺激点或阻滞点）及其他的临床分析等。在各类诊疗过程中应注意须结合运动损伤生物力学分析、远（近）固定及向心、离心收缩等分析以获得更好的干预效果。另外，由于各类肌动学、大体解剖及神经解剖等典籍有诸多不统一的地方，均根据其重要性适度提及。

（余 波 陈文华）

# 附录二

## （肌）筋膜（链）、激痛点解剖及临床分析

| 理论体系 | 名称 | 分布及组成 | 临床意义 |
|---|---|---|---|
| 传统筋膜 | 全身各部 | 筋膜分布在全身各部，其中浅筋膜位于皮下，又称皮下筋膜；深筋膜位于深面，又称固有筋膜，由致密结缔组织构成，遍于全身且互相连续。深筋膜包覆肌或肌群、腺体、大血管和神经等，形成筋膜鞘。四肢的深筋膜伸入肌群之间与骨相连，分隔肌群，称肌间隔 | **共性：**① 筋膜的一般功能为保护肌肉，一些筋膜又有特别的功能，可为一些肌肉的起始部分，连接肌肉与骨骼。筋膜能提供肌肉收缩时的方向控制。如竖脊肌在筋膜间收缩时被限制产生主要的背伸活动；还可作为肌肉收缩带动脊柱运动的桥梁，使得脊柱的运动缓和，达到稳定的目的。总体上筋膜除保护作用外，还可看作连接肌肉和骨骼的桥梁，是运动中动和静转换的中心。② 因筋膜的走行覆盖特征，与肌肉、肌腱、韧带等局部不适息息相关，姿势不良、湿冷、外伤及其他急慢性劳损后肌肉、筋膜可发生纤维化改变，产生无菌性炎症<br>**相应激痛点：**常发生于腰背肌群（竖脊肌、横突棘肌肌群、横突间肌群、枕环筋膜、肩胛提肌、斜方肌、菱形肌）等肌肉或相应筋膜区域，其他痛性结节还可在棘上韧带、棘间韧带等<br>**临床防治：**各类筋膜疼痛，如足底筋膜炎，患者晨起时，乍接触地面，疼痛更明显，是由于筋膜过长时间没有机会得到伸展。针对激痛点应在矫正姿势、力线的前提下，以牵伸、伸展及筋膜引导为主，但急性期的过度牵伸反而可能引起不适 |
| | （腰）胸背筋膜 | 胸（腰）筋膜是最重要的筋膜组织之一。在胸背区覆于竖脊肌表面，向上续项筋膜，内侧附于胸椎棘突和棘上韧带，外侧附于肋角。其在腰区较厚，损伤常见，分前、中、后3层：① 后层位于背阔肌、下后锯肌（两者的深面）和竖脊肌（此肌的浅面）之间，即覆于竖脊肌后面，与背阔肌和下后锯肌腱膜愈着，向下附于髂嵴，后层内侧附于腰椎棘突和棘上韧带，外侧在竖脊肌外侧缘与中层愈合，形成竖脊肌鞘；② 中层位于竖脊肌深面与腰方肌后侧，其内侧附于腰椎横突尖和横突间韧带，外侧在腰方肌外侧缘与前层愈合，形成腰方肌鞘，并作为腹横肌起始部的腱膜，向上附于第12肋下缘，向下附于髂嵴；③ 前层又称腰方肌筋膜，最弱，位于腰方肌前面，其内侧附于腰椎横突尖与椎体基底部，覆盖于腰方肌的前面，向外与后、中两层会合成腹横肌腱膜 | |
| | 足底筋膜 | 足跟疼痛外，另有部分患者感到足弓或前足疼痛 | |
| 肌筋膜链 | 前表线 | 连接人体的整个前表面，下起自足背→伸趾长短肌、胫前肌→髌骨下肌腱→股四头肌→腹直肌→胸骨肌、胸软骨筋膜→胸锁乳突肌→上至头颅两侧乳突的头皮筋膜 | 肌筋膜链理论是由美国著名物理治疗大师，罗夫治疗学派的创始人 Ida Rolf 提出的，并由其学生 Thomas Myers 通过解剖实践验证总结而来。该理论体系认为人体的平衡并非只依靠骨骼和肌肉，还需要筋膜的覆盖来完成整个人体的拉张结构。拉张结构可以使人体在低能耗的状态下维持各种姿势的平衡。肌筋 |

（续表）

| 理论体系 | 名 称 | 分 布 及 组 成 | 临 床 意 义 |
|---|---|---|---|
| 肌筋膜链 | 后表线 | 连接人体的整个后面，下起自趾骨足底处→足底筋膜、屈趾短肌→腓肠肌、跟腱→腘旁肌腱→骶骨粗隆韧带→腰骶部筋膜、竖脊肌→头颅帽状腱膜、颅顶筋膜 | 膜链的张力调整整个结构的平衡。筋膜链中的任何部分出现张力变化，都会导致整条筋膜链上的另外某一部分出现补偿性张力改变。久而久之，就会产生疼痛和人体体态结构的变化。肌筋膜链理论使我们在治疗肌肉疼痛时多了一种思路，将人体视作一个整体，从宏观和整体的角度去发现问题的根源所在 |
| | 体侧线 | 体侧线位于身体两侧，起自足内侧与外侧的中点→腓骨肌→腓骨头前韧带→髂胫束→阔筋膜张肌→臀大肌→腹外斜肌→肋间肌→由肩部下方上行至头颅的耳部区域 | |
| | 螺旋线 | 螺旋线以螺旋的方式围绕身体，起自颅骨的一侧→对侧大小菱形肌、前锯肌→同侧腹肌、阔筋膜张肌→同侧胫前肌、腓肠肌、股二头肌→绕过足弓，从身体的背侧向上直到与颅骨的筋膜重合 | |
| | 前深线 | 前深线起自跖侧附骨、跖骨趾骨的胫骨后肌、蹈长伸肌和趾长屈肌→腘肌筋膜、膝关节囊，过膝关节后从后下方、前下方分别至髋关节，沿后上、中上、前上方轨道上行至上颌骨的舌骨上肌群 | |
| | 功能线 | 包括前功能线和后功能线。前功能线起自肱骨骨干胸大肌下缘→腹直肌外鞘→至内收长肌股骨脊；后功能线起自肱骨干的背阔肌→腰背筋膜、骶骨筋膜→臀大肌→股外侧肌→至胫骨粗隆的髌骨下肌腱 | |
| | 手臂线 | 包括臂前深线、臂前表线、臂后深线、臂后表线四条。臂前深线起自第3、4、5肋的胸小肌→肱二头肌→桡骨骨膜→至大鱼际肌群大拇指外侧；臂后表线起自枕骨隆突项韧带→斜方肌→三角肌→外侧肌间隔→至手指背侧面的伸肌群；臂后深线起自$C_6$至$T_1$棘突、$C_{1 \sim 4}$横突的菱形肌和肩胛提肌→肩袖肌群→肱三头肌→尺骨骨膜筋膜→尺骨副韧带→至小指外侧的小鱼际；臂前表线起自锁骨内侧1/3、肋软骨、胸腰筋膜、髂脊的胸大肌和背阔肌→内侧肌间隔→屈肌群→手指掌面的腕管 | |

（祁 奇 余 波）

# 附录三
## 淋巴解剖及临床分析

| 部位 | 名称 | 解剖及相关引流方向 | 引流示意图 |
|---|---|---|---|
| 贴扎及淋巴按摩涉及的相关主要淋巴结 | 颈淋巴结 | 颈根部,收集头颈部→颈干→胸导管和右淋巴导管→静脉角→完成代谢 | |
| | 锁骨淋巴淋巴结 | 锁骨附近,收集锁骨下干→胸导管和右淋巴导管→静脉角→完成代谢 | |
| | 腋淋巴结 | 腋下,收集乳房、上肢→腋→锁骨下干→胸导管和右淋巴导管→静脉角→完成代谢 | |
| | 腹股沟淋巴结 | 大腿根部腹股沟,收集下肢、盆部→胸导管→静脉角→完成代谢 | |
| | 腘淋巴结 | 膝后部腘窝,收集下肢→腹股沟→胸导管→静脉角→完成代谢 | 全身主要参考线、分界线示意图 |
| 头颈部 | 头颈浅层相关淋巴结 | 前后分别通过锁骨线、肩胛冈线与下位淋巴引流区域分开,通过正中线将左、右引流区域分开 | |
| 胸部 | 胸浅层相关淋巴结 | 通过锁骨线、脐线、第2腰椎线及正中线分别引流至左、右腋窝淋巴结 | |
| 腹部 | 腹浅层相关淋巴结 | 通过脐线、正中线与上、下引流区域分开,并引流至腹股沟淋巴结 | 头颈、胸腹部前后淋巴引流示意图 |

(续表)

| 部位 | 名称 | 解剖及相关引流方向 | 引 流 示 意 图 |
|------|------|------------------|----------------|
| 手臂部 | 手臂浅层相关淋巴结 | 引流区域可能通过假想的手臂线分开 | 手臂部前、后淋巴引流示意图 |
| 腿部 | 腿浅层淋巴走向 | 大腿部通过腘绳肌线将内、外分开，引流至腹股沟淋巴结，小腿部引流至腘窝 | 腿、足部前、后淋巴引流示意图 |
| 足踝部 | 足踝浅层淋巴走向 | 略，参见右图 | |

（余　波　陈文华）

# 附录四
## 姿势评估及常见姿势异常分析

| 位置 | 姿势评估 | | 姿势异常的运动解剖学机制及临床分析 |
|---|---|---|---|
| **(一) 立位后面观** | | | |
| 头颈 | 标准姿势 | 头颈部正对前方,没有旋转或侧弯 | N/A |
| | 异常姿势 | 双侧耳朵不等高 | 颈椎侧弯:弯曲侧的肌肉短缩所致。若头部侧弯到右边,则可能为右侧斜方肌上部纤维、右侧肩胛提肌、右侧胸锁乳突肌和右侧斜角肌等紧张 |
| | | 头颈部倾斜 | 头颈部的侧弯肌群紧绷:若头部倾斜至左边,则左侧肩胛提肌、左侧胸锁乳突肌、左侧斜角肌和右侧斜方肌上部纤维可能较紧绷。肩膀有疼痛的患者常会下意识地将颈部倾向一侧(若颈部左侧肌肉长期离心收缩对抗右侧侧屈而产生疼痛不适时,常取左侧屈缩短位),以缓解症状 |
| | | 所见下巴范围不对称 | 颈椎旋转:若旋转向左,则左侧斜角肌及肩胛提肌紧张,右侧胸锁乳突肌紧张 |
| 肩部 | 标准姿势 | 两边肩膀高度相近(惯用手一侧可能会较另外一侧低);双侧肩胛骨距离脊椎等距离;双侧肩胛骨内缘距离脊椎3.8～5 cm;肩胛骨平贴着肋骨,没有往前倾;双侧肩胛骨下角等高,没有上抬、下压或肩胛骨旋转 | N/A |
| | 异常姿势 | 肩膀高度不一致 | 以右肩高于左肩为例,可能为右侧肩胛提肌和斜方肌上部纤维紧张缩短。神经疾患(脑卒中后遗症)患者一侧肌张力低下导致同侧肩膀垂落;颈部疼痛患者患侧肩部可能会下意识地抬高 |
| | | 肩胛骨内缘与脊柱的相对距离不一致 | 肩部前突(外展):双侧菱形肌和斜方肌下部纤维被拉长且较弱;肩部后缩(内收):双侧或单侧菱形肌缩短。肩部内收常见于掷标枪、射箭、攀岩或划船等运动项目 |
| | | 肩胛下角高度不一致 | 肩胛骨上抬:例如,左侧肩胛下角较右侧高,可能表示左侧斜方肌上部纤维和右侧肩胛提肌缩短 |
| | | 肩胛骨内缘及肩胛下角与脊柱的相对距离均不一致 | 肩胛骨向上旋转:肩胛提肌、小菱形肌、斜方肌上部纤维紧张,大菱形肌、斜方肌下部纤维较弱;肩胛骨向下旋转:斜方肌下部纤维、大菱形肌紧张,斜方肌中上部纤维、小菱形肌、肩胛提肌较弱<br>注:对肩胛骨的上、下回旋有争议,参见附录一的具体总结。 |
| 躯干 | 标准姿势 | 脊柱呈直线,没有凸向左侧或右侧;双侧髂后上棘距中线等距;双侧臀下线相似且等高 | N/A |

（续表）

| 位置 | | 姿　势　评　估 | 姿势异常的运动解剖学机制及临床分析 |
|---|---|---|---|
| 躯干 | 异常姿势 | 脊柱侧凸（侧弯） | 脊柱侧弯凹侧肌肉短缩，可以是先天性的，也可以由于外伤、生物力学改变等所致，或以骨盆倾斜、脊柱弯曲来代偿双腿长度差异 |
| | | 肩胛骨内侧缘距离观察者远近不一 | 胸廓旋转：若躯干向右转，则右侧腹内斜肌、左侧腹外斜肌、左侧腰大肌、左侧回旋肌及让颈部旋转到对侧的肌群可能短缩 |
| | | 腰部两侧皮肤皱褶不一 | 若躯干右侧有较多且较深的皱褶，可能意味着右侧腰方肌呈现缩短的状态，肥胖者或经常做侧弯动作者的弯曲侧皮肤皱褶会加深 |
| | | 骨盆两侧不等高 | 若右侧骨盆抬高，则可能左侧髋部外展肌缩短，以及右侧髋部内收肌缩短；或右侧腰方肌和右侧竖脊肌缩短；或左侧腘绳肌较短（膝关节等高为前提）。临床上常见双下肢长度不相等而造成骨盆倾斜 |
| | | 骨盆两侧距离观察者远近不一 | 骨盆旋转：例如，骨盆左侧离观察者较远（顺时针旋转），可能为右侧腹内斜肌及左侧腹外斜肌缩短。骨盆旋转者的双腿及膝关节均会受到影响 |
| | | 髂后上棘高度不一致 | 例如，右侧髂后上棘较左侧高，可能为腰椎弯向左侧。临床上可用髂后上棘（位于腰窝之下）来评估脊柱是否侧弯，即骨盆是否倾斜 |
| | | 臀线位置不一致 | 例如，右侧臀线较高（则左侧臀线较深），可能为右侧股骨（或胫骨）较长 |
| 上肢 | 标准姿势 | 双侧手臂自然下垂，距离身体等距，手心朝身体侧边；双侧手肘等高；双侧手腕等高 | N/A |
| | 异常姿势 | 双上肢与躯干之间形成的空间大小不一致 | 形成空间较大的一侧棘上肌和（或）三角肌比对侧肌肉短；形成空间较大的一侧躯干侧弯，弯曲侧腰方肌较短；形成空间较大的一侧髋关节悬高，骨盆向上、向外倾 |
| | | 手肘位置不一致 | 肩部高度不一致或有侧弯；肘关节内旋：肱骨内旋肌群（肩胛下肌、胸大肌、大圆肌）缩短。肱骨内旋可能会因软组织受挤压而产生肩部疼痛 |
| | | 所见手背、手掌范围不一致 | 旋后或旋前肌群缩短；肘关节内旋：肱骨内旋肌群（肩胛下肌、胸大肌、大圆肌）缩短。肱骨内旋可能会因软组织受挤压而产生肩部疼痛 |
| 下肢 | 标准姿势 | 双侧股骨大转子等高；双侧小腿直立，距离中线等距；没有膝内翻或外翻；双侧腓肠肌形状及大小相似；双侧内、外踝等高；跟腱直立；跟骨直立；脚掌稍微朝外转 | N/A |
| | 异常姿势 | 腘窝处褶皱加深 | 见膝关节异常弯曲 |
| | | 腘窝处向后方凸出 | 见膝关节过伸、水肿或有关节囊炎 |
| | | O形腿 | 膝内翻，参见前面观 |
| | | X形腿 | 膝外翻，参见前面观 |

（续表）

| 位置 | | 姿 势 评 估 | 姿势异常的运动解剖学机制及临床分析 |
|---|---|---|---|
| 下肢 | 异常姿势 | 小腿中线移位 | 若小腿中线外移：髋关节内旋肌群（臀小肌、臀中肌前部纤维、股薄肌等）缩短或（和）胫骨内旋。习惯内八字站姿者常有髋关节内旋或胫骨相对内旋的情况，此时小腿中线外移 |
| | | 跟腱偏离垂线 | 若跟腱向内侧偏斜，可能为旋前肌群或腓肠肌短缩。扁平足者常有足外翻，此时常伴跟腱内偏 |
| | | 双侧内、外踝关节不等高 | 正常情况下，内踝略高于较低的外踝，保证了踝关节的内侧稳定性。若内、外踝高度不一致，如内踝比外踝略低时，常伴有足内翻。足内翻时虽内侧缘高于外侧，但因跟骨内翻、旋后，跟矩力线与胫骨力线呈外向夹角，造成内踝略低，可能与腓骨旋前肌群无力有关，如腓骨肌无力等 |
| **（二）立位侧面观** | | | |
| 头颈 | 标准姿势 | 头对其胸部，下巴没有前推或内缩 | N/A |
| | 异常姿势 | 头部位置异常 | 若头部位于身体前方较远的位置或下巴前推，可能为伸展颈部的肌群（如肩胛提肌）被拉长且较弱 |
| | | 颈椎曲度异常 | 颈椎前凸曲度增大：伸颈肌缩短且较弱，而屈颈肌较长亦较弱，同时可伴有胸椎后凸增加，胸腔变小（肋间肌、肩内收肌、胸小肌等缩短）；颈椎曲度变直：屈颈肌缩短而伸颈肌较弱 |
| | | 驼背 | $C_7/T_1$ 连接处隆起，常见于骨质疏松症者椎体前倾成楔形，或上交叉综合征等姿势异常患者，后者可合并其他颈肩姿势异常 |
| 肩部 | 标准姿势 | 肩部无内旋或外旋；肩胛骨无凸出（即翼状肩） | N/A |
| | 异常姿势 | 肩部异常旋转 | 肩膀前凸：菱形肌较弱而胸肌、肋间肌紧张；肩膀后缩：常见于军人站姿，菱形肌和斜方肌中部纤维缩短，胸大肌伸长，肩关节外旋肌群（小圆肌、棘下肌等）缩短。需要长时间伏案工作或开车者常将手放在前方的键盘或方向盘上，长此以往将出现弯腰驼背的姿势（详见坐位侧面观） |
| | | 翼状肩 | 多见于前锯肌无力者，由于颈椎多节段根性损伤、胸长神经或肌肉本身受损所致 |
| 躯干 | 标准姿势 | 颈椎曲度正常前凸；颈胸连接处无明显变形情况（即无驼背）；胸椎曲度正常后凸；无桶状胸、鸡胸、扁平胸等；腰椎曲度正常前凸；骨盆位于自然解剖位（即髂前上棘与耻骨位于同一垂线上）；骨盆无前倾或后倾；髂前上棘与髂后上棘同高 | N/A |
| | 异常姿势 | 胸椎曲度异常 | 胸椎后凸曲度增大：胸大肌、肋间肌缩短，而胸椎伸肌群、斜方肌中下部纤维、菱形肌伸长 |
| | | 腹部异常隆起 | 腰椎前凸曲度增大，骨盆前倾 |

(续表)

| 位置 | | 姿 势 评 估 | 姿势异常的运动解剖学机制及临床分析 |
|---|---|---|---|
| 躯干 | 异常姿势 | 腰椎曲度异常 | 腰椎前凸曲度增大：各类骨盆前倾的代偿，腰部伸展肌缩短，腹直肌及髋部伸展肌伸展；腰椎曲度变直：骨盆后倾，髋部伸展肌缩短，髋部屈曲肌伸展。临床上，腰椎的姿势应与骨盆的姿势联合评估。腰椎前凸角度增加，意味着骨盆前倾，此时腰椎后方的椎间盘压力变大，将引起该处疼痛 |
| | | 髂前上棘与耻骨联合相对位置关系异常 | 见上文，常用此相对位置关系来评估骨盆是否前倾 |
| | | 骨盆前后倾 | 相关总结分析可详见附录一 |
| 下肢 | 标准姿势 | 膝关节无屈曲或过伸；踝关节处于正常背伸状态 | N/A |
| | 异常姿势 | 膝关节位置改变 | 膝关节过屈（合并髋关节屈曲及踝关节背伸角度增大）：腘绳肌紧张，股四头肌及比目鱼肌无力；膝关节过伸（合并髋关节伸展及踝关节背伸角度减小）：股四头肌紧张，腓肠肌无力 |
| | | 踝关节背伸角度改变 | 见上文 |
| | | 足弓异常 | 高足弓：常为胫骨外旋（胫骨粗隆在中线外侧）、足部内在肌及足底筋膜缩短等；扁平足：常为胫骨内旋（胫骨粗隆在中线内侧）、距骨旋前等。足弓的其他总结详见附录一 |

（三）立位前面观

| 位置 | | 姿 势 评 估 | 姿势异常的运动解剖学机制及临床分析 |
|---|---|---|---|
| 头颈 | 标准姿势 | 朝向正前方，没有旋转或侧弯 | N/A |
| | 异常姿势 | 头颈部偏离中线 | 躯干旋转代偿所致，侧弯侧胸锁乳突肌紧张，可见于斜颈患者 |
| 肩部 | 标准姿势 | 双侧锁骨平顺等高；双侧肩部等高（惯用手一侧的肩部可较另一侧低） | N/A |
| | 异常姿势 | 锁骨角度改变 | 若锁骨角度上升明显，则可能有肩胛骨上回旋 |
| | | 锁骨轮廓不对称 | 见于骨折后愈合不良或该处受伤的患者 |
| | | 双侧肩部不等高 | 左右两侧的斜方肌上部纤维不对称，可见于肩关节半脱位（此时三角肌亦有较深的凹痕）患者 |
| 躯干 | 标准姿势 | 脐位于正中央，无左偏或右偏；双侧髂前上棘等高；双侧髂前上棘距中线等距 | N/A |
| | 异常姿势 | 胸骨偏离中线 | 胸骨两侧肌力不平均，常见坐骨神经痛的患者或脊柱侧弯者 |
| | | 两侧胸部离观察者远近不一 | 胸部扭转：若左侧胸部离观察者较近，则胸部旋转到右边，且此时常伴有将颈部旋转到左侧的肌群收缩，以维持颈部朝向前方 |
| | | 脐偏离中线 | 若脐偏向左侧，则可能为右腰大肌缩短。与胸椎或骨盆旋转也有关 |
| | | 髂前上棘高度不一致 | 见后面观的髂后上棘高度不一致 |
| | | 骨盆两侧距离观察者远近不一 | 见后面观的骨盆旋转 |

（续表）

| 位置 | 姿　　势　　评　　估 | | 姿势异常的运动解剖学机制及临床分析 |
|---|---|---|---|
| 上肢 | 标准姿势 | 手臂伸直位外偏角正常为5°～15°；前臂正常旋前 | N/A |
| | 异常姿势 | 外偏角（肱骨长轴延长线与前臂长轴的夹角）异常 | 正常外偏角是5°～15°，外偏角角度增大或减小均会影响上肢的负重能力。临床常见于骨折患者 |
| | | 前方见手背表面增加 | 肩关节内旋，前胸及肱骨内旋肌群紧张，可见于驼背等患者 |
| 下肢 | 标准姿势 | 股骨直立且无内、外旋；双侧膝关节等高；无膝外翻或内翻；双侧髌骨位于胫骨粗隆延长线上，且等高；胫骨直立且无旋转；双侧内、外踝等高；脚掌稍微朝外转 | N/A |
| | 异常姿势 | O形腿（膝内翻）X形腿（膝外翻） | O形腿为髂胫束、股二头肌伸长，股薄肌、半腱肌、半膜肌缩短，X形腿则反之。临床上，膝关节内、外翻引起骨性关节炎或半月板退化较可能发生在关节压力大的一侧（X形腿的关节外侧压力大），而软组织过度牵伸则较常发生在对侧 |
| | | 髌骨位置改变 | 若髌骨向外侧偏斜，可能为股四头肌外侧头或髂胫束紧张而缩短。长时间以膝关节过伸的站姿站立者通常髌骨会受压移到膝关节以上 |
| | | Q角异常 | 股四头肌内侧头萎缩或发育不良，内侧支持韧带松弛断裂或撕裂，外侧支持韧带紧张或髌骨形状异常。常由髌股关节不稳定所致。若Q角角度较大，则下肢做抗阻运动时髌腱可有较大的拉力，将髌骨向外侧偏斜，导致髌骨无法在关节腔内平顺地滑动，从而对膝关节造成微小创伤 |
| | | 胫骨旋转 | 见侧面观，足弓异常 |
| | | 外八字站姿 | 可能为髋关节外旋肌群及髂胫束缩短所致，髋关节及胫骨外旋 |
| | | 内八字站姿 | 可能为髋关节内旋肌群缩短所致，髋关节及胫骨内旋 |

（四）坐位后面观

| 位置 | 姿　　势　　评　　估 | | 姿势异常的运动解剖学机制及临床分析 |
|---|---|---|---|
| 全身 | 标准姿势 | 头部与胸部对齐，腰椎被支撑，双膝微弯，且双脚平放于地 | N/A |
| | 异常姿势 | 双侧耳朵不等高 | 头部侧弯：侧弯侧肩胛提肌、胸锁乳突肌、斜方肌上部纤维缩短 |
| | | 所见耳朵或脸颊的范围不对称 | 头部旋转：若头部向右旋转，则左侧胸锁乳突肌、左侧斜方肌、右侧肩胛提肌可能缩短 |
| | | 肩部高度不一致 | 肩部抬高：一侧耸肩肌群常缩短。临床上，若被观察者习惯将手臂放置在椅背上，则该侧肩部常抬高；有颈肩部疼痛的患者常会采取颈部侧弯向疼痛侧并抬高肩部的姿势来缓解症状 |
| | | 髋关节与胸部相对位置改变 | 见后面观，胸廓旋转 |
| | | 大腿外展坐姿 | 臀大肌较弱且伸长，臀中肌较弱但相对缩短 |

（续表）

| 位置 | 姿　势　评　估 | | | 姿势异常的运动解剖学机制及临床分析 |
| --- | --- | --- | --- | --- |
| **（五）坐位侧面观** | | | | |
| 全身 | 异常姿势 | 头颈部位置异常（颈椎曲度改变） | | 颈椎过度弯曲：斜角肌缩短、伸直颈部的肌群较弱且伸长。颈椎前凸曲度增大：颈部伸展肌群的肌力较弱且缩短，屈曲肌群的肌力较弱且伸长。若头部没有正确地坐落在胸椎之上，会连带影响颈部、胸部和手臂的位置。当颈椎总是维持弯曲的姿势，可能造成颈部、肩膀和上背部疼痛。某些特定类型的上交叉综合征（颈交叉）：若出现上颈椎过伸，下颈椎曲度弹起或反弓时，上颈椎后伸肌群和下颈椎前屈肌群紧张而缩短，上颈椎前屈肌群和下颈椎后伸肌群被拉长变弱。详见附录一 |
| | | 弯腰驼背 | 胸椎异常后凸、肩部前凸 | 胸椎异常后凸：胸部前方肌肉缩短，并常伴颈部屈曲肌、胸椎伸展肌、斜方肌中下部纤维及菱形肌肌力下降。肩部前凸：颈椎伸展肌较弱且缩短，菱形肌延长且较弱，胸大肌、胸小肌紧张以及肋间肌缩短，斜方肌中、下部纤维和胸椎伸展肌群较弱且伸长，肩胛下肌和大圆肌缩短。患者习惯采用弯腰驼背姿势导致颈椎弧度增大、胸椎过度后凸、肩膀前凸、肱骨内旋、腰椎曲度变直及骨盆后倾。长期维持该姿势可能引起肩颈疼痛 |
| | | | 习惯性翘"二郎腿" | 屈髋肌缩短。长期弯腰驼背者习惯以翘"二郎腿"的姿势来减少腰椎前凸弧度 |

（余　波　陈文华）

# 附录五
## 中枢神经损伤后常见功能障碍运动分析

| 部位 | 类型 | 功能障碍表现 | 受累肌肉、肌群 | 运动分析 |
|---|---|---|---|---|
| 上肢 | 肩内收肩内旋 | 手臂内收,紧贴于胸外侧壁,肘关节一般呈屈曲状,肩内旋使前臂紧贴前面胸部正中 | 痉挛肌:背阔肌、大圆肌、胸大肌的锁骨头和胸骨头以及肩胛下肌<br><br>拮抗肌:冈下肌、小圆肌、冈上肌、三角肌(外部肌束)及三角肌(后部肌束) | ■ 如果发现有肩过伸姿势,特别是在步态中观察到这种姿势时,应当怀疑有背阔肌和大圆肌参与<br>■ 三角肌后群和肱三头肌长头受累也可以造成肩过伸 |
| | 屈肘 | 站立和行走时肘关节明显屈曲,加大能量消耗 | 痉挛肌:肱二头肌、肱肌、肱桡肌(包括旋前圆肌,常伴旋前)<br><br>拮抗肌:肱三头肌、肘肌 | 动态活动中,肱桡肌活动过度的情况可能多于肱二头肌和肱肌 |
| | 前臂旋前 | 不容易让前臂到达中间位(即最大程度旋前和最大程度旋后的中间位置) | 痉挛肌:旋前圆肌和旋前方肌、肱桡肌(部分)<br><br>拮抗肌:旋后肌 | ■ 偏瘫后,最后恢复的主动动作之一是可能主动旋后 |
| | 屈腕 | 屈腕畸形,伴桡偏或伴尺偏 | 痉挛肌:桡侧腕屈肌、尺侧腕屈肌、掌长肌、指浅屈肌和指深屈肌<br><br>拮抗肌:桡侧腕长伸肌、桡侧腕短伸肌、尺侧腕伸肌 | ■ 屈腕畸形的患者,因为正中神经被腕横韧带挤压,可能会继发腕管综合征<br>■ 手指屈曲在掌内时,被动伸腕阻力大部分来自腕屈肌紧张<br>■ 有时屈指肌群产生不低于腕屈肌的整体力矩<br>■ 屈指肌也痉挛的时候,同时牵拉腕屈肌和屈指肌,可以更明显地发现手腕活动受限 |
| | 握拳 | 手指抠向掌心,掰开手指困难,屈指过度活动加上伸腕姿势,导致示指不能张开抓握 | 痉挛肌:指浅屈肌和指深屈肌、手内在肌;尺桡侧腕伸肌群(若握拳伴伸腕姿势)<br><br>拮抗肌:指伸肌群 | ■ 握拳畸形最常见涉及的肌肉为指浅屈肌和指深屈肌<br>■ 如近侧指间关节屈曲,远侧指间关节呈伸直姿态,则要考虑指浅屈肌过度活动,而不是指深屈肌<br>■ 手内在肌也可能过度活动,但不一定伴手内在肌阳性征(见下文)<br>■ 严重者须肉毒杆菌毒素(Botox)注射治疗及手术矫正 |
| | 手固有肌痉挛 | 将患手掌指关节伸直或过伸,使骨间肌和蚓状肌处于紧张位,再将指间关节被动屈曲。此时指间关节不易屈曲而弹回至伸直位 | 痉挛肌:蚓状肌、骨间肌<br><br>拮抗肌:指屈肌群(协同及部分拮抗作用) | ■ 手内在肌阳性征<br>■ 蚓状肌的典型活动即"手搭凉棚"姿势<br>■ 常伴屈指、屈腕肌痉挛,此时手内在肌阳性征不显 |

（续表）

| 部位 | 类型 | 功能障碍表现 | 受累肌肉、肌群 | 运动分析 |
|---|---|---|---|---|
| **上肢** | 拇指内收 | 拇指紧贴在手掌内，拇指的远端指间关节通常弯曲，不能捏物 | 痉挛肌：拇长屈肌、拇收肌或鱼际肌（特别是拇短屈肌）、第1背侧骨间肌 | ■ 患者在屈腕时，能够伸拇指，提示在伸腕角度较大和拇长屈肌比较紧张时，痉挛的拇长屈肌可能阻碍了拇指的主动伸展动作 |
| | | | 拮抗肌：拇伸肌群、拇展肌 | |
| **下肢** | 大腿内收 | 剪刀步态，双足的支撑面变窄 | 痉挛肌：长收肌、短收肌、大收肌和股薄肌 | ■ 痉挛性麻痹常造成剪刀步态，膝关节并拢以至于要极大的力量才能向前摆动<br>■ 常与屈髋畸形并存 |
| | | | 拮抗肌：臀中肌、臀大肌上部、梨状肌 | |
| | 过度屈髋 | 持续屈髋会妨碍体位、会阴护理、性生活和步态。严重的屈髋畸形可能还会造成屈膝畸形。支撑相时，过度屈髋会妨碍支撑腿所支撑的身体前移，导致对侧步幅缩小 | 痉挛肌：髂腰肌、股直肌、耻骨肌、长收肌和短收肌 | ■ 常与内收肌痉挛并存<br>■ 髋关节屈曲挛缩常使骨盆前倾，并伴有代偿性腰椎前凸增加、躯干过伸（俗称"翘屁股"）、膝关节屈曲，以使足抬离地面<br>■ 影响中间支撑时相到足趾离地时相<br>■ 单纯的髋伸肌（臀大肌）肌力不足，在初始接触时相（足跟着地）患者会通过向后牵引躯干、胸部后仰，使重力线落在髋关节后方，以维持关节被动伸展，即所谓的"臀大肌步态"（躯干的特征性反向倾斜） |
| | | | 拮抗肌：臀大肌、腘绳肌、大收肌（后部） | |
| | 髋外展肌力不足 | 患侧髋外展肌不能稳定，步行时摆动明显，对侧髋部（骨盆）下坠，躯干过度侧倾 | 受累肌：臀中肌、臀小肌 | ■ 臀中肌步态：两侧臀中肌受损时，其步态特殊，步行时上半身左右交替摇摆，导致"摆动步态"，或俗称的"鸭步"<br>■ 支撑时相对骨盆的稳定作用降低，导致躯干向患侧牵引使重心经过支撑腿，并向患侧倾，以避免健侧骨盆下降过多 |
| | 膝屈曲 | 摆动末期，膝关节不能完全伸直，严重限制了下肢向前迈出的距离，所以步幅比较小 | 痉挛肌：腘绳肌 | ■ 强化拮抗肌的练习非常重要<br>■ 屈膝畸形时，内侧腘绳肌过度活动比外侧多见<br>■ 腘绳肌痉挛或肌腱短缩，常并发踝关节背屈运动范围减小，髋关节屈曲挛缩，明显影响足跟着地到足趾离地时相<br>■ 注：站立姿势，即下固定（远固定）时，若膝关节屈曲痉挛，患者可表现出相对的过度踝背屈 |
| | | | 拮抗肌：股四头肌 | |
| | 膝关节伸直或过伸 | 整个步态周期中膝关节通常处于伸直位置，步态僵硬，常出现多种其他身体部位的代偿性改变 | 痉挛肌：髂腰肌、臀大肌、股直肌、股中间肌、股内侧肌、股外侧肌、腘绳肌（远固定时的伸髋作用） | ■ 注：股四头肌无力或损伤，若股神经病变、反射抵制及外伤，患者会以躯干和下位肢体运动代偿，躯干进一步前屈，重心前移，也可造成过伸<br>■ 影响足跟着地时相到中间支撑时相<br>■ 须区分是腘绳肌过度活动导致的代偿性膝过伸，还是腘绳肌肌力不足造成的 |
| | | | 拮抗肌：腘绳肌 | |

（续表）

| 部位 | 类型 | 功能障碍表现 | 受累肌肉、肌群 | 运动分析 |
|------|------|------------|--------------|---------|
| 下肢 | 马蹄内翻足 | 为足内翻、足下垂畸形，足外侧缘第5跖骨头在承重时感到疼痛，会出现肿胀、胼胝和皮肤损害，踝背屈动作受限 | **痉挛肌**：胫骨前肌、胫骨后肌、趾长屈肌、小腿三头肌、蹈长伸肌<br><br>**拮抗肌**：趾长伸肌、腓骨短肌 | ■ 踝关节跖屈，距下关节内翻，前足内旋，足内侧缘抬高，外侧缘降低，前足朝向下内，即足旋后<br>■ 此为儿童期多见的异常步态，躯干负重在足背外侧或外侧边缘（视损伤程度而定）<br>■ 受累侧承重时相减少，跛行。常用骨盆及股骨外旋补偿胫骨和足部内旋（即减轻足旋后）<br>■ 注意进行针对胫骨前肌、腓骨长肌的动作改良促进贴扎 |
| | 足下垂（尖足） | 行走或下蹲时明显跖屈，伴或不伴足内翻 | **痉挛肌**：主要为小腿三头肌、胫骨后肌（伴内翻）<br><br>**拮抗肌**：胫骨前肌（不伴内翻时）、腓骨长短肌（不伴跖屈） | ■ 影响中间支撑相到足趾离地时相<br>■ 注意进行针对胫骨前肌、腓骨长肌的动作改良促进贴扎 |
| | 足外翻 | 足部外翻畸形，影响步行或伴膝外翻畸形 | **痉挛肌**：腓骨长肌、腓骨短肌、腓肠肌和比目鱼肌<br><br>**拮抗肌**：胫骨前肌、胫骨后肌和趾长屈肌 | ■ 影响足跟着地到中间支撑时相<br>■ 距下关节外翻，前足外旋，足外侧缘抬高，内侧缘降低，前足朝向下外运动（足旋前）<br>■ 腓骨长肌、腓骨短肌起的作用可能不同，须进行动作分析 |
| | 蹈趾过伸 | 穿鞋不能，持续不良感觉刺激 | **痉挛肌**：蹈长伸肌<br><br>**拮抗肌**：蹈长屈肌、蹈短屈肌 | ■ 纹状体趾 |
| | 足趾抓地 | 穿鞋不能，持续不良感觉刺激，影响步行 | **痉挛肌**：蹈长屈肌、蹈短屈肌、趾长屈肌、趾短屈肌<br><br>**拮抗肌**：蹈长伸肌、趾长伸肌 | ■ 影响支撑时相 |

**小结**：本附录主要涵盖脑卒中（中风）、脑外伤、缺氧性脑病、脑性瘫痪、脊髓损伤等疾病的常见运动障碍表现特征、可贴扎处理的目标肌肉、肌群介绍及动作分析注释，供临床贴扎时速查参考。在这些疾患的处理措施中，软组织贴扎可作为综合康复的有益补充，但仍需要强调结合主、被动康复训练、Botox肉毒毒素注射治疗及辅具治疗之类已有相关循证依据支持的治疗方法。

（余　波　陈文华）

# 主要参考文献

[1] 陈文华.软组织贴扎技术临床应用精要[M].上海:上海浦江教育出版社,2012.

[2] 高士廉.实用解剖图谱(上肢/下肢)[M].上海:上海科学技术出版社,2004.

[3] 顾德明.运动解剖学图谱[M].3版.北京:人民体育出版社,2013.

[4] 祁奇,王予彬,陈文华,等.肌内效贴在运动损伤康复中的应用进展[J].中国康复医学杂志,2013,(10): 971-974.

[5] 余波,陈文华,王人卫,等.肌内效贴改善运动功能的临床研究现状与思考[J].中国运动医学杂志,2014,33(3):275-280.

[6] 余波,冯能,祁奇,等.肌内效贴短期缓解膝关节骨性关节炎症状的疗效研究[J].中国康复医学杂志,2012,(01):56-58.

[7] 余波,祁奇,陈文华,等.不同贴扎方式肌内效贴的回缩力特征及其改变皮下间隙的临床研究[J].中国康复医学杂志,2016,31(3):296-300.

[8] 余波,王人卫,陈文华,等.肌内效布贴扎辅助理疗治疗急性踝关节扭伤患者肿胀疼痛疗效观察[J].中国运动医学杂志,2012,31(9):772-776.

[9] 约翰逊J.姿势评估:治疗师操作指引[M].张钧雅,译.台北:合记图书出版社,2014.

[10] 郑悦承.软组织贴扎技术[M].台北:合记图书出版社,2007.

[11] 佐藤彰.物理淋巴疗法[M].北京:人民体育出版社,2011.

[12] Aguilar-Ferrandiz ME, Castro-Sanchez AM, Mataran-Penarrocha GA, et al. A randomized controlled trial of a mixed Kinesio taping-compression technique on venous symptoms, pain, peripheral venous flow, clinical severity and overall health status in postmenopausal women with chronic venous insufficiency[J]. Clin Rehabil, 2014, 28(1): 69-81.

[13] Aguilar-Ferrandiz ME, Castro-Sanchez AM, Mataran-Penarrocha GA, et al. Effects of Kinesio taping on venous symptoms, bioelectrical activity of the gastrocnemius muscle, range of ankle motion, and quality of life in postmenopausal women with chronic venous insufficiency: a randomized controlled trial[J]. Arch Phys Med Rehabil, 2013, 94(12): 2315-2328.

[14] Anandkumar S, Sudarshan S, Nagpal P. Efficacy of Kinesio taping on isokinetic quadriceps torque in knee osteoarthritis: a double blinded randomized controlled study[J]. Physiother Theory Pract, 2014, 30(6): 375-383.

[15] Bae SH, Lee JH, Oh KA, et al. The effects of Kinesio taping on potential in chronic low back pain patients anticipatory postural control and cerebral cortex[J]. J Phys Ther Sci, 2013, 25(11): 1367-1371.

[16] Bicici S, Karatas N, Baltaci G. Effect of athletic taping and Kinesio taping(R) on measurements of functional performance in basketball players with chronic inversion ankle sprains[J]. Int J Sports Phys Ther, 2012, 7(2): 154-166.

[17] Campolo M, Babu J, Dmochowska K, et al. A comparison of two taping techniques (Kinesio and Mcconnell) and their effect on anterior knee pain during functional activities[J]. Int J Sports Phys Ther, 2013, 8(2): 105-110.

[18] Capecci M, Serpicelli C, Fiorentini L, et al. Postural rehabilitation and Kinesio taping for axial postural disorders in Parkinson's disease[J]. Arch Phys Med Rehabil, 2014, 95(6): 1067-1075.

[18] Cho HY, Kim EH, Kim J, et al. Kinesio taping improves pain, range of motion, and proprioception in older patients with knee osteoarthritis: a randomized controlled trial[J]. Am J Phys Med Rehabil, 2015, 94(3): 192-

200.

[20] Cleland JA, Koppenhaver S. Netter's Orthopaedic Clinical Examination an evidence based medicine[M] ,2nd ed.Philadelphia: Elsevier Saunders,2011.

[21] Csapo R, Alegre LM. Effects of Kinesio taping on skeletal muscle strength-A meta-analysis of current evidence[J]. J Sci Med Sport, 2015, 18(4): 450-456.

[22] Djordjevic OC, Vukicevic D, Katunac L, et al. Mobilization with movement and kinesiotaping compared with a supervised exercise program for painful shoulder: results of a clinical trial[J]. J Manipulative Physiol Ther, 2012, 35(6): 454-463.

[23] Fu TC, Wong AM, Pei YC, et al. Effect of Kinesio taping on muscle strength in athletes-a pilot study[J]. J Sci Med Sport, 2008, 11(2): 198-201.

[24] Gomez-Soriano J, Abian-Vicen J, Aparicio-Garcia C, et al. The effects of Kinesio taping on muscle tone in healthy subjects: a double-blind, placebo-controlled crossover trial[J]. Man Ther, 2014, 19(2): 131-136.

[25] Hosp S, Bottoni G, Heinrich D, et al. A pilot study of the effect of Kinesiology tape on knee proprioception after physical activity in healthy women[J]. J Sci Med Sport, 2015, 18(6): 709-713.

[26] Karadag-Saygi E, Cubukcu-Aydoseli K, Kablan N, et al. The role of Kinesio taping combined with botulinum toxin to reduce plantar flexors spasticity after stroke[J]. Top Stroke Rehabil, 2010, 17(4): 318-322.

[27] Kaya DO, Baltaci G, Toprak U, et al. The clinical and sonographic effects of Kinesio taping and exercise in comparison with manual therapy and exercise for patients with subacromial impingement syndrome: a preliminary trial[J]. J Manipulative Physiol Ther, 2014, 37(6): 422-432.

[28] Kim Eung-beom,Kim Young-dong.Effects of kinesiology?taping?on the upper-extremity function and activities of daily living in patients with hemiplegia[J].J Phys Ther Sci,2015 ,27(5):1455-1457.

[29] Kumbrink B.K-Taping: An Illustrated Guide[M],2nd ed.Berlin:Springer,2014.

[30] Leis AA, Trapani VC. Atlas of Electromyography [M]. London: University of Oxford, 2000.

[31] Lim C, Park Y, Bae Y. The effect of the Kinesio taping and spiral taping on menstrual pain and premenstrual syndrome[J]. J Phys Ther Sci, 2013, 25(7): 761-764.

[32] Luque-Suarez A, Gijon-Nogueron G, Baron-Lopez FJ, et al. Effects of Kinesio taping on foot posture in participants with pronated foot: a quasi-randomised, double-blind study[J]. Physiotherapy, 2014, 100(1): 36-40.

[33] Luque-Suarez A, Navarro-Ledesma S, Petocz P, et al. Short term effects of Kinesio taping on acromiohumeral distance in asymptomatic subjec⸱⸱ a randomised controlled trial[J]. Man Ther, 2013, 18(6): 573-577.

[34] Mayer N,Esquenazi A,Martin K.临        ⸱⸱华障碍的常见畸形模式 [C]. BOTOX 论文汇编,2010.

[35] Merino-Marban R, Fernandez-Rodriguez ⸱, ⸱ rga-Vega D. The effect of Kinesio taping on calf pain and extensibility immediately after its application and after a duathlon competition[J]. Res Sports Med, 2014, 22(1): 1-11.

[36] Merino-Marban R, Mayorga-Vega D, Fernandez-Rodriguez E. Acute and 48 h effect of Kinesio taping on the handgrip strength among university students[J]. Journal of Human Sport & Exercise, 2012, 7(4): 741-747.

[37] Miller J, Westrick R, Diebal A, et al. Immediate effects of lumbopelvic manipulation and lateral gluteal Kinesio taping on unilateral patellofemoral pain syndrome: a pilot study[J]. Sports Health, 2013, 5(3): 214-219.

[38] Morris D, Jones D, Ryan H, et al. The clinical effects of Kinesio(R) Tex taping: A systematic review[J]. Physiother Theory Pract, 2013, 29(4): 259-270.

[39] Mostafavifar M, Wertz J, Borchers J. A systematic review of the effectiveness of Kinesio taping for musculoskeletal injury[J]. Phys Sportsmed, 2012, 40(4): 33-40.

[40] Muscolino JE. Muscle and Bone Palpation Manual with Trigger Points, Referral Patterns, and Stretching [M]. St Louis: Mosby, 2009.

[41] Myers TW. Anatomy? Trains Myofascial Meridians for Manual and Movement Therapists[M],3rd ed.New York: Churchill Livingstone,2014.

[42] Neumann DA. Kinesiology of the Musculoskeletal System[M],2nd ed. St Louis: Mosby, 2009.

[43] Pamuk U, Yucesoy CA. MRI analyses show that Kinesio taping affects much more than just the targeted superficial tissues and causes heterogeneous deformations within the whole limb[J]. Journal of Biomechanics, 2015, 48(16): 4262-4270.

[44] Parreira Pdo C, Costa Lda C, Takahashi R, et al. Kinesio taping to generate skin convolutions is not better than sham taping for people with chronic non-specific low back pain: a randomised trial[J]. J Physiother, 2014, 60(2): 90-96.

[45] Pelosin E, Avanzino L, Marchese R, et al. Kinesio taping reduces pain and modulates sensory function in patients with focal dystonia: a randomized crossover pilot study[J]. Neurorehabil Neural Repair, 2013, 27(8): 722-731.

[46] Prentice WE. Rehabilitation Techniques for Sports Medicine and Athletic Training[M]. 6th?ed. New York: McGraw-Hill, 2015.

[47] Reichert B. Palpation Techniques, Surface Anatomy for Physical Therapists [M].New York: Thieme Stuttgart,2010.

[48] Rojhani-Shirazi Z, Amirian S, Meftahi N. Effects of Ankle Kinesio Taping on Postural Control in Stroke Patients[J]. J Stroke Cerebrovasc Dis, 2015, 24(11): 2565-2571.

[49] Solberg G.Postural disorder and musculoskeletal dysfunction [M]. New York:Churchill Livingstone,2008.

[50] Vercelli S, Sartorio F, Foti C, et al. Immediate effects of Kinesio taping on quadriceps muscle strength: a single-blind, placebo-controlled crossover trial[J]. Clin J Sport Med, 2012, 22(4): 319-326.